妇产科疾病
临床实用诊治技术

于丽波　主编

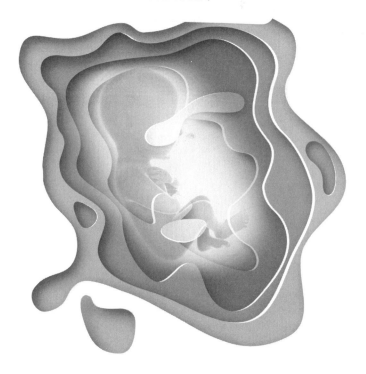

中国纺织出版社有限公司

图书在版编目（CIP）数据

妇产科疾病临床实用诊治技术 / 于丽波主编. -- 北京 : 中国纺织出版社有限公司, 2023.5

ISBN 978-7-5229-0485-6

Ⅰ.①妇⋯　Ⅱ.①于⋯　Ⅲ.①妇产科病－诊疗　Ⅳ.①R71

中国国家版本馆CIP数据核字（2023）第062070号

责任编辑：樊雅莉　　责任校对：高　涵　　责任印制：王艳丽

中国纺织出版社有限公司出版发行

地址：北京市朝阳区百子湾东里A407号楼　邮政编码：100124

销售电话：010—67004422　传真：010—87155801

http://www.c-textilep.com

中国纺织出版社天猫旗舰店

官方微博 http://weibo.com/2119887771

三河市宏盛印务有限公司印刷　各地新华书店经销

2023年5月第1版第1次印刷

开本：787×1092　1/16　印张：13

字数：305千字　定价：88.00元

凡购本书　如有缺页、倒页、脱页，由本社图书营销中心调换

编 委 会

主　编　于丽波　程　岩　王　群
　　　　　骆雪蓉　孙洪娜　赵慧珊

副主编　曹　蓉　刘　琳　迟　娜　王燕芳
　　　　　范格英　徐丽娜　金玉婷　薛　莉

编　委　(按姓氏笔画排序)
　　　　　于丽波　哈尔滨医科大学附属肿瘤医院
　　　　　马玉琨　哈尔滨医科大学附属第一医院
　　　　　王　群　佳木斯大学校医院
　　　　　王燕芳　甘肃省白银市景泰县疾病预防控制中心
　　　　　刘　琳　兰州大学第一医院
　　　　　孙洪娜　菏泽市牡丹人民医院
　　　　　孙海珠　哈尔滨医科大学附属第二医院
　　　　　吴　蕊　菏泽市牡丹人民医院
　　　　　迟　娜　齐齐哈尔医学院附属第一医院
　　　　　范格英　广东省人民医院（广东省医学科学院）
　　　　　金玉婷　北部战区总医院
　　　　　周　隽　哈尔滨医科大学附属第一医院
　　　　　赵慧珊　烟台毓璜顶医院
　　　　　哈斯夫　大连市妇女儿童医疗中心（集团）
　　　　　骆雪蓉　深圳市龙岗区妇幼保健院
　　　　　徐丽娜　内蒙古医科大学附属医院
　　　　　郭芳芳　大连大学附属新华医院
　　　　　曹　蓉　湖北省肿瘤医院
　　　　　程　岩　哈尔滨医科大学附属第一医院
　　　　　谢丽娜　江西省丰城市人民医院
　　　　　薛　莉　北部战区总医院

前　言

　　妇产科学是在社会发展及医疗实践过程中产生并逐渐成熟起来的，随着现代医学知识的积累与医疗技术的快速发展，妇产科学从古老的单纯医术开始发展成为近代的医学学科。时至今日，妇产科学已经发展成为相对独立而又具有很多支学科，并与内科、外科及儿科并驾齐驱的学科。我们邀请了一批长期工作在临床一线的专家、教授及年轻的医师，根据自己多年的临床经验，编写了此书。

　　本书系统介绍妇产科常见病、多发病的诊疗思维及诊疗方法，针对妇科疾病的手术治疗也做了相关介绍。全书内容丰富，科学实用，贴近临床，可强化临床医师思维能力的培养，可供各基层医院妇产科医师及医学院校师生阅读参考。

　　由于编写内容较多，时间紧促，尽管在编写的过程中我们反复校对、多次审核，但书中难免有不足和疏漏之处，望各位读者不吝赐教，提出宝贵意见，以便再版时修订，谢谢。

编　者

2023 年 2 月

目　录

第一章

女性生殖系统生理及解剖

女性一生各个系统、各个阶段具有不同的生理特征，其中以生殖系统的变化最为显著、最为突出，掌握女性生殖系统正常的生理变化，是诊治女性生殖内分泌相关疾病的基础。

第一节　女性一生各阶段生理特点

妇女的一生按照年龄，可以划分为新生儿期、儿童期、青春期、性成熟期、围绝经期和老年期6个阶段。每个时期都有其各自不同的特点。

一、新生儿期

出生后4周内称为新生儿期（neonatal period）。由于在母体内受到胎盘及母体性腺所产生的雌激素影响，其外阴较丰满，乳房略隆起，可有少许泌乳。由于出生后新生儿血中雌激素水平迅速下降，可出现少量阴道流血。

二、儿童期

从出生4周到10岁左右称为儿童期（childhood），是儿童体格快速增长和发育的时期，但生殖器发育缓慢。卵巢的卵泡大量生长，但仅低度发育即萎缩、退化。子宫小，宫颈较长，约占子宫全长的2/3，子宫肌层较薄。输卵管弯曲细长。阴道狭长，上皮薄，细胞内缺乏糖原，阴道酸度低，抵抗力弱，容易发生炎症。约10岁起，卵巢内的卵泡受垂体促性腺激素的影响有一定发育并分泌性激素，子宫、输卵管及卵巢逐渐向骨盆腔内下降，卵巢形态逐步变为扁卵圆形，女性第二性征开始呈现，乳房开始发育，皮下脂肪增多。

三、青春期

青春期（adolescence or puberty）是开始具有生育能力的时期，以生殖器官成熟，第二性征发育，生长加速，情感发生变化、女性出现月经初潮为标志。人类进入青春期由两个生理性过程驱动：性腺功能初现（gonadarche）和肾上腺功能初现（adrenarche）。性腺功能初现包括性腺的发育和成熟，并伴有性甾体激素分泌增加，女性开始有卵泡发育和排卵，以及乳房开始发育和月经初潮。

青春期启动的年龄和青春期发育的速度取决于许多因素。在女孩，卵巢和肾上腺性甾体激素分泌的增加导致青春期的体征表现，乳房和阴毛开始发育。通常这些变化发生在 8~13 岁。月经初潮是一次无排卵周期的月经，通常发生在乳房开始发育后 2~3 年内。初潮后第一年内月经周期常不规律，而且无排卵，周期为 21~45 天。初潮后 5 年内，多数月经周期变得规律，周期为 21~35 天。

四、性成熟期

性成熟期（sexual maturity）又称生育期。其卵巢功能成熟并分泌性激素，一般自 18 岁左右开始，约 30 年。此期生殖器各部和乳房也均有不同程度的周期性改变，出现周期性的排卵、月经，并且具有生育能力。受孕以后，身体各器官发生很大变化，生殖器官的改变尤为突出。

五、围绝经期

围绝经期（perimenopause）指卵巢功能开始衰退至停止，从生育期过渡到老年期的一个特殊生理阶段，指 40 岁后任何时期开始出现与绝经有关的内分泌、生物及临床表现至停经后 12 个月，是妇女由成熟期进入老年期的一个过渡时期。此期间卵巢功能逐渐衰退，排卵变得不规律，直到不再排卵。月经渐趋不规律，最后完全停止。

六、老年期

老年期（senility）指妇女 60 岁以后，机体所有内分泌功能普遍低落，卵巢功能已衰竭，主要表现为雌激素水平低落，不足以维持女性第二性征。除整个机体发生衰老改变外，生殖器官进一步萎缩老化。易感染发生老年性阴道炎和尿道炎及骨质疏松，容易发生骨折。

（于丽波）

第二节　子宫内膜及其他生殖器的周期性变化

子宫内膜及其他女性生殖器随卵巢的周期性变化而发生改变，其中，子宫内膜的周期性变化最为显著。

一、子宫内膜的周期性变化

子宫内膜分为基底层和功能层，基底层与子宫肌层相连，不受卵巢激素周期性变化的影响，月经期不发生脱落。功能层靠近子宫腔，受卵巢周期性变化的调节，在月经期脱落坏死。子宫内膜的周期性变化一般分为三期，即增殖期、分泌期、月经期。

（一）增殖期

1. 增殖早期

在增殖早期，子宫内膜的厚度通常不超过 2 mm。基底层细胞和上皮的增殖在子宫下部及子宫角处持续进行，使腔上皮在月经周期第 5 天时修复。此时，子宫腺上皮和基质细胞的有丝分裂活动非常活跃。显然，这种反复的"伤口愈合"过程在正常情况下不会产生瘢痕。

子宫内膜增殖早期的腺体窄、直，呈管状，由低柱状细胞排列而成，这种细胞的细胞核呈圆形，位于细胞的基底部。

2. 增殖晚期

在增殖晚期，由于腺体的增生和基质细胞外基质的增加，子宫内膜增厚。接近子宫内膜表面的腺体被宽松地隔开，而在较深层的子宫内膜腺体变得更拥挤、更弯曲。随着排卵时间的临近，子宫腺上皮细胞变高，并形成假复层。

（二）分泌期

1. 分泌早期

尽管在增殖期子宫内膜腔上皮和腺上皮细胞也有分泌活性，但是仍然以排卵作为子宫内膜周期性分泌期开始的标志。上皮细胞和基质细胞的有丝分裂活动仅限于排卵后前3天内，之后很少能再观察到。在分泌早期，腺上皮细胞和基质细胞核出现异染色质。腺上皮细胞开始在细胞的基底部聚集富含糖原的空泡，将细胞核推移到柱状细胞的中央。基质水肿使子宫内膜变得越来越厚。

2. 分泌中期

此期的特征性表现为螺旋动脉的发育。由于这些血管的增长速度比子宫内膜增厚快，所以变得越来越卷曲。子宫腺体在分泌中晚期变得弯曲。它们的分泌活性在排卵后6天达到最大，表现为细胞质中的空泡散失。

（三）月经期

1. 月经前期

月经前期的主要组织学特征包括：由基质金属蛋白酶催化的基质网的降解、基质内多形核白细胞和单核白细胞的浸润、子宫内膜腺体"分泌耗竭"，此时上皮细胞的核位于基底部。颗粒淋巴细胞核的形态学变化被认为是月经期来临的前兆之一，这种形态学变化包括提示细胞凋亡的核溶解和核碎裂。这些变化发生在细胞外基质降解和白细胞浸润之前。在腺上皮细胞中，分泌早期和中期形成的核仁管道系统和巨大线粒体均消失。月经形成之前，内膜萎缩，部分是由于分泌活性消失和细胞外基质降解。

2. 月经期

雌激素和孕激素的撤退导致月经到来，标志着为获得妊娠的一次失败，需要脱落掉子宫腔面被覆的自发蜕膜化的子宫内膜。

二、宫颈的周期性变化

宫颈作为一个生物瓣膜，控制着精子和微生物进入子宫腔。在妊娠期，它还有助于保留胎儿、胎儿附属物以及宫腔内的液体直至分娩。宫颈内被覆高柱状纤毛细胞和无纤毛的分泌细胞。颈管内上皮下是丰富的细胞外基质，由胶原纤维、弹性纤维、成纤维细胞和部分平滑肌细胞（约占10%）组成。在颈管内没有真正的腺体，但有一些隐窝或小沟组成的复杂系统。这些宫颈管细胞与宫颈阴道部有一条非常明显的分界线，宫颈的阴道部被覆复层扁平上皮。

育龄期妇女的宫颈管内分泌细胞平均一天能产生 20~60 mg 黏液。在月经期中期，这个产量会增加 10~20 倍。宫颈黏液是水、电解质和黏蛋白的混合物，卵巢排卵时水的含量会增加到98%。无机盐约占黏液重量的1%。在围排卵期黏蛋白形成水化胶——一种有大筛孔的网状结构，它有利于运动的精子穿过。排卵前期，宫颈黏液量多、稀薄、透明无细胞，pH 大于 7.0。通过评价宫颈黏液的量，包括拉丝能力和蕨样变能力的流变学特点的半定量评分表和宫颈、宫颈口的外观表现，来判断女性雌激素水平的状态。

三、输卵管的周期性变化

输卵管的形态和功能在雌、孕激素的周期性调节下发生变化。排卵时输卵管伞部变得充血和肿胀，出现脉冲性波浪式运动。雌激素主要促进纤毛产生，而孕激素主要促进上皮细胞的萎缩和去纤毛化。在雌、孕激素的协同作用下，受精卵在输卵管内的正常运行达子宫腔。

（王燕芳）

第三节　月经周期的调节

正常妇女生殖功能包括周期性卵泡发育、排卵和子宫内膜变化，后者为可能发生在本周期的妊娠着床做准备。这种规律的排卵周期是通过对下丘脑、垂体和卵巢发出的刺激和抑制信号进行功能精确和即时的整合而达到的（图1-1）。

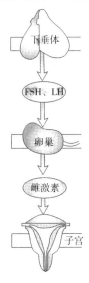

图1-1　下丘脑—垂体—卵巢轴

月经周期的调控是一个非常复杂的过程，受下丘脑—垂体—卵巢轴的支配。卵巢功能受垂体控制，而垂体的功能又受下丘脑的调节，下丘脑又接受大脑皮质的支配。但卵巢所产生的激素还可以反过来影响下丘脑与垂体的功能，即反馈作用。在中枢神经系统的影响及这些器官之间的相互协调作用下，才能发挥正常的生理功能。内、外因素的刺激均能影响这些相互协调的作用。子宫内膜之所以有周期性变化，是受卵巢激素的影响而产生周期性变化。生殖系统通过下面这种经典的内分泌模式发挥功能，由下丘脑向垂体门脉系统脉冲式地分泌促性腺激素释放激素（GnRH）所启动。GnRH调节促卵泡激素（FSH）和促黄体生成素（LH）在垂体前叶的合成和随后释放进入血液循环。FSH和LH刺激卵巢卵泡的发育、排卵和黄体形成。

生殖系统的神经、内分泌控制需要促性腺激素的脉冲式分泌并释放入垂体门脉系统，刺激促性腺细胞合成与分泌LH和FSH。接下来，促性腺激素刺激卵泡发育和性腺甾体激素或肽类的分泌；后者负反馈作用于下丘脑和垂体，抑制促性腺激素的分泌。在月经中期，雌二醇水平升高的正反馈作用产生排卵前促性腺激素峰值。

这个系统的一个关键部分是卵巢甾体激素和抑制素对促性腺激素分泌的调节作用，这种调节作用或是直接作用于垂体水平，或是通过改变 GnRH 分泌的幅度和频率来实现。FSH 分泌的负反馈约束对于人类生殖周期独特的单个成熟卵细胞的发育是至关重要的。除了负反馈控制，月经周期在内分泌系统中的独特之处还在于依赖雌激素——正反馈产生排卵前的 LH 峰，后者对排卵是基本要素。

月经周期的卵泡期始于月经第一天，包括多个卵泡的募集、优势卵泡的出现和内膜的增殖，在排卵前 LH 高峰出现日结束。黄体期，始于 LH 高峰出现后，以黄体形成、分泌黄体酮为特征，并协调内膜的一系列改变为着床做准备，若未发生妊娠，内膜将随着黄体的萎缩失去血供，发生脱落。

雌二醇（E_2）对下丘脑产生两种不同的反馈作用，即负反馈和正反馈作用。随卵泡的发育，其产生的 E_2 反馈作用于下丘脑抑制 GnRH 的释放从而实现对促性腺激素脉冲分泌的抑制作用即负反馈作用。

随着卵泡发育成熟，当 E_2 的分泌达到阈值（250～450 pg/mL），并维持达 2 天时，E_2 就可发挥正反馈作用，刺激 LH 和 FSH 分泌出现高峰。一旦达到阈值，促性腺激素分泌的高峰就不受 E_2 浓度是否进一步增高所影响。

在黄体期，高浓度的黄体酮（P）对促性腺激素的脉冲分泌产生抑制作用。黄体失去促性腺激素的支持而萎缩，由其产生的两种卵巢激素也随之减少。子宫内膜因失去卵巢性激素的支持而萎缩、坏死、出血、剥脱，促成月经来潮。在卵巢性激素减少的同时，解除了对下丘脑的抑制，下丘脑得以再度分泌有关释放激素，于是又开始另一个新的周期。如此反复循环，使月经能按期来潮（图 1-2）。

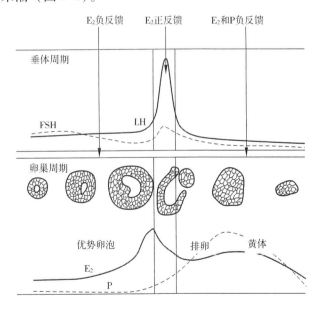

图 1-2　雌、孕激素的反馈

（于丽波）

第二章

妇科常见症状

第一节　白带

　　白带（leucorrhea）是由阴道黏膜渗出液、宫颈管及子宫内膜腺体分泌液等混合而成，其形成与雌激素作用有关。由于分泌物多呈白色，故称白带。白带来源于妇女生殖道，有生理性和病理性之分。在正常情况下，妇女阴道和外阴经常有少量分泌物以保持其湿润，此为生理性白带。分泌物增多或性状异常则为病理性白带。虽然如此，妇女对白带的感觉往往因人而异，有的患者白带增多但无自觉不适，无意就医；另一些人则虽然白带不多，仅因外阴部潮湿而惶惑不安，急于求治。故在诊治过程中，必须首先区分生理性和病理性白带，并对引起病理性白带的各种有关疾病进行鉴别，从而作出正确处理。

一、病史要点

　　应详细询问以下各点：①白带异常出现的时间，与月经周期及性生活有无关系，是否已绝经；②白带及其性状，有无腥臭或恶臭味；③是否伴有外阴瘙痒、尿频、尿痛及其他症状如腹痛、停经或月经紊乱等；④发病前是否使用过公用浴盆、浴巾、公用浴池、游泳或有不洁性生活史；⑤家人或同居伴侣中有无类似的白带增多情况；⑥目前是否放置宫内节育器；⑦近期是否服用过雌激素类药物、阴道用药或药液灌洗阴道；⑧其他有无全身性疾病如心力衰竭、糖尿病等慢性疾病。

二、体检及妇科检查重点

1. 外阴检查

　　注意外阴、大腿内侧及肛周部有无皮损、发红、水肿、湿疹或赘生物，观察前庭大腺开口处及尿道口有无充血、分泌物，挤压尿道旁腺时有无脓性分泌物外溢。

2. 阴道检查

　　观察白带是来源于外阴、阴道、宫颈抑或宫颈管内，注意白带的量、色和性状。检查阴道壁有无红肿、出血点、结节、溃疡或赘生物，宫颈有无充血、糜烂、肥大、撕裂、内膜外翻、息肉或赘生物以及宫颈管内有无块状物突出。

3. 双合诊和三合诊检查

　　除阴道炎外，其他妇科疾病如子宫黏膜下肌瘤、子宫内膜癌、输卵管癌均可引起白带增多，故应常规进行双合诊和三合诊检查，了解子宫的位置与大小，特别是附件有无包块和压痛。

三、重要辅助检查

根据病史及检查所见白带特征和局部病变情况，可选用下述相应辅助诊断方法，以便作出确诊。

1. 悬滴法或培养法找阴道毛滴虫

用无菌棉签自阴道后穹隆部涂抹少许阴道分泌物，置入载玻片上预置的一小滴生理盐水中，立即在低倍显微镜下观察有无活动的滴虫；也可将白带放入装有 2～3 mL 生理盐水的小瓶中，混匀后取一小滴于玻片上进行观察。悬滴法未能找到滴虫者可采用培养法，但需时较长且操作繁复，一般极少采用。

2. 涂片法或培养法找念珠菌

取可疑白带作涂片，固定后用革兰染色，置油镜下观察，可见成群革兰阳性孢子和假菌丝。如涂片阴性，可用培养法找芽孢和菌丝。

3. 涂片法找线索细胞（clue cell）

取阴道分泌物置于涂片上，加数滴生理盐水均匀混合，在高倍显微镜下观察找寻线索细胞。所谓线索细胞即阴道复层扁平上皮脱落的表层细胞边缘黏附大量颗粒状物，以致细胞边缘原有棱角消失。此类颗粒状物即为阴道加德纳菌等厌氧菌，故在涂片找到线索细胞即为诊断细菌性阴道病的依据。

4. 氨试验

取阴道分泌物少许置玻片上，加入 10% 氢氧化钾溶液 1～2 滴，立即嗅到一种鱼腥味为氨试验阳性，多提示有细菌性阴道病存在。

5. 涂片法及培养法找淋球菌

淋球菌多藏匿于前庭大腺、尿道旁腺和宫颈腺体内，但以宫颈管内腺体的阳性率为最高。取材时先揩净宫颈表面分泌物，以小棉签置入颈管内 1.0～1.5 cm 处，转动 1～2 周，并停留 1 分钟，然后取出棉签作涂片或培养。涂片经革兰染色后，油镜下检验如见中性粒细胞内有成对革兰阴性双球菌为阳性，但涂片法阳性率低，故目前主张对女性淋病的诊断应采用培养法。

6. 沙眼衣原体的检测

可取颈管分泌物进行吉姆萨染色，在光镜下观察找包涵体，但阳性率不高。培养法确诊可靠，因技术条件要求高，目前临床很少采用。以单克隆抗体荧光标记或用酶来直接检查标本中的沙眼衣原体抗原是一种快速诊断法，已有试剂盒。此外，亦可用间接血凝试验、荧光抗体试验或 ELISA 法检查血清中的抗体。

7. 支原体培养

可取颈管分泌物培养，检测支原体，但目前多认为支原体阳性诊断价值不大，为机会性感染。

8. 宫颈刮片细胞学或 TCT 细胞学检查

应常规进行，可发现宫颈癌前病变或早期宫颈癌。液基薄层细胞检测（TCT）法检查可靠性高，目前临床常常使用 TCT + 人乳头瘤病毒（HPV）联合筛查方案。

9. 活体组织检查

对宫颈、阴道或外阴等部位赘生物或有恶变可疑者均应取活检以明确诊断。如能在阴道镜检下对宫颈或阴道可疑病变部位取活检则更为准确。

10. 分段诊断性刮宫

凡分泌物来自颈管内或其以上部位者，应行分段诊断性刮宫，先刮颈管，后刮宫腔，将刮出组织分别送检。

四、生理性白带的鉴别

在对病理性白带进行鉴别前，临床上应首先认识正常妇女的生理性白带。

生理性白带是女性生殖器在适量内源性或外源性雌激素作用下所形成的分泌物。①外阴双侧前庭大腺分泌的少量无色透明黏液，用以保持前庭部黏膜潮润，性兴奋可促使黏液分泌有所增加。②外阴部汗腺、皮脂腺的极少量分泌物。③阴道黏膜分泌物混有脱落的阴道扁平上皮细胞及正常寄生在阴道内的多种需氧和厌氧菌，一般以阴道杆菌为主。由于阴道上皮细胞内含有丰富的糖原，阴道杆菌可将糖原转化为乳酸，因而阴道分泌物呈酸性（pH≤4.5），其量可在性兴奋时显著增加。④宫颈管腺体分泌的碱性蛋清样高度黏性液体，其中混有极少量颈管柱状上皮细胞。⑤黄体晚期子宫内膜分泌的极少量碱性液。生理性白带呈白色糊状，高度黏稠，无腥臭味，量少，一般仅沉积于阴道后穹隆部，但其量和性状可随妇女的年龄及卵巢分泌激素的变化而有所改变。

1. 新生儿白带

胎儿的阴道和颈管黏膜受到胎盘分泌的雌激素影响而增生，出生前阴道内有较多分泌物积聚。出生后因其体内雌激素水平急剧下降，增生的上皮脱落并随阴道内积聚的分泌物排出体外，故新生儿在最初 10 天外阴有较多无色或白色黏稠分泌物；少数新生儿由于子宫内膜随雌激素水平下降而剥脱，还可出现撤退性出血，故其白带为粉红色或血性，甚至有少量鲜血流出。

2. 青春期白带

随着青春期的到来，卵巢的卵泡开始发育，在卵泡分泌的雌激素影响下，少女于初潮前 1~2 年开始常有少量黏液样白带，可持续至初潮后 1~2 年排卵性月经周期建立时为止。

3. 育龄期白带

育龄妇女在每次月经周期的排卵前 2~3 天，由于体内雌激素水平逐渐上升达高峰，宫颈管腺体分泌的黏液增多，此时可出现稀薄透明的黏性白带；在月经来潮前 2~3 天，因盆腔充血，多有较黏稠的白带出现。

4. 妊娠期白带

在妊娠期，特别是从妊娠 3~4 个月开始，由于雌、孕激素水平显著上升，阴道壁的分泌物及宫颈腺体分泌的黏液均增加，往往有较多黏厚白带排出。

5. 产褥期白带

产后最初数天有较多血液排出，称为血性恶露；继而排出物中有较多坏死内膜组织，内含少量血液，呈淡红色，称为浆液性恶露；产后 2~3 周始排出的为退化蜕膜组织、宫颈黏液、阴道表皮细胞及细菌的混合物，色泽较白，称为白色恶露，为产褥期白带，可持续至产后 4~6 周甚至更晚。

6. 外源性雌激素所致白带

使用己烯雌酚或雌激素制剂治疗闭经或功能失调性出血等妇科疾病可促使宫颈管和阴道分泌物增加而出现白带。

五、病理性白带的鉴别

（一）根据白带性状进行鉴别

1. 透明黏性白带

白带其性状与生理性白带相同，类似鸡蛋清，但量显著增多，远远超出正常生理范围，一般见于慢性宫颈炎、颈管内膜外翻、卵巢功能失调、阴道腺病或宫颈高分化腺癌的患者。

2. 白色或灰黄色泡沫状白带

为滴虫性阴道炎的特征，可伴有外阴瘙痒。

3. 凝乳状白带

白带呈白色豆渣状或凝乳状，为念珠菌性阴道炎的特征。患者常伴有严重外阴瘙痒或灼痛。妊娠、糖尿病、长期使用抗生素、肾上腺皮质激素或免疫抑制剂为念珠菌感染的高危因素。

4. 脓性白带

白带色黄或黄绿、黏稠呈脓样，多有臭味，一般为化脓性细菌感染所致，常见于滴虫性阴道炎、急性或亚急性淋菌性宫颈炎和阴道炎、急性衣原体宫颈炎、萎缩性阴道炎，也可见于子宫内膜炎、宫腔积脓或阴道内异物残留等情况。

5. 灰白色有腥味白带

白带呈灰白色，稀薄，有腥臭味，特别是在性交后腥臭味更甚。一般为细菌性阴道病所引起。

6. 血性白带

白带中混有血液，应警惕宫颈癌、子宫内膜腺癌等恶性肿瘤的可能性。但宫颈息肉、黏膜下肌瘤、萎缩性阴道炎也可导致血性白带。放置宫内节育器引起者也较多见。

7. 水样白带

持续流出淘米水样白带应考虑晚期宫颈癌、阴道癌或黏膜下肌瘤伴感染。阵发性排出淡黄色或淡红色水样液有输卵管癌的可能。输卵管积水患者偶有间歇性清澈的水样排液。

（二）引起白带增多的常见疾病

生殖系统不同部位的疾病均可引起白带增多，其中除因外阴疾病引起者诊断多无困难不予介绍外，其余将分别加以鉴别。

1. 滴虫性阴道炎

由阴道毛滴虫感染所致，为常见的阴道感染之一。除通过性交传播外，还可通过浴室、便器、共用浴巾、内衣裤间接传播。

（1）阴道分泌物异常增多，呈稀薄泡沫状或脓性。

（2）轻度外阴瘙痒。

（3）阴道壁充血，有时可见散在黏膜下红色出血点。

（4）阴道分泌物镜检可见活动毛滴虫。

2. 念珠菌性阴道炎

为目前我国最多见的阴道感染。正常妇女阴道内可寄生有白色念珠菌，当阴道内环境改变，如孕妇阴道内糖原增多、应用皮质激素或大量使用广谱抗生素等引起阴道内菌群失调后，念珠菌大量繁殖即可发病。

（1）阴道排出物为干酪样或豆渣样、黏厚、无臭味。

（2）外阴、阴道严重瘙痒，外阴红肿，排尿时灼热感，性交可使症状加剧。

（3）检查时可见阴道内有豆渣样白色分泌物覆盖于黏膜表面，擦净后见黏膜充血、水肿。

（4）阴道分泌物镜检找到念珠菌孢子和假菌丝。

3. 细菌性阴道病

是由阴道加德纳菌和其他厌氧菌及需氧菌混合感染引起的非特异性阴道炎。阴道分泌物增多，呈灰白色，稀薄，有腥臭味，性交后更明显，但也可能无白带增多。检查可嗅到分泌物有鱼腥味。分泌物稀薄，黏着于阴道壁，易擦去。阴道黏膜外观正常。阴道分泌物氨试验呈阳性，镜检下找到线索细胞。

以上 3 种常见阴道炎的鉴别方法，见表 2-1。

表 2-1　滴虫性阴道炎、念珠菌性阴道炎和细菌性阴道病的鉴别

项目	滴虫性阴道炎	念珠菌性阴道炎	细菌性阴道病
阴道分泌物性状	灰黄色或黄绿色，量大，均质，黏度低，常呈泡沫状	白色，凝乳状，黏稠，黏附于阴道壁	灰白色，均质，黏度低，易揩净
阴道分泌物 + 10% KOH	偶有鱼腥臭味	无臭味	鱼腥臭味
阴道黏膜	普遍发红，宫颈或阴道壁可见点状出血斑	普遍发红	正常
阴道 pH	5.5 ~ 5.8	4.0 ~ 5.0	5.0 ~ 5.5
外阴红肿	不一定	常见	无
外阴瘙痒	轻至重度	剧烈	无
阴道分泌物涂片	活动毛滴虫	念珠菌孢子和菌丝	线索细胞

4. 老年性阴道炎

又称为萎缩性阴道炎，是由于雌激素水平过度低落和继发感染所致，常见于绝经后、卵巢切除后或盆腔放疗后的妇女。

（1）阴道有少量黄色或血性白带，伴阴部烧灼痛和性交痛。

（2）常伴有尿频、尿痛等不适。

（3）检查见阴道黏膜菲薄、充血、皱襞消失，有出血斑点，甚至表浅破损。

5. 阿米巴性阴道炎

常继发于肠道阿米巴病，原发于阴道者几乎没有。

（1）大量阴道分泌物，呈血性、浆液性或黄色脓性黏液，具有腥味。

（2）外阴、阴道因分泌物刺激而有疼痛、不适。

（3）患者曾有腹泻或痢疾史。

（4）检查可见外阴、阴道有溃疡，溃疡边缘隆起，基底有黄色坏死碎片，易出血。

（5）分泌物涂片检查或培养找到阿米巴滋养体，溃疡活检可找到原虫。

6. 阴道内异物残留

术后或产后阴道内残留纱布未取出或长期安放子宫托均可引起脓性白带，伴有奇臭。妇科检查时即能发现。

7. 阴道癌

原发性阴道癌少见，一般多继发于宫颈癌。因阴道无腺体，故大多为鳞状上皮细胞癌，极少数为腺癌。

（1）40岁以上，特别是绝经后发病者为多。

（2）早期为无痛性阴道出血，晚期继发感染，有脓血性分泌物。

（3）检查病变多位于阴道上1/3的阴道壁，形态不一，表现为硬块、结节、溃疡或菜花状生长，接触性出血明显。

（4）取病变组织活检可证实，但必须排除宫颈癌的存在。

8. 急性宫颈炎

临床上淋球菌可引起急性宫颈炎和颈管内膜炎。此外，在产褥期内链球菌、葡萄球菌等化脓性细菌感染也可引起急性宫颈炎。

（1）阴道有大量脓性分泌物排出。

（2）宫颈充血、水肿，宫颈管内见大量黄绿色脓性分泌物。

（3）淋球菌感染时，常同时并发有阴道黏膜充血、水肿。

（4）若淋球菌由宫颈管上升，可引起急性淋球菌性输卵管炎。

9. 慢性宫颈炎（包括慢性宫颈管内膜炎）

宫颈阴道部黏膜为单层光滑呈鲜红色柱状上皮覆盖时仍为正常宫颈，一般无症状。但当其表面呈沙粒状甚至乳突状不平时则可导致白带增多，称慢性宫颈炎。但必须通过宫颈刮片、阴道镜检甚至宫颈活检除外宫颈上皮内瘤变和早期宫颈浸润癌的存在。

（1）宫颈阴道部黏膜部分呈沙粒状或乳突状鲜红色，表面有较多黏稠白色分泌物覆盖。白带常规有白细胞，但无致病微生物发现。

（2）宫颈管外口处乳白色或黄白色黏液分泌物增多，不易拭净，一般为慢性宫颈管内膜炎。白带常规检查有白细胞增多，若找到淋球菌或细胞内衣原体包涵颗粒时，应分别确诊为慢性淋球菌宫颈炎或慢性衣原体宫颈炎。

10. 宫颈结核

一般是继发于子宫内膜结核和输卵管结核，患者多有肺结核病史。

（1）早期有接触性出血。

（2）阴道有脓血性分泌物。

（3）妇科检查发现宫颈颗粒状糜烂或溃疡形成，也可呈菜花状，接触性出血明显。但肉眼观察，难以与宫颈癌区分。

（4）宫颈活检镜下找到结核结节即可证实，并可除外宫颈癌。

11. 宫颈癌

多发生于40岁左右的妇女，但近年此病有年轻化趋势。以鳞状上皮细胞癌为多，少数为腺癌。

（1）早期宫颈癌有接触性出血。

（2）中、晚期宫颈癌特别是晚期宫颈癌有大量脓血性白带，奇臭。

（3）晚期宫颈鳞状上皮细胞癌外观呈结节状、菜花状或火山口状溃疡，质脆易出血。

（4）宫颈腺癌可能仅有宫颈呈桶状增大、质硬，表面光滑或轻度糜烂。

（5）宫颈黏液腺癌可分泌大量稀薄透明黏液性白带，需长期用卫生垫。

（6）宫颈组织活检是最后确诊方法。

12. 急性子宫内膜炎

一般多发生于产后、自然流产、人工流产或宫腔内安放节育器后。宫腔内有退化绒毛残留，更易诱发感染。

（1）有分娩或宫腔手术史，可能伴低热。

（2）宫腔分泌物多呈赭色。

（3）若无绒毛组织残留，一般在用抗生素治疗后分泌物会逐渐消失。

13. 子宫黏膜下肌瘤伴感染

一般见于脱出至颈管或阴道内的有蒂黏膜下肌瘤。

（1）患者月经量过多。

（2）阴道有大量脓性分泌物。

（3）妇科检查在阴道内或宫颈管口处见到球状质实块物，表面为坏死组织覆盖。块物有蒂与宫颈管或宫腔相连。

14. 慢性子宫内膜炎

子宫内膜炎大多为急性，慢性子宫内膜炎极少见，仅绝经后老年性子宫内膜炎可能为慢性。若宫腔内分泌物排出不畅时，可导致宫腔积脓。

（1）老年妇女宫颈管内有少量水样液体流出。

（2）若宫颈管粘连，液体流出不畅时，则宫腔积脓，子宫增大，B超见宫腔内有液性暗区。给予雌激素治疗和扩张宫颈管后，脓液排净，症状可消失。

（3）一般均应作分段诊断性刮宫排除子宫内膜癌。

15. 子宫内膜癌

近年发病率显著上升，多见于绝经前后妇女。

（1）早期有不规则阴道出血。

（2）晚期并发有血性白带。

（3）检查子宫增大。

（4）分段诊断性刮宫可明确诊断。

16. 输卵管积水

输卵管慢性炎症引起积水，但其远端完全阻塞。当积液较多时，经宫腔排出体外。

（1）患者有不育史。

（2）偶有阵发性阴道排液，排出液体多为水样。

（3）B超检查在排液前可见到子宫附件处有液性暗区，排液后暗区消失。

17. 原发性输卵管癌

是罕见的疾病，一般好发于40～60岁妇女，多为单侧发病。

（1）间歇性腹痛和阴道排液，一般是每次腹痛后立即有阴道排液。

（2）排出的液体为淡黄色水样或为血性水液。

（3）妇科检查可扪及一侧附件有包块，一般为 3~6 cm，直径不等。

（4）盆腔 B 超在子宫一侧附件处见到回声不均的液性包块。

（5）在排出的水液中偶可找到癌细胞。

（范格英）

第二节　下腹痛

下腹痛是妇科最常见的症状之一，其病因复杂，既可是妇科疾病所致，也可由内、外科及泌尿科疾病引起。因此，要全面考虑，详细询问病史，仔细进行腹部及盆腔检查，并进行必要的辅助检查。首先应排除妇科以外的疾病，如急性阑尾炎、肾结石绞痛、泌尿道感染、结肠炎等。临床上根据起病缓急，可分为急性下腹痛和慢性下腹痛。

一、病史要点

应了解以下病史。①腹痛起病的缓急，有无诱因。②应了解腹痛的部位，最早出现或疼痛最明显的部位常提示为病变部位。注意疼痛的性质、程度及发展过程。剧烈绞痛提示可能有脏器缺血或扭转；持续性疼痛多为炎症。③注意腹痛与月经的关系及婚姻、生育状况。④注意腹痛的伴随症状及放射部位，如剧烈绞痛伴恶心、呕吐多为卵巢肿瘤蒂扭转；伴畏寒、发热提示有炎症；伴肛门坠胀、晕厥和休克提示腹腔内出血。⑤既往有无盆腔手术史、类似腹痛发作史及治疗情况。

二、体检及妇科检查重点

1. 一般检查

首先应注意观察患者面部表情是否痛苦，面色是否苍白，同时检测患者的血压、脉搏、呼吸、体温、心肺等。如患者病情危重，有休克表现，提示有盆腔内出血的可能。

2. 腹部检查

观察腹部是否隆起、对称，有无手术瘢痕及腹壁疝；触诊应轻柔，从疼痛的远处开始，逐渐向疼痛的中心移动，注意有无肌紧张及反跳痛，有无腹部包块，压痛的程度及范围，压痛最明显处可能是病变所在，还应注意肝脾是否肿大；叩诊如有浊音或移动性浊音，提示腹腔内积液或积血可能，注意叩诊时肠曲鼓音所在位置，如有腹部包块则鼓音偏向一侧，如有腹腔积液或积血则鼓音位于腹中部；听诊注意肠鸣音有无增强或减弱。

3. 妇科检查

未婚女性注意处女膜是否完整，有无裂孔，无裂孔者是否呈紫蓝色膨出；阴道是否充血，有无异常分泌物，阴道后穹隆有无饱满感或触痛；宫颈有无举痛，颈管内是否有组织物；子宫位置、大小、形态、压痛、活动度及有无漂浮感；双附件有无增厚、压痛、肿块，如有肿块则注意其大小、形状、质地、压痛及活动度。

三、重要辅助检查

1. 血常规

红细胞及血红蛋白明显下降提示有腹腔内出血的可能，白细胞及中性粒细胞明显升高提

— 13 —

示有炎症存在。

2. 血、尿人绒毛膜促性腺激素（HCG）

尿 HCG 阳性或血 HCG 升高提示腹痛与妊娠有关，如异位妊娠伴腹腔内出血。

3. 尿常规

脓尿提示为泌尿系统感染。

4. 阴道后穹隆穿刺或腹腔穿刺

如疑有腹腔内出血或盆腔感染伴盆腔积脓者，应作阴道后穹隆穿刺或腹腔穿刺，抽出不凝血者提示有腹腔内出血，抽出脓性液体应考虑化脓性炎症，必要时应将穿刺液涂片检查和细菌培养。

5. 盆腔 B 超检查

应常规行 B 超检查，了解子宫大小、形态及附件情况。B 超可以区分宫内外妊娠，有无盆腔包块及包块性质。

6. 腹腔镜检查

根据诊断需要可行腹腔镜检查，在直视下诊断输卵管妊娠、输卵管炎症、脓肿或肿瘤。

7. 其他检查

根据需要可行血糖类抗原 125（CA125）、甲胎蛋白（AFP）测定、诊断性刮宫、CT 或 MRI 等检查。

四、急性下腹痛的鉴别诊断

急性下腹痛是妇科常见症状，起病急，发展快，病情重，病情变化迅速，延误诊断可能对患者造成严重后果。对急性下腹痛严重伴休克者，在重点询问病史和体检后，应迅速作出诊断，并进行抢救。

（一）异位妊娠

异位妊娠是妇科常见急腹症，95% 为输卵管妊娠。下腹痛是其主要症状，腹痛轻重不等，重者可伴失血性休克，抢救不及时可导致死亡。其临床特征包括：①大多有停经史，停经时间在 12 周以内，以 6~8 周为多见；②停经后有不规则阴道流血，出血量一般少于月经量；③输卵管妊娠早期可有下腹隐痛，发生流产或破裂时，可出现急性下腹痛，常伴肛门坠胀；④检查患者可有面色苍白，血压下降，脉搏快而弱，四肢冰冷等失血体征；⑤腹部检查下腹压痛，反跳痛，但肌紧张不明显，出血多时可有腹部膨隆，移动性浊音阳性；⑥妇科检查宫颈举痛，阴道后穹隆饱满，子宫饱满，可能有漂浮感，附件区可触及包块，压痛，界限不清，质软；⑦血、尿 HCG 阳性；⑧ B 超检查见宫内无胚囊，子宫外可见胚囊或不均质回声包块，盆腹腔内有液性暗区；⑨如有腹腔内出血可疑时，阴道后穹隆穿刺抽出不凝固血液即可确诊。

（二）急性盆腔炎

急性盆腔炎是妇女内生殖器官炎症的总称，包括急性子宫内膜炎及子宫肌炎、急性输卵管炎、输卵管卵巢炎、急性盆腔腹膜炎、盆腔脓肿等。腹痛是其主要症状之一。其临床特征包括：①常于宫腔手术后、产后、流产后或经期及月经后发病；②急性持续性下腹疼痛，伴畏寒、发热。阴道充血，分泌物增多，可呈脓性；③妇检宫颈举痛明显，阴道后穹隆触痛，子宫及双侧附件区压痛，可能扪及盆腔压痛包块；④血白细胞及中性粒细胞增高，部分可出现中毒颗粒，血细菌培养可能为阳性；⑤B超检查盆腔内可能有不规则包块；⑥阴道后穹隆穿刺可抽出脓液，涂片见大量白细胞，培养可为阳性。

（三）卵巢肿瘤蒂扭转

卵巢肿瘤蒂扭转是妇科常见急腹症。多见于瘤蒂较长、瘤体中等大小、活动度大的卵巢肿瘤，如成熟型畸胎瘤。可见于任何年龄，但好发于生育期。其临床特征包括：①以往可有类似下腹痛史；②突然出现一侧下腹持续性剧烈疼痛，常在体位改变后发生，伴恶心、呕吐，疼痛可放射至同侧腰部、下肢及会阴部。若发病时间长，肿瘤坏死继发感染，患者可出现发热；③检查发现患侧下腹压痛，有肌紧张及反跳痛，肿瘤大者下腹可扪及包块；④在子宫旁可触及包块，张力较大，边界清楚，压痛剧烈，肿瘤蒂部压痛最明显；⑤辅助检查可有血白细胞升高。盆腔B超见子宫一侧有肿块，形态规则，边界清楚。

（四）原发性痛经

一般见于青年女性，初潮时无痛经，多在月经来潮数次后出现。临床特征：①月经来潮第1~2天下腹阵发性痉挛痛或坠痛。剧痛时多难以耐受；②盆腔检查无器质性疾病；③盆腔B超无异常发现。

（五）卵巢子宫内膜异位囊肿破裂

卵巢子宫内膜异位囊肿破裂为卵巢内膜异位囊肿内压力增高，使囊壁破裂，囊内容物流入腹腔，刺激腹膜所引起的急性下腹痛，多在经期或月经前后发病。临床特征：①性成熟期妇女，有痛经、不孕史，发病前曾诊断盆腔子宫内膜异位症；②检查可有发热、全腹压痛、反跳痛、肌紧张；③盆腔检查子宫大小正常或稍增大，多固定后倾，双侧附件区增厚，压痛，可扪及不活动囊性包块；④辅助检查血白细胞及中性粒细胞升高。血、尿HCG阴性。B超检查可见盆腹腔积液，盆腔内囊块。阴道后穹隆穿刺可抽出巧克力样液。

（六）卵泡囊肿或黄体囊肿破裂

成熟卵泡或黄体破裂时可有出血，出血多时可发生急性腹痛甚至伴休克，以黄体囊肿破裂为多见，常在经前（黄体期）或月经第1~2天发病；少数为卵泡破裂，一般在月经周期的中间（排卵期）发生。临床特征：①生育年龄妇女多见；②突然出现一侧下腹痛，检查腹部有压痛、反跳痛，患侧明显，出血多时可有移动性浊音；③妇科检查阴道后穹隆饱满，宫颈举痛，子宫正常大小，附件区压痛，患侧明显；④血、尿HCG阴性，B超检查可见盆腹腔内有积液，阴道后穹隆穿刺可抽出不凝血。

（七）子宫穿孔

在进行人工流产术、诊刮术、清宫术、放环或取环术时，因器械损伤子宫，造成子宫甚至其他内脏穿孔，引起急性腹痛。鉴别要点：①在宫腔手术时发生急性下腹痛；②术中器械进入子宫腔有无底感或超过原测子宫长度时，即应考虑为穿孔；③穿孔时一般内出血少。如穿孔后损伤肠管、大网膜，则出现发热、全腹疼痛、腹肌紧张等全腹膜炎症状。如不及时剖腹探查，可导致感染性休克。

（八）卵巢肿瘤破裂

恶性肿瘤可因瘤细胞浸润卵巢包膜发生破裂。破裂后肿瘤内容物流入盆腔引起急性下腹痛。少数卵巢良性囊肿可因挤压、性交发生破裂。鉴别要点：①原有卵巢肿瘤史；②突发剧烈的腹痛，多伴恶心、呕吐；③检查腹肌紧张，压痛、反跳痛，叩诊有移动性浊音；④妇科检查扪及盆腔包块，压痛明显。

（九）子宫肌瘤

肌瘤一般不引起腹痛，子宫肌瘤红色变性或有蒂浆膜下肌瘤扭转时可出现急性剧烈下腹痛。鉴别要点：①有肌瘤病史；②突然出现急性下腹痛，可有恶心、呕吐、发热；③妇科检查扪及盆腔包块，有压痛，结合 B 超检查不难诊断。

（十）人工流产术后宫腔粘连

人工流产术后因搔刮过度和（或）伴宫腔感染可引起宫颈管粘连或宫腔粘连、狭窄。继后月经来潮时，可因经血不能排出甚至倒流至腹腔，引起急性下腹痛。鉴别要点：①人工流产术后无月经来潮，但有阵发性下腹疼痛，伴肛门坠胀；②检查下腹有压痛及反跳痛；③妇科检查可见宫颈举痛，子宫增大，压痛，附件区压痛；④宫腔探针不能顺利进入宫腔，当用力探入宫腔后即有黯红色血液流出。

五、慢性下腹痛的鉴别诊断

慢性下腹痛又称为盆腔疼痛，可分为内脏痛和躯体痛，来自膀胱、子宫及附件的疼痛为内脏痛，来自下腹皮肤、外阴、肛门、尿道、筋膜、肌肉和壁层腹膜的疼痛为躯体痛。感受疼痛的一种体验是对不良刺激的主观反应。这种刺激可能是身体的或心理因素和社会因素综合作用的结果。如心理因素占主要时，对疼痛性质、定位叙述不够准确，主诉较多且混乱，治疗难度加大。因此，确诊下腹痛的病因有时是十分困难的。现仅列举妇科常见疾病所致下腹疼痛的有关鉴别方法。

（一）慢性盆腔炎

慢性盆腔炎是引起慢性下腹痛最常见的原因，常因急性盆腔炎未能彻底治愈，病程迁延所致，但也可无急性炎症的发病过程。慢性盆腔炎包括慢性输卵管炎、输卵管积水、输卵管卵巢囊肿、慢性盆腔结缔组织炎等。鉴别要点如下。①患者除长期腹部坠胀、疼痛及腰骶部酸痛不适外，还有不孕、白带增多及神经衰弱等表现。当抵抗力降低时，易有急性或亚急性盆腔炎发作。②妇科检查子宫多后倾、活动受限，宫旁组织增厚，部分患者可触及宫旁囊性包块，活动度差，轻压痛。③已形成输卵管积水或输卵管卵巢囊肿时，B 超检查可见一侧或双侧附件包块，多为囊性，部分为混合性。

（二）盆腔子宫内膜异位症

绝大多数异位病灶发生在卵巢、直肠子宫陷凹、子宫骶韧带、乙状结肠及直肠的浆膜面或直肠阴道隔等部位。见于生育年龄妇女。鉴别要点：①主要表现为继发性进行性痛经、性交痛、月经失调、不孕等；②妇科检查子宫正常或稍大，常后倾固定，直肠子宫陷凹或宫骶韧带或子宫后壁下段可扪及触痛性结节，一侧或双侧附件处可触及囊块，不活动，多有压痛；③B 超检查可见附件区有囊性肿块，腹腔镜检查发现盆腔内有紫蓝色结节或卵巢巧克力囊肿。

（三）子宫腺肌病

多见于经产妇，约 15% 患者并发盆腔子宫内膜异位症。鉴别要点：①继发性进行性痛经，一般经量增多，经期延长；②妇科检查可见子宫增大，质硬，触痛，后壁体征明显；③B超提示子宫增大，但很少超过 3 个月妊娠大小。

（四）盆腔瘀血综合征

由慢性盆腔静脉瘀血引起的一系列综合征。表现为：①主要有下腹部坠痛、酸胀及骶臀部疼痛，伴有月经过多、经期延长、性交痛、白带增多等表现；也可有尿频、尿痛及肛门坠胀、痔疮出血等膀胱、直肠刺激症状。久站、久坐后症状明显，平卧或抬高臀部后，症状减轻或消失；②妇科检查可扪及子宫稍大或正常，多为后位，附件区有压痛；③腹腔镜或阴道彩色 B 超检查可明确诊断。

（五）结核性盆腔炎

其临床特征有：①除腹痛外，多有长期发热、盗汗史；②并发结核性腹膜炎时可扪及腹部柔韧感，压痛，腹腔积液征阳性；③妇科检查：可在盆腔内触及与子宫粘连且形态不规则包块；④血白细胞及中性粒细胞一般不升高，结核菌素试验阳性甚至强阳性；⑤子宫内膜病理检查是诊断子宫内膜结核最可靠的依据。诊断困难时可行腹腔镜检查取活检证实。

（六）卵巢恶性肿瘤

卵巢恶性肿瘤是女性生殖器官三大恶性肿瘤之一，多见于绝经期前后的妇女，早期不易发现。其临床特征为：①早期一般无症状，一旦出现腹痛、下腹包块、食欲不振、消化不良、体重下降已属卵巢癌的晚期；②腹部检查可能触及肿块，腹腔积液征阳性；③妇科检查可扪及盆腔结节性实质包块，固定，不活动；④血 CA125 一般均 >200 U/L；⑤盆腔 B 超见囊实不均、界限不清的包块。

（七）术后粘连

术后粘连是下腹疼痛的原因之一，20% ~50% 盆腔术后慢性下腹疼痛患者与盆腔粘连有关。其临床特征为：①持续性腹部钝痛，伴阵发性加剧，重者可有不全甚至完全性肠梗阻以致出现剧烈腹痛；②盆腔检查子宫活动度可能受限，宫旁组织增厚或扪及不规则包块；③腹腔镜检查是诊断术后粘连腹痛的可靠手段。

（八）残留卵巢综合征

全子宫或次全子宫切除后，保留一侧或双侧卵巢后出现的下腹疼痛。其临床特征为：①一般见于因子宫肌瘤、盆腔子宫内膜异位症、子宫腺肌病或功能失调性子宫出血而行全子宫或次全子宫切除术后；②子宫切除后将卵巢固定于阴道残端或宫颈残端者发生率较高；③常伴有深部性交痛；④妇科检查可能扪及有压痛的卵巢；⑤ B 超检查可发现卵巢增大。

（九）卵巢残余物综合征

由于盆腔内粘连严重，解剖不清，在手术切除子宫及双侧附件后，仍残留有少许卵巢皮质未能切净所导致的术后下腹痛。其临床特征为：①一般见于慢性盆腔炎、广泛粘连的子宫内膜异位症手术后，特别是有多次盆腔手术史，最终将双侧附件切除者；②术后出现持续性下腹痛，也可能为周期性下腹痛，但无发热；③盆腔 B 超检查及妇科盆腔检查可能发现盆腔内有囊块；④血清 FSH 呈绝经前水平（ <40 mU/mL）；⑤有些患者周期服用避孕药可缓解疼痛。

（程　岩）

第三节 阴道出血

阴道出血是指除正常月经以外的生殖系统出血。它是妇科疾病中较常见的症状之一。出血的部位可在外阴、阴道、宫颈、宫体和输卵管，但以子宫出血最为常见。

一、病史要点

（一）仔细询问阴道出血的表现特征

（1）出血的时间和病程。

（2）出血量的多少。

（3）出血有无规律，是否为周期性或持续性或不规则的间歇性出血。

（4）与月经的关系，是否为月经中期出血，或月经前后出血，或与月经不能分辨。

（5）出血前有无停经及停经时限。

（二）伴随症状

（1）有无腹痛，腹痛出现的时间、部位、性质、程度以及是否向他处放射。

（2）有无发热。

（3）有无白带增多，出血前或出血间期白带的性状，有无恶臭等。

（4）有无尿路刺激症状和消化道症状，如腹胀、腹泻、肛门坠胀、排便困难等。

（5）有无腹部包块，包块发现的时间，包块的部位、大小、质地等。

（6）有无贫血的症状。

（三）诱因

阴道出血前有无外伤（尤其是骑跨伤）、性交、宫颈上药或物理治疗，精神创伤、环境变迁、服用避孕药或抗凝药物等。

（四）治疗情况

是否接受过内分泌药物治疗（药品名称、剂量、用药时间及效果）、诊断性刮宫或病灶活检（何时、何地及病检结果）。

（五）月经史

出血前的月经情况，有无痛经。已绝经者，应询问绝经年龄。

（六）婚育史

婚姻状况（有无性生活），孕产次，末次怀孕时间，有无葡萄胎病史，是否避孕及避孕方式。

（七）既往史

有无甲状腺功能亢进症，甲状腺功能减退，高血压，糖尿病，血液病和慢性心、肝、肾疾病等。

（八）家族史

有无糖尿病、高血压和恶性肿瘤史。

二、体检及妇科检查重点

1. 一般情况检查

除测量患者的体温、脉搏、呼吸、血压外，尚需注意患者的精神与营养状况、皮肤黏膜有无瘀斑、全身浅表淋巴结有无肿大。

2. 头、颈部检查

有无突眼、眼睑水肿和甲状腺肿大。

3. 胸部检查

按常规检查心、肺体征。

4. 腹部检查

是否膨隆，肝脾大小，有无包块及包块的部位、大小、质地、活动度、压痛等，有无移动性浊音。

5. 妇科检查

（1）外阴：注意有无充血、水肿、外伤、血肿或赘生物。

（2）阴道：黏膜是否充血或出血，有无溃疡、肿块或损伤。性交后发生阴道大出血者，应注意观察阴道后穹隆有无撕裂伤。

（3）宫颈：表面是否光滑，有无糜烂、息肉或赘生物，质地是否坚硬、有无接触性出血。宫口是否扩张等。

（4）宫体：位置、大小、形态是否规则，质地、活动度等。

（5）双侧附件：有无增厚、压痛或包块（位置、大小、质地、是否活动、有无压痛），直肠子宫陷凹及骶韧带有无结节及压痛。

三、重要辅助检查

1. 实验室检查

血、尿常规检查（有阴道出血时，应查清洁尿）。生育年龄患者常需行尿或血 HCG 检测，以排除妊娠或与妊娠有关的疾病。根据情况有的尚需行甲状腺功能、肝功能、肾功能、凝血功能及性激素和促性腺激素测定。

2. 宫颈细胞学检查

有性交出血或宫颈有糜烂、息肉和接触性出血者，需行此项检查，可协助诊断早期宫颈癌。

3. 超声检查

（1）B 超（经腹或经阴道）：子宫出血者常需行盆腔 B 超检查，以了解子宫大小、形状、子宫内膜厚度、宫腔有无异常回声，附件有无包块及包块的性状，有无腹腔积液等。

（2）宫腔声学造影：当 B 超显示宫腔声像异常时，可行宫腔声学造影，即在 B 超下向宫腔注入无菌生理盐水 5 ~ 30 mL，以增加宫腔声像对比度，可清楚显示宫腔是否规则、光滑，有无黏膜下子宫肌瘤和子宫内膜息肉或癌肿。

（3）多普勒彩色血流显像：可协助诊断子宫及盆腔包块病变的性质。

4. 活组织检查

（1）外阴、阴道和宫颈的病灶，可直接取活检，以明确诊断。怀疑绒毛膜癌者，切忌活检，因可发生难以控制的病灶大出血。

（2）子宫出血者，为明确诊断或止血，常需行诊断性刮宫（一般限于已婚患者），刮出组织必须行病理检查。怀疑子宫内膜癌者，行分段诊刮，即先刮宫颈管，再探宫腔深度和刮取子宫内膜组织，然后分别标明标本来源后，送病理检查，以协助诊断子宫内膜癌的临床分期。

5. 内镜检查

（1）宫腔镜检查：当 B 超显示宫腔回声异常，或拟诊功能性子宫出血（功血）久治无效时，需行宫腔镜检查，以明确宫腔有无病变，如黏膜下肌瘤、内膜息肉、癌肿等。

（2）腹腔镜检查：妇检或 B 超发现盆腔包块，或拟诊多囊卵巢综合征、子宫内膜异位症者，行腹腔镜检查可明确诊断。

四、鉴别诊断

（一）幼儿期阴道出血

（1）生殖系统恶性肿瘤：如阴道或宫颈的葡萄状肉瘤、卵巢颗粒细胞瘤等。

（2）外阴、阴道炎。

（3）外伤（外生殖器）。

（4）性早熟。

（5）阴道异物。

（二）青春期阴道出血

（1）无排卵性功血：最常见。

（2）甲状腺功能亢进症。

（3）生殖系统恶性肿瘤。

（4）外阴、阴道损伤。

（三）生育期阴道出血

（1）与妊娠有关的疾病：如流产、宫外孕、葡萄胎等。

（2）炎症：急性阴道炎、宫颈炎和子宫内膜炎，宫颈糜烂、息肉，慢性盆腔炎，子宫内膜结核等。

（3）肿瘤：子宫肌瘤、宫颈癌、子宫内膜癌、滋养细胞肿瘤、子宫肉瘤、卵巢颗粒细胞瘤、卵泡膜细胞瘤和阴道恶性肿瘤等。

（4）子宫内膜异位症和子宫腺肌症。

（5）生殖器官损伤。

（6）功能失调性子宫出血。

（7）多囊卵巢综合征。

（8）宫内节育器（IUD）出血：放置宫内节育器引起的子宫出血。

（9）与胎盘因素有关的疾病：胎盘早剥、前置胎盘、胎盘边缘血窦破裂。

（10）妊娠晚期子宫破裂。

（四）围绝经期和绝经后的阴道出血

（1）功能失调性子宫出血。

（2）肿瘤：宫颈癌、子宫内膜癌、生殖系统肉瘤、卵巢颗粒细胞瘤和卵泡膜细胞瘤、外阴癌、阴道癌、绒毛膜癌和输卵管癌等。

（五）全身疾病引起的阴道出血

1. 血液系统疾病

如白血病、再生障碍性贫血、血小板减少性紫癜、脾功能亢进引起的血小板减少等常引起月经过多，经期延长。

2. 其他疾病

肝脏疾病引起的凝血因子合成障碍，肾脏疾病、高血压引起的血管病变。其他疾病引起的弥散性血管内凝血（DIC）也可导致月经过多，出血不止。全身性疾病引起的阴道流血往往往合并有全身皮肤、黏膜的出血点和瘀斑。

五、常见疾病的诊断要点

（一）流产

（1）通常为已婚育龄妇女。

（2）出血前先有停经，且停经时间多在 3 个月以内。

（3）出血量初始较少，随流产过程发展而增多。

（4）伴不同程度的下腹痛。

（5）宫颈着色，子宫增大变软。

（6）尿和血 HCG 增高。

（7）B 超示宫腔内有妊娠囊。

（8）各类型流产的鉴别，见表 2-2。

表 2-2　各种类型流产的鉴别诊断

临床表现	先兆流产	难免流产	不全流产	完全流产
阴道出血量	少	增多	大量	减少，渐停止
下腹胀痛	无或轻微	加剧	减轻	消失
组织物排出	无	无	有（部分）	有（全部）
宫颈口	闭	扩张	扩张或有组织物堵塞	闭
子宫大小	与孕周相符	相符或稍小	小于孕周	接近正常
B 超	宫腔内见孕囊和胚胎心管搏动	有或无心管搏动	宫腔异常回声	宫腔无异常回声

（二）输卵管妊娠

（1）常有慢性盆腔炎或不孕史。

（2）出血量少，但持续不净。

（3）多数病例出血前先有 6 周左右的停经史，部分患者可无停经。

（4）伴一侧下腹痛，有内出血时可出现肛门坠胀。

（5）如内出血多时，可有血压下降、脉搏增快等休克的表现，体检时下腹压痛，肌紧张不明显，移动性浊音阳性。

（6）妇科检查：宫颈常有举痛，子宫大小正常或稍增大变软，一侧附件可扪及包块或压痛。

（7）血 HCG 增高。

（8）B 超：宫腔内无妊娠囊，宫旁可见低回声区，若其中见胚芽和心管搏动可确诊。

（9）诊断性刮宫：刮出组织病检多为蜕膜或呈 A-S 反应的子宫内膜，未见绒毛组织。

（10）阴道后穹隆穿刺：若抽出黯红色不凝血或少许陈旧血块可协助诊断。

（三）葡萄胎

（1）出血前已停经 3 个月左右。

（2）表现为不规则的间歇性出血，出血量时多时少，大量出血时常有水泡样组织排出。

（3）一般无明显腹痛。

（4）子宫明显增大变软，大多数较停经月份大。

（5）血 HCG 增高，明显高于相应妊娠月份的正常值范围。

（6）B 超显示扩大的宫腔内充满弥漫光点和小囊状液性暗区。宫旁的一侧或两侧有时可见中等大小多房囊肿（卵巢黄素囊肿）。

（四）子宫肌瘤

（1）多为中年妇女。

（2）主要表现为经期延长和经量增多，月经周期正常。

（3）病程长，患者常有不同程度的贫血。

（4）子宫增大，形状多不规则，质中等，包块较大时可在下腹部扪及。妇科检查时若向上推动包块，宫颈可随之上升。

（5）子宫黏膜下肌瘤从宫颈脱出后，窥视阴道可见一鲜红色包块，表面光滑，质中等。包块蒂部周围可扪及一圈扩张的宫颈，宫体轮廓清楚可及，此点可与子宫内翻鉴别。

（6）B 超可协助诊断，诊断小的黏膜下肌瘤常需行宫腔声学造影或宫腔镜检查。

（五）子宫腺肌病

（1）多为中年妇女。

（2）继发性痛经，疼痛程度多呈进行性加剧。

（3）经量增多伴经期延长。

（4）子宫增大，一般不超过 3 个月妊娠大小，质硬。

（5）B 超显示子宫增大，肌壁增厚，常以后壁为甚，回声不均，有的在增厚的肌壁内可见小的无回声区。

（六）子宫肉瘤

（1）多为 50 岁左右的围绝经期妇女。

（2）不规则阴道出血，量可多可少。

（3）子宫增大、质软，宫颈口常扩张，有的可见息肉样或葡萄样赘生物从宫颈口脱入阴道。由于病程发展迅速，不久可在下腹部扪及增大的子宫包块，常伴有压痛。

（4）B 超显示子宫包块内回声不均，常因肿瘤局部坏死出血，而出现不规则的液性暗区，包块与子宫肌壁界限不清。彩超显示包块血流较丰富，子宫动脉血流阻力指数（RI）

与脉冲指数（PI）均明显降低。

（5）诊断性刮宫或取宫颈口脱出组织病检可确诊。若肿瘤局限于肌壁内，尚未累及子宫内膜层，则诊刮取不到肿瘤组织，对诊断无意义。

（七）滋养细胞肿瘤（侵蚀性葡萄胎和绒毛膜癌）

（1）曾有葡萄胎、流产或分娩史。

（2）不规则阴道出血，量时多时少。

（3）常伴下腹胀痛。

（4）伴肺转移者，可出现咳嗽、咯血、胸痛，甚至呼吸困难。

（5）妇科检查：子宫增大、质硬，表面可有结节或包块突出。当肿瘤浸润子宫浆膜时，局部常有压痛。并发阴道转移者，常于阴道侧壁和下段前壁见紫蓝色或紫红色结节突起，由于病灶内常有出血和坏死，故质地偏硬。当结节破溃后可发生阴道大出血。

（6）血 HCG 明显增高：通常葡萄胎清宫后 9 周下降至正常，少数在 14 周转阴，如果超过上述时限，就可能为侵蚀性葡萄胎。分娩、流产或异位妊娠后 1 个月，HCG 维持在较高水平，或一度下降后又上升，已排除妊娠物残留、再次妊娠、持续性异位妊娠后，可能为绒毛膜癌。

（7）肺转移者：胸部 X 线平片可见多个棉球状阴影，少数可为单个孤立的病灶影。

（8）B 超和彩超检查：子宫增大。若为侵蚀性葡萄胎，肌壁间可见蜂窝状无回声区和弥散光点。绒毛膜癌的包块可位于子宫肌壁间，为高回声团块，边界清但无包膜；彩超显示有丰富的血流信号和低阻力型血液频谱。

（9）葡萄胎清除后半年内发病者，多为侵蚀性葡萄胎，1 年后发病者多为绒毛膜癌。无葡萄胎病史者应诊断为绒毛膜癌。

（八）宫颈癌

（1）多为 35～50 岁的妇女。

（2）出血表现：初为性交出血，继而发展为不规则阴道出血，晚期当肿瘤坏死、脱落，可发生大量出血。

（3）白带增多：肿瘤继发感染后，白带呈淘米水样，有恶臭。

（4）妇科检查：早期宫颈病灶如糜烂，有接触性出血，以后可见菜花样赘生物突出；有的宫颈增大如桶状，质硬。癌肿组织坏死、脱落后，局部形成溃疡或空洞。

（5）早期诊断：靠宫颈细胞学检查、阴道镜检查和宫颈活检，宫颈有赘生物者，直接取组织病检可确诊。

（九）子宫内膜癌

（1）患者多为 50～60 岁。

（2）主要为绝经后不规则阴道出血，未绝经者表现为经期延长，经量增多。

（3）子宫增大，一般不超出 2 个月妊娠大小，质稍软。

（4）B 超示宫腔回声异常，绝经者子宫内膜厚度常达到或超出 5 mm。

（5）分段诊刮病检可确诊。

（十）原发性输卵管癌

（1）多为已绝经妇女。

（2）常有慢性输卵管炎和不孕史。

（3）阴道有血性排液或少量出血。

（4）常有一侧下腹胀痛。

（5）妇科检查于一侧宫旁扪及包块，表面较光滑。包块增大后可在腹部扪及。

（6）收集阴道排液行细胞学检查，可发现腺癌细胞。

（7）B超显示子宫一侧有包块，其内回声不均，可见液性暗区（输卵管管腔积液）。

（8）腹腔镜检查可见输卵管增粗，有时输卵管伞部可见菜花样赘生物。

（十一）卵巢颗粒细胞瘤

（1）可见于任何年龄的妇女，但以45～55岁患者为多。

（2）表现为月经紊乱或不规则阴道出血。

（3）幼儿患者伴性早熟。

（4）妇科检查：已绝经者阴道仍较红润，无明显萎缩。子宫稍增大，宫旁一侧可扪及实性包块，形状较规则，边界清楚，表面光滑，多数可活动。

（5）B超显示子宫外包块为较均质的低密度回声，间有无回声的液性暗区。

（6）内分泌测定：E_2明显增高，FSH、LH、睾酮（T）均正常，P在卵泡期水平。

（十二）子宫内膜异位症

（1）多见于生育年龄的妇女。

（2）表现为月经前后少量出血，或经期延长、经量增多。

（3）常伴痛经、不孕及性交痛。

（4）妇科检查：子宫多后倾，活动受限，子宫旁可扪及囊性包块，多为双侧，壁较厚，且因粘连而固定。骶韧带可扪及结节并有压痛。异位病灶位于直肠阴道隔者，常于阴道后穹隆处扪及瘢痕样小结节突出，质硬且有压痛，月经期结节表面的阴道壁黏膜可呈紫蓝色或有出血点。

（5）B超：卵巢子宫内膜囊肿的典型图像为子宫的后上方一侧或双侧有囊性包块，囊内为均匀分布的细小弱回声光点，多为单房。若囊内有新鲜出血时，也可出现液性暗区。

（6）腹腔镜检查可明确诊断。

（十三）老年性阴道炎

（1）均为绝经多年的老年妇女。

（2）表现为脓血性白带或少量出血。

（3）常伴外阴灼热或微痒。

（4）妇科检查：阴道黏膜萎缩充血，常伴点状或片状出血，宫颈及宫体萎缩。

（5）取阴道分泌物检查：未发现念珠菌、滴虫及淋球菌。

（十四）IUD出血

（1）放置IUD的患者阴道出血，在除外其他疾病时，可能为IUD所致。

（2）多数表现为月经前后点滴出血或不规则出血。

（3）可伴腰酸乏力，下腹胀痛。

（十五）无排卵型功血

（1）多为青春期和绝经前期妇女。

（2）表现为月经周期紊乱，经期延长，量多少不定。常先停经数周，继而阴道持续出血，量较多。

（3）除继发贫血外，无其他症状。

（4）妇科检查：子宫大小正常或稍大。

（5）B超：盆腔无异常发现。少数于一侧卵巢上有一壁薄的单房囊肿，一般小于5 cm直径（卵泡囊肿）。

（6）诊断性刮宫（诊刮）：已婚患者经前或出血6小时内诊刮，子宫内膜为增生期、单纯性增生或复杂性增生。

（7）宫腔镜检查可排除宫腔内器质性疾病。

（十六）排卵型功血

（1）多见于生育期妇女。

（2）患者有排卵，但黄体功能异常。

（3）常见有两种类型，黄体功能不足者表现为月经周期缩短，不孕。

（4）妇科检查：子宫大小正常。

（5）B超示盆腔无异常发现。

（6）诊刮：黄体功能不足者表现为分泌期腺体呈分泌不良。

（7）反应落后2天，子宫内膜不规则脱落者表现为月经第5～6天。

（8）诊刮可见到呈分泌反应的内膜。

（9）早孕时流产：子宫内膜不规则脱落者表现为月经周期正常。

（10）经期延长，经量增多。

（11）宫腔镜检查可排除宫腔内器质性疾病。

（程　岩）

第三章

妇科急腹症

第一节　异位妊娠

正常妊娠时受精卵着床于子宫体腔内膜生长发育，若受精卵在子宫体腔以外着床称为异位妊娠（ectopic pregnancy），又称为宫外孕（extrauterine pregnancy）。异位妊娠根据受精卵种植的部位不同，分为：输卵管妊娠、宫颈妊娠、卵巢妊娠、腹腔妊娠、阔韧带妊娠等，其中以输卵管妊娠最常见，占异位妊娠的90%～95%。异位妊娠是妇产科常见的急腹症之一，发生率约为1%，并有逐年增高的趋势，是孕产妇主要死亡原因之一，一直被视为具有高度危险的妊娠早期并发症。

一、输卵管妊娠

（一）概述

输卵管妊娠（fallopian pregnancy）是指受精卵在输卵管的某一部分着床并发育，其中壶腹部最多见，占50%～70%，其次为峡部，占25%～30%，伞部、间质部妊娠较少见。

（二）病因

在正常情况下卵子在输卵管壶腹部受精，然后受精卵在输卵管内缓慢移动，经历3～4天的时间进入宫腔。任何因素促使受精卵运行延迟，干扰受精卵的发育、阻碍受精卵及时进入宫腔都可以导致输卵管妊娠。

1. 输卵管异常

输卵管异常包括结构和功能异常，是引起异位妊娠的主要原因。

（1）慢性输卵管炎：输卵管管腔狭窄，呈通而不畅的状态，影响受精卵的正常运行。

（2）输卵管发育异常：影响受精卵运送过程及着床。

（3）输卵管手术：输卵管妊娠保守性治疗、输卵管整形术、输卵管吻合术等以后，均可引起输卵管妊娠。

（4）输卵管周围疾病：不仅引起输卵管周围粘连，而且引起相关的内分泌异常、免疫异常以及盆腔局部前列腺水平、巨噬细胞数量异常使输卵管痉挛、蠕动异常。

2. 受精卵游走

卵子在一侧输卵管受精，经宫腔进入对侧输卵管后着床（受精卵内游走）；或游走于腹腔内，被对侧输卵管捡拾（受精卵外游走），由于游走时间较长，受精卵发育增大，故着床于对侧输卵管而形成输卵管妊娠。

3. 避孕失败

（1）宫内节育器：一旦带器妊娠则输卵管妊娠的可能性增加。

（2）口服避孕药：低剂量的纯孕激素不能有效地抑制排卵，却能影响输卵管的蠕动，可能引起输卵管妊娠。应用大剂量雌激素的事后避孕，如果避孕失败，输卵管妊娠的可能性增加。

4. 辅助生育技术

辅助生育技术如人工授精、促排卵药物的应用、体外受精—胚胎移植、配子输卵管移植等应用后，输卵管妊娠的危险性增加。有报道施行辅助生育技术后输卵管妊娠的发生率约为 5%。

5. 其他

内分泌异常、精神紧张、吸烟等也可导致输卵管蠕动异常或痉挛而发生输卵管妊娠。

（三）病理

1. 输卵管妊娠流产

多见于妊娠 8~12 周输卵管壶腹部妊娠。受精卵逐渐长大向管腔膨出，以发育不良的蜕膜组织为主形成的包膜难以承受胚胎的膨胀张力，胚胎及绒毛自管壁附着处分离，落入管腔。由于比较接近输卵管伞端，通过逆蠕动挤入腹腔，则为输卵管完全流产，流血往往不多。如受精卵仅有部分剥离排出，部分绒毛仍残留管腔内，形成输卵管不全流产。

2. 输卵管妊娠破裂

多见于输卵管峡部妊娠，少数发生于输卵管间质部妊娠。输卵管峡部管腔狭窄，故发病时间较早，多在妊娠 6 周左右。绒毛侵蚀输卵管后穿破管壁，胚胎由裂口流出。输卵管肌层血管丰富。因此输卵管妊娠破裂的内出血较输卵管妊娠流产者严重，可致休克。亦可反复出血在阔韧带、盆腔和腹腔内形成较大的血肿。输卵管间质部局部肌肉组织较厚，妊娠可达 12~16 周才发生输卵管破裂，此处血管丰富，一旦破裂出血极为严重，可危及生命。

输卵管妊娠流产或破裂患者中，部分患者未能及时治疗，由于反复腹腔内出血，形成血肿，以后胚胎死亡，内出血停止，血肿机化变硬，与周围组织粘连，临床上称陈旧性宫外孕。

（四）临床表现

输卵管妊娠的临床表现与病变部位、有无流产或破裂、发病缓急以及病程长短有关。典型临床表现包括停经、腹痛及阴道流血。

1. 症状

（1）停经：除输卵管间质部妊娠停经时间较长外，多数停经 6~8 周。少数仅月经延迟数日，有 20%~30% 的患者无明显停经史，将异位妊娠时出现的不规则阴道流血误认为月经，或由于月经过期仅数日而不认为是停经。

（2）腹痛：95% 以上患者以腹痛为主诉就诊。输卵管妊娠未发生流产或破裂前由于胚胎生长使输卵管膨胀而产生一侧下腹部隐痛或胀痛。当发生输卵管妊娠流产或破裂时，突感一侧下腹部撕裂样疼痛，常伴有恶心、呕吐。内出血积聚在子宫直肠陷凹，刺激直肠产生肛门坠胀感，进行性加重。随着病情的发展，疼痛可扩展至整个下腹部，甚至引起胃部疼痛或肩部放射性疼痛。血液刺激横膈，可出现肩胛部放射痛。

（3）阴道流血：多为不规则点滴状流血，量较月经少，色黯红，5%患者阴道流血量较多。流血可发生在腹痛出现前，也可发生在其后。阴道流血表明胚胎受损或已死亡，导致HCG下降，卵巢黄体分泌的激素难以维持蜕膜生长而发生剥离出血。一般常在异位妊娠病灶去除后才能停止。也有无阴道流血者。

（4）晕厥与休克：其发生与内出血的速度和量有关。出血越多越快症状出现越迅速越严重。由于骤然内出血及剧烈腹痛，患者常感头晕眼花，恶心呕吐，心慌，并出现面色苍白，四肢发冷乃至晕厥，诊治不及时将死亡。

2. 体征

（1）一般情况：内出血较多者呈贫血貌。大量出血时脉搏细速，血压下降。体温一般正常，休克患者体温略低。病程长、腹腔内血液吸收时可有低热。如并发感染，则体温可升高。

（2）腹部检查：一旦发生内出血，腹部多有明显压痛及反跳痛，尤以下腹患侧最为显著，但腹肌紧张较轻。腹部叩诊可有移动性浊音，内出血多时腹部丰满膨隆。

（3）盆腔检查：阴道内可有来自宫腔的少许血液，宫颈着色可有可无，停经时间较长未发生内出血的患者子宫变软，但增大不明显，部分患者可触及膨胀的输卵管，伴有轻压痛。一旦发生内出血宫颈有明显的举痛或摇摆痛，此为输卵管妊娠的主要体征之一，是因加重对腹膜的刺激所致。内出血多时后穹隆饱满触痛，子宫有漂浮感。血肿多位于子宫后侧方或子宫直肠陷凹处，其大小、形状、质地常有变化，边界可不清楚。病程较长时血肿与周围组织粘连形成包块，机化变硬，边界逐渐清楚，当包块较大、位置较高时可在下腹部摸到压痛的肿块。

（五）诊断要点

根据上述临床表现，有典型破裂症状和体征的患者诊断并不困难，无内出血或症状不典型者则容易被忽略或误诊。当诊断困难时，可采用以下辅助诊断方法。

1. 妊娠试验

β-HCG测定是早期诊断异位妊娠的重要方法，动态监测血HCG的变化，对诊断或鉴别宫内或宫外妊娠价值较大。由于异位妊娠时，患者体内的β-HCG水平较宫内妊娠低，正常妊娠时血β-HCG的倍增在48小时上升60%以上，而异位妊娠48小时上升不超过50%。采用灵敏度较高的放射免疫法测定血β-HCG，该实验可进行定量测定，对保守治疗的效果评价具有重要意义。

2. 超声诊断

已成为诊断输卵管妊娠的重要方法之一。输卵管妊娠的声像特点：①子宫内不见妊娠囊，内膜增厚；②宫旁一侧可见边界不清、回声不均匀的混合性包块，有时可见宫旁包块内有妊娠囊、胚芽及原始血管搏动，为输卵管妊娠的直接证据；③子宫直肠陷凹处有积液。由于子宫内有时可见假妊娠囊，易误诊为宫内妊娠。

3. 阴道后穹隆穿刺术或腹腔穿刺术

是简单可靠的诊断方法，适用于疑有腹腔内出血的患者。由于子宫直肠陷凹是盆腔的最低点，少量出血即可积聚于此，当疑有内出血时，可用穿刺针经阴道后穹隆抽吸子宫直肠陷凹，若抽出物为陈旧性血液或黯红色血液放置 10 分钟左右仍不凝固，则内出血诊断较肯定。内出血量少，血肿位置较高，子宫直肠陷凹有粘连时，可能抽不出血，故穿刺阴性不能否定输卵管妊娠的存在。如有移动性浊音，也可行腹腔穿刺术。

4. 腹腔镜检查

适用于早期病例及诊断困难者。大量内出血或休克患者禁用。近年来，腹腔镜在异位妊娠中的应用日益普及，不仅可用于诊断，而且可用于治疗。

5. 子宫内膜病理检查

目前很少依靠诊断性刮宫协助诊断，只是对阴道流血较多的患者用于止血并借此排除宫内妊娠。病理切片中见到绒毛，可诊断为宫内妊娠，仅见蜕膜未见绒毛有助于诊断异位妊娠。

（六）治疗方案

输卵管妊娠的治疗方法有：手术治疗和非手术治疗。根据病情缓急，采取相应处理。内出血多，出现休克时，应快速备血，建立静脉通道，进行输血、吸氧等休克治疗，并立即进行手术。快速开腹后，迅速以卵圆钳钳夹患侧输卵管病灶，暂时控制出血，同时快速输血输液，纠正休克，清除腹腔积血后，视病变情况采取根治性或保守性手术方式。对于无内出血或仅有少量内出血、无休克、病情较轻的患者，可采用药物治疗或手术治疗。近年来，由于阴道超声检查、血 β-HCG 水平测定的广泛应用，80% 的异位妊娠可以在未破裂前得到诊断，早期诊断给保守治疗创造了条件。因此，目前处理更多地趋向于保守性治疗，腹腔镜微创技术和药物治疗已成为输卵管妊娠治疗的主流。

1. 手术治疗

是输卵管妊娠的主要治疗方法。如有休克，应在抗休克治疗的同时尽快手术，手术方式可开腹进行，也可在腹腔镜下进行。

（1）根治性手术：对无生育要求的输卵管妊娠破裂者，可行患侧输卵管切除。开腹后迅速找到出血点，立刻钳夹止血，再进行患侧输卵管切除术，尽可能保留卵巢。腹腔镜下可以使用双极电凝、单极电凝及超声刀等切除输卵管。输卵管间质部妊娠手术应作子宫角部楔形切除及患侧输卵管切除，必要时切除子宫。

休克患者应尽量缩短手术时间。腹腔游离血多者可回收进行自体输血，但要求此类患者：①停经不超过 12 周，胎膜未破；②内出血不超过 24 小时；③血液未受污染；④镜检红细胞破坏率小于 30%。回收血操作时应严格遵守无菌原则，如无自体输血设备，每 100 mL 血液加 3.8% 枸橼酸钠 10 mL（或肝素 600 IU）抗凝，经 8 层纱布过滤后回输。为防止枸橼酸中毒，每回输 400 mL 血液，应补充 10% 葡萄糖酸钙 10 mL。

（2）保守性手术：主要用于未产妇，以及生育能力较低但又需保留其生育能力的妇女。包括：①年龄小于 35 岁，无健康子女存活，或一侧输卵管已被切除；②患者病情稳定，出血不急剧，休克已纠正；③输卵管无明显炎症、粘连，无大范围输卵管损伤者。

手术仅清除妊娠物而保留输卵管。一般根据病变累及部位及其损伤程度选择术式，包括输卵管伞端妊娠物挤出、输卵管切开妊娠物清除、输卵管造口（开窗）妊娠物清除及输卵管节段切除端—端吻合。

1）输卵管伞端妊娠物挤出术：伞部妊娠可挤压妊娠物自伞端排出，易导致持续性异位妊娠，应加以注意。

2）输卵管线形切开术（开窗造口术）：切开输卵管取出胚胎后缝合管壁，是一种最适合输卵管妊娠的保守性手术。适应证为：患者有生育要求，生命体征平稳；输卵管的妊娠囊直径 <6 cm；输卵管壶腹部妊娠者更适宜。禁忌证为：输卵管妊娠破裂大出血，患者明显呈休克状态。

腹腔镜下可于局部注射稀释的垂体后叶素盐水或肾上腺素盐水，电凝切开的膨大部位，然后用电针切开输卵管 1 cm 左右，取出妊娠物，检查输卵管切开部位有无渗血，用双极电凝止血，切口可不缝合或仅缝合一针。

3）节段切除端端吻合输卵管成形术：峡部妊娠则可切除病灶后再吻合输卵管，操作复杂，效果不明确，临床很少用。

对于输卵管妊娠行保守性手术，若术中未完全清除囊胚，或残留有存活的滋养细胞而继续生长，导致术后发生持续性异位妊娠风险增加。术后需 β-HCG 严密随访，可结合 B 超检查。治疗以及时给予甲氨蝶呤（MTX）化疗效果较好，如有腹腔大量内出血，需行手术探查。

2. 药物治疗

一些药物抑制滋养细胞，促使妊娠物最后吸收，避免手术及术后的并发症。

适应证如下。

输卵管妊娠：①无药物治疗禁忌证；②患者生命体征平稳无明显内出血情况；③输卵管妊娠包块直径 ≤4 cm；④血 β-HCG <2000 IU/L。

输卵管妊娠保守性手术失败：输卵管开窗术等保守性手术后 4% ~10% 患者可能残留绒毛组织，异位妊娠持续存在，药物治疗可避免再次手术。

禁忌证：患者如出现明显的腹痛已非早期病例，腹痛与异位包块的张力及出血对腹膜的刺激以及输卵管排异时的痉挛性收缩有关，常是输卵管妊娠破裂或流产的先兆；如 B 超已观察到有胎心，不宜药物治疗；有学者认为血 β-HCG <5000 IU/L 均可选择药物治疗，但 β-HCG 的水平反映了滋养细胞增殖的活跃程度，随其滴度升高，药物治疗失败率增加；严重肝肾疾患或凝血机制障碍为禁忌证。

目前用药物治疗异位妊娠主要适用于早期输卵管妊娠，要求保留生育能力的年轻患者。

（1）MTX 治疗：MTX 为药物治疗首选。

1）MTX 口服：0.4 mg/kg，每日 1 次，5 天为一疗程。目前仅用于保守性手术治疗失败后持续性输卵管妊娠的辅助治疗。

2）MTX 肌内注射：①单次给药，剂量为 50 mg/m²，肌内注射一次，可不加用四氢叶酸，成功率达 87% 以上；②分次给药，MTX 0.4 mg/kg，肌内注射，每日 1 次，共 5 次。

3）MTX-CF 方案：见表 3-1。

表 3-1　MIX-CF 方案

治疗日	1		2		3		4		5		6		7		8	
	MTX	CF		MTX		CF		MTX		CF		MTX		CF	
用药方法	1 mg/kg iv 或 im	0.1 mg/kg im	1 mg/kg iv 或 im	0.1 mg/kg im	1 mg/kg iv 或 im	0.1 mg/kg im	1 mg/kg iv 或 im	0.1 mg/kg im								

4）局部用药：局部注射具有用量小、疗效高、可提高局部组织的 MTX 浓度、有利于杀

胚和促进胚体吸收等优点。①可采用在 B 超引导下穿刺，将 MTX 直接注入输卵管的妊娠囊内；②可在腹腔镜直视下穿刺输卵管妊娠囊，吸出部分囊液后，将 MTX 10～50 mg 注入其中，适用于未破裂输卵管，血肿直径≤3 cm，血 β-HCG≤2000 IU/mL 者；③宫腔镜直视下，经输卵管开口向间质部内注射 MTX，MTX 10～30 mg 稀释于生理盐水 2 mL 中，经导管注入输卵管内。

监测指标：①用药后 2 周内，宜每隔 3 日复查 β-HCG 及 B 超；②β-HCG 呈下降趋势并 3 次阴性，症状缓解或消失，包块缩小为有效；③若用药后一周 β-HCG 下降15%～≤25%、B 超检查无变化，可考虑再次用药（方案同前）；④β-HCG 下降＜15%，症状不缓解或反而加重，或有内出血，应考虑手术治疗；⑤用药后 5 周，β-HCG 也可为低值，也有到用药 15 周以上者血 β-HCG 才降至正常，故用药 2 周后应每周复查 β-HCG，直至降至正常范围。

MTX 治疗注意事项如下。

MTX 的药物效应：①反应性血 β-HCG 升高，用药后 1～3 天半数患者血 β-HCG 升高，4～7 天时下降；②反应性腹痛，用药后 1 周左右，约半数患者出现一过性腹痛，多于4～12 小时缓解，可能系输卵管妊娠流产所致，应仔细鉴别，不要误认为是治疗失败；③附件包块增大，约50%患者存在；④异位妊娠破裂，与血 β-HCG 水平无明显关系，应及时发现，及时手术。

MTX 的药物不良反应：MTX 全身用药不良反应发生率在 10%～50%。主要表现在消化系统和造血系统，有胃炎、口腔炎、转氨酶升高、骨髓抑制等。多次给药不良反应高于单次给药，局部用药则极少出现上述反应。MTX 对输卵管组织无伤害，治疗后输卵管通畅率达75%。Tulandi 和 Sammour 从循证医学角度分析，认为和手术治疗相比，药物治疗恢复时间长，对患者健康和生活质量有不良影响。

（2）5-氟尿嘧啶（5-FU）治疗：5-FU 是对滋养细胞极为敏感的化疗药物。在体内转变成氟尿嘧啶脱氧核苷酸，抑制脱氧胸苷酸合成酶，阻止脱氧尿苷酸甲基化转变为脱氧胸苷酸，从而干扰 DNA 的生物合成，致使滋养细胞死亡。

局部注射给药途径同 MTX，可经宫腔镜、腹腔镜或阴道超声引导注射，剂量为全身用药量的 1/4 或 1/5，一次注射 5-FU 250 mg。宫腔镜下行输卵管插管，注入 5-FU 可使药物与滋养细胞直接接触，最大限度地发挥其杀胚胎作用。此外由于液压的机械作用，药液能有效地渗入输卵管壁和滋养层之间，促进滋养层的剥离，细胞坏死和胚胎死亡。5-FU 虽可杀死胚胎，但对输卵管的正常组织却无破坏作用，病灶吸收后可保持输卵管通畅。

（3）其他药物治疗：①米非司酮为黄体期黄体酮拮抗剂，可抑制滋养层发育，用法不一，口服 25～100 mg/d，共 3～8 日或每次 25 mg，每日 2 次，总量 150 mg 或 200～600 mg 一次服用；②局部注射前列腺素，尤其是前列腺素 F2α（$PGF_{2\alpha}$），能增加输卵管的蠕动及输卵管动脉痉挛，是一种溶黄体剂，使黄体产生的黄体酮减少，可在腹腔镜下将 $PGF_{2\alpha}$ 0.5～1.5 mg 注入输卵管妊娠部位和卵巢黄体部位治疗输卵管妊娠，如用量大或全身用药，易产生心血管不良反应；③氯化钾相对无不良反应，主要作用于心脏，可引起心脏收缩不全和胎儿死亡，可用于有胎心搏动的异位妊娠的治疗及宫内宫外同时妊娠，保留宫内胎儿；④高渗葡萄糖局部注射，引起局部组织脱水和滋养细胞坏死，进而使妊娠产物吸收。

此外，中医采用活血化瘀、消癥杀胚药物，也有一定疗效。

3. 期待疗法

少数输卵管妊娠可能发生自然流产或溶解吸收自然消退，症状较轻无须手术或药物治疗。适应证：①无临床症状或症状轻微；②随诊可靠；③输卵管妊娠包块直径 <3 cm；④血 β-HCG <1000 IU/L，且持续下降；⑤无腹腔内出血。

无论药物治疗还是期待疗法，必须严格掌握指征，治疗期间密切注意临床表现、生命征，连续测定血 β-HCG、B 超、血红蛋白和红细胞计数。如连续两次血 β-HCG 不下降或升高，不宜观察等待，应积极处理。个别病例血 β-HCG 很低时仍可能破裂，需警惕。

输卵管间质部妊娠、严重腹腔内出血、保守治疗效果不佳均应及早手术。手术治疗和非手术治疗均应注意合理使用抗生素。

4. 输卵管妊娠治疗后的生殖状态

（1）生育史：既往有生育力低下或不育史者，输卵管妊娠治疗后宫内妊娠率为 37% ~ 42%，再次异位妊娠率增加 8% ~18%。

（2）对侧输卵管情况：对侧输卵管健康者，术后宫内妊娠率和再次异位妊娠率分别为 75% 和 9% 左右，对侧输卵管有粘连或损伤者为 41% ~56% 和 13% ~20%。

（3）开腹手术和腹腔镜手术：近年大量研究表明，两者对异位妊娠的生殖状态没有影响。

（4）输卵管切除与输卵管保留手术：输卵管保守性手术（线形切开术、造口术、开窗术、妊娠物挤除术），存在持续性异位妊娠发生率为 5% ~10%。

二、其他部位异位妊娠

（一）宫颈妊娠

1. 概述

宫颈妊娠（cervical pregnancy）指受精卵在宫颈管内着床和发育的妊娠。罕见而危险。临床上易误诊为难免流产。探查、搔刮子宫时可出现难以控制的大出血。

2. 病因

宫颈妊娠发病可能与以下因素有关：①孕卵游走速度过快或发育迟缓，子宫内膜纤毛运动亢进或子宫肌肉异常收缩；②宫腔炎症、刮宫、引产或剖宫产引起子宫内膜病变、缺损、瘢痕形成、粘连；③子宫发育不良、畸形、子宫肌瘤引起宫腔形状改变；④近年来助孕技术的应用，特别是 IVF-ET 的广泛应用，使宫颈妊娠的发病率有上升趋势。

3. 临床表现

（1）症状：患者停经后流血时间较早，阴道流血量逐渐增多或间歇性阴道大出血，不伴腹痛是其特点。由于胚胎种植部位不良，流产时胚胎附着部位胎盘绒毛分离，而宫颈管组织收缩功能差，宫颈组织却无力将妊娠物迅速排出，血窦开放，血液外流，造成无痛性大出血。此时应用宫缩剂无效，可造成休克或死亡。

（2）体征：宫颈改变的特点为宫颈膨大、着色、变软变薄，外口扩张，内口紧闭。

4. 诊断要点

（1）宫颈妊娠的临床诊断标准：①妇科检查发现膨大的宫颈上方子宫大小正常；②妊娠组织完全在宫颈管内；③分段诊刮宫腔内未发现妊娠产物。

（2）B 超显示宫颈妊娠的特点：①子宫体正常或略大，内含较厚蜕膜；②宫颈膨大如球，与宫体相连呈沙漏状，宫颈明显大于宫体；③宫颈管内可见变形的胚囊，如胚胎已死亡则结构紊乱，光团及小暗区相间但以实性为主；④子宫内口关闭，胎物不超过内口。

（3）血 β-HCG 的检查：血值的高低与孕龄及胚胎的存活有关，β-HCG 水平增高说明胚胎活性好，胚床血运丰富，易有活动出血，所以定期复查血 β-HCG 值对诊断非常重要。

5. 治疗方案

宫颈妊娠虽然发病率低，但病情凶险，正确的治疗策略对患者的预后至关重要。对不需保留生育功能的年长者，可直接行全宫切除；对需保留生育功能者，若阴道出血不多，采用 MTX 全身或局部化疗；若 MTX 治疗无效或阴道大出血者可行子宫动脉栓塞并加 MTX 化疗，化疗的成功率取决于血 β-HCG 值、孕囊大小及有无胎心搏动；若无介入治疗条件，可采用髂内动脉结扎术、宫颈环扎术、子宫动脉下行支结扎及颈管填塞术进行止血，并行钳刮术，无效者切除子宫。

处理原则是在有效的止血措施的保障下终止妊娠。根据阴道流血量的多少采用不同的方法。

（1）根治治疗：对已有子女无生育要求的患者为避免失血性休克和感染可行全子宫切除术。

（2）保守治疗。

1）流血量多或大出血的处理：手术医师应具有全子宫切除术的经验；做好输血准备；预备填塞宫颈管止血纱布条，刮宫时常需使用纱布条压迫填塞止血，必要时行双侧髂内动脉结扎。或直视下切开宫颈剥除胚胎，褥式缝合管壁，继而修复宫颈管。如发生失血性休克，应先抢救休克，再采用上述方法，若出血不止则及时切除子宫以挽救患者生命。

2）流血量少或无流血：病情允许时首选 MTX 用药，MTX 每日肌内注射 20 mg，共 5 日，或 MTX 单次肌内注射 50 mg/m^2，或将 MTX 50 mg 直接注入妊娠囊内。应用 MTX 治疗后，宜待血 β-HCG 值明显下降后再行刮宫术，否则仍有刮宫时大出血的可能。

（二）卵巢妊娠

卵巢妊娠（ovarian pregnancy）极为少见，系受精卵在卵巢内着床和发育形成。卵巢妊娠的诊断标准必须包括以下 4 点：①双侧输卵管完整；②囊胚位于卵巢组织内；③卵巢与囊胚是以卵巢固有韧带与子宫相连；④囊胚壁上有卵巢组织。卵巢妊娠的临床表现与输卵管妊娠相似，术前很难明确诊断卵巢妊娠，手术探查时也有误诊为卵巢黄体破裂，常规病理检查才能确诊卵巢妊娠。多数卵巢妊娠有内出血和休克，手术时应根据病灶范围行卵巢部分切除术或患侧附件切除术，原则上尽量保留正常的卵巢组织和输卵管。

（三）腹腔妊娠

腹腔妊娠（abdominal pregnancy）指位于输卵管、卵巢、阔韧带以外的腹腔内妊娠。发生率 1：15000 次正常妊娠。母体死亡率约为 5%，胎儿存活率仅为 1‰。腹腔妊娠分为原发性和继发性两类。继发性腹腔妊娠是极少数输卵管妊娠破裂或流产后，胚胎被排入腹腔，但绒毛组织大部分附着在原着床处，胚胎继续生长；或胚胎及全部绒毛组织排入腹腔后，种植于附近脏器组织，继续发育。继发性腹腔妊娠也可继发于宫内妊娠子宫破裂和卵巢妊娠破裂。原发性腹腔妊娠更为少见，指卵子在腹腔内受精并直接种植于腹膜、肠系膜、大网膜等处，诊断原发性腹腔妊娠的 3 个条件为：①两侧输卵管和卵巢无近期妊娠的证据；②无子宫腹膜瘘形成；③妊娠只存在于腹腔。促使受精卵原发着床于腹膜的因素可能为腹膜有子宫内膜异位灶。

患者往往有停经、早孕反应，可有输卵管妊娠流产或破裂的症状，然后流血停止、腹痛缓解；以后腹部逐渐增大，胎动时孕妇腹痛不适。腹部可清楚扪及胎儿肢体，常出现肩先露、臀先露、胎头高浮、子宫轮廓不清。即使足月后也难以临产，宫颈口不开，胎先露不下降。腹腔妊娠时胎儿往往不能存活，可被大网膜和腹腔脏器包裹，日久后可干尸化或成石胎。B超检查子宫内无胎儿，或胎儿位于子宫以外。

腹腔妊娠确诊后，应经腹取出胎儿，胎盘去留的时机和方式视其附着部位、胎儿死亡时间决定：胎盘附着在子宫、输卵管、大网膜或阔韧带，可考虑一并切除；胎儿死亡已久可试行剥离胎盘，剥离有困难则将其留置；胎儿存活或死亡不足4周，胎盘附着于肠系膜、肠曲、肝脏等易大出血及损伤部位时均不宜触动胎盘，留在腹腔里的胎盘约需半年左右吸收，也有在2~3个月后因留置胎盘吸收不全发生感染等并发症再经腹取出或引流。术前需做好输血准备，术后应用抗生素预防感染。将胎盘留于腹腔内者，应定期通过B超及β-HCG来了解胎盘退化吸收程度。

（四）宫内宫外同时妊娠

指宫腔内妊娠与异位妊娠同时存在，极罕见（10000~30000次妊娠中1例），但辅助生育技术的开展及促排卵药物的应用使其发生率明显增高。诊断较困难，往往在人工流产确认宫内妊娠后，很快出现异位妊娠的临床症状；或异位妊娠经手术证实后，又发现宫内妊娠。B超可协助诊断，但确诊需病理检查。

（五）阔韧带妊娠

阔韧带妊娠（broadligament pregnancy）又称为腹膜外妊娠，是指妊娠囊在阔韧带两叶之间生长发育，实际上是妊娠囊在腹膜后生长发育，是一种腹膜后的腹腔妊娠，胎儿或妊娠组织在阔韧带的叶上生长，发病率很低，据报道仅为异位妊娠的1/163~1/75，或为妊娠的1/183900。妊娠囊及胎盘破裂会导致腹腔积血和急腹症，但因为在阔韧带内血管的填塞作用，出现大出血的可能性不大。在开腹探查前很少能明确诊断，B超检查阔韧带妊娠的最可靠征象是胎儿与空的子宫腔分离。

一旦诊断成立，需进行手术治疗。手术时机尚有争议，对有生机儿尽快手术，而对胎儿已死亡者推迟6~8周手术，使胎儿循环萎缩，减少出血危险。阔韧带内出血少，且胎儿为正常有生机儿，又有羊水存在，无胎儿窘迫，可严密观察下保守处理，但必须征得患者及其家属同意。

（六）子宫残角妊娠

子宫残角妊娠（pregnancy in rudimentary horn），残角子宫是子宫畸形的一种，多与发育较好的宫腔不相通。受精卵经残角子宫侧输卵管进入残角子宫内妊娠，称为子宫残角妊娠。可在早孕时发生胚胎死亡类似流产症状，如胎儿继续生长，在中期妊娠时发生破裂可引起严重内出血致休克。即使至妊娠足月，临产后胎儿常死亡和引起残角破裂。一旦确诊，可行残角子宫及同侧输卵管切除，如为足月活胎，可行剖宫产后切除残角子宫。

（七）剖宫产瘢痕部位妊娠

剖宫产瘢痕部位妊娠（scar of cesarean pregnancy）子宫下段剖宫产后子宫复旧，切口部位恢复为子宫峡部，剖宫产瘢痕部位妊娠即是指此处的妊娠。受精卵着床于子宫瘢痕部位，滋养细胞可直接侵入子宫肌层不断生长，绒毛与子宫肌层粘连、植入甚至穿透子宫壁，可导致子宫大出血危及生命。随着剖宫产的增加，剖宫产瘢痕部位妊娠发生率增加。

临床表现为易出现阴道流血，易误诊为先兆流产。其诊断多根据 B 超影像：①子宫内无妊娠囊；②宫颈管内无妊娠囊；③妊娠囊生长在子宫峡部前壁；④妊娠囊与膀胱之间肌壁菲薄。

MTX 治疗剖宫产瘢痕妊娠可有效杀死早期妊娠胚胎，严格掌握适应证，以防止治疗过程中出现大出血。相对 MTX 保守治疗，经子宫动脉介入治疗无孕龄周期的限制，对孕龄较大的患者治疗亦安全有效。可有效控制剖宫产瘢痕妊娠大出血；使妊娠物缺血缺氧坏死，结合化疗药杀死妊娠物更迅速有效；减少清宫时的出血风险。

手术治疗是剖宫产瘢痕妊娠最终的治疗方法，根据患者的情况、临床的条件以及医师的技术，手术方式可选择妊娠包块去除或全子宫切除术。手术途径主要通过开腹手术，亦有腹腔镜治疗的报道。

（徐丽娜）

第二节　卵巢破裂

卵巢破裂（ovariorrhexis）是指卵巢的成熟卵泡、黄体、黄体囊肿或其他因素所引起的卵泡膜血管破裂，不能迅速止血或血液不凝固以及凝血块脱落发生出血或卵巢囊内液溢出等，严重者可造成腹腔内大量出血。

具体如卵巢炎症，卵巢脓肿；卵巢非赘生性囊肿，如囊状卵泡在卵泡生长发育为成熟卵泡时，排卵时可有卵泡破裂，滤泡囊肿，黄体囊肿，妊娠黄体囊肿。卵巢巧克力囊肿等卵巢肿瘤良性或恶性均可发生破裂。若有外力影响，如跌倒，腹部受压、被撞击，妇科检查时加压，穿刺抽吸，针刺治疗，开腹手术撞伤卵巢等时均可引起卵巢破裂。

一、卵巢黄体囊肿破裂

（一）概述

卵巢黄体囊肿破裂（rupture of ovarian corpus luteum cyst），是临床上最为常见的卵巢破裂疾病，卵巢黄体囊肿破裂的常见原因有：①在卵巢黄体血管化时期容易破裂，一般先在内部出血，使囊内压增加，继而引起破裂、出血；②原有血液病导致凝血机制障碍，易出血且不易止血；③自主神经系统影响，使卵巢纤维蛋白溶酶系统活力增强，造成凝血机制障碍；④外伤、卵巢受直接或间接外力作用、盆腔炎症、卵巢子宫充血等其他因素均可导致黄体囊肿破裂。

（二）诊断要点

黄体囊肿破裂除具有急腹症的临床特点外，还具有如下特点：①突然下腹痛，多发生于月经后期，多数不伴有阴道出血；②发病前多有性交、排便及妇科检查等紧张性活动；③后穹隆穿刺有黯红色不凝血或血水样液；④尿 HCG 一般阴性，若妊娠黄体破裂可阳性，此时易误诊为异位妊娠。

（三）治疗方案

治疗原则：卵巢黄体囊肿破裂是卵巢的非器质性病变，大多数经保守治疗可以治愈。对初步诊断凝血功能正常的患者，应根据其保守治疗成功率高的特点，尽量采用保守治疗。对于起病急，症状重，内出血多，血红蛋白进行性下降的患者，应当机立断手术。即使手术，也要注意保护卵巢功能。

1. 保守治疗

适于出血少者，主要措施是卧床休息和应用止血药物。

（1）维生素 K_1：10 mg，肌内注射，每 8 小时一次。

（2）酚磺乙胺（止血敏）：0.25 g，肌内注射，每 8 小时一次。

（3）卡巴克洛（肾上腺色腙）：10 mg，肌内注射，每日 2 次。

（4）氨甲苯酸（止血芳酸）：0.2 g，加入 25% 葡萄糖注射液 20 mL，静脉注射，每日 2 次。

2. 手术治疗

适用于出血较多者，若出现休克，在积极抗休克同时行手术治疗。术式选择原则是设法保留卵巢功能，缝合卵巢破裂部位或行部分卵巢切除修补术是首选手术方式，切除组织送病理检查。对有休克者手术切口宜采用下腹直切口。也可行腹腔镜手术，吸去腹腔积血，激光或电凝止血。术后纠正贫血。对不能排除卵巢肿瘤扭转或破裂的，腹腔镜是诊断的金指标。随着腹腔镜技术的推广和自体回输血的开展，手术治疗可起到见效快，迅速明确诊断，创伤少等优点。

二、卵巢巧克力囊肿破裂

（一）概述

卵巢巧克力囊肿破裂（rupture chocolate cyst of ovary），随着子宫内膜异位症发病率上升，卵巢子宫内膜异位囊肿（或称卵巢巧克力囊肿）的发生率也随之增多，卵巢巧克力囊肿也可发生自发或外力影响下的破裂，引起妇科急腹症，它是属于妇科领域中的一种新型急腹症，以往对它认识不足，也易被忽视，现对其认识逐渐加深，故已引起重视。卵巢巧克力囊肿破裂后陈旧性血液溢入腹腔，引起剧烈腹痛，恶心呕吐等常需急症处理。

（二）诊断要点

由于囊内液流入腹腔引起急腹症，容易误诊为卵巢囊肿蒂扭转、宫外孕、急性阑尾炎、急性盆腔炎等。卵巢巧克力囊肿破裂时除具有急腹症的临床特点外，还具有如下特点：①既往可能有原发或继发性痛经史、原发或继发不孕史或曾经诊断子宫内膜异位症；对无痛经者也不能忽视；②发生时间多在月经期或月经后半期；③突发性下腹剧痛，伴恶心呕吐及腹膜刺激症状；④无闭经史，无不规则阴道流血，无休克；⑤妇科检查可在附件区触及活动性差的包块，并具有触痛，子宫直肠陷窝触及痛性结节；⑥B 超提示卵巢囊肿伴有盆腔积液，后穹隆穿刺抽出巧克力样液体对明确诊断有着重要意义。囊肿破裂后，囊液体流出囊肿缩小，另外由于有些患者发病到就诊时间较长，使腹腔液扩散于大网膜及肠系膜之间，使 B 超无法发现卵巢囊肿及盆腔积液，后穹隆穿刺无法穿出液体，是误诊原因之一。

（三）治疗方案

1. 治疗原则

确诊后宜立即手术，因流出的囊液可引起盆腔粘连、不育或异位内膜的再次播散和种植。手术范围应根据年龄，对生育要求，病情严重程度（包括症状与病灶范围）进行全面考虑。年轻有生育要求者应行病灶清除术或病侧附件切除术，对年龄较大者应采用附件及子宫切除术，无论何种手术，术时宜彻底清洗腹腔，尽量切除病灶，松解粘连，术后关腹前，腹腔内放入庆大霉素 8 万 IU，地塞米松 5 mg，透明质酸酶 1000 IU，中（低）分子右旋糖酐 500 mL 加异丙嗪 25 mg，以防术后粘连。术后一般均仍宜服用治疗子宫内膜异位症的药物，以防止肉眼未能检出的病灶或囊液污染腹腔引起新的播散和种植病灶的产生。

2. 手术治疗

分保守性手术、半保守性手术和根治性手术。在诊断不十分明确时，进行腹腔镜检查可达到诊断和治疗双重目的。镜下视野扩大更利于病灶及囊液的清除，随着腹腔镜手术技巧的提高使各种手术均成为可能。

（1）保守性手术：保留子宫及一侧或双侧卵巢，以保留患者的生育功能。①年轻未生育者在吸引和彻底冲洗，吸引溢入盆腔内的囊液后，可行巧克力囊肿剥除或卵巢部分切除成形术，术中松解盆腔粘连、矫正子宫位置。尽量保留正常卵巢组织，对维持卵巢功能和内分泌功能有助，对日后增加孕育机会也有帮助。②双侧卵巢受累，原则上也尽量做卵巢囊肿剥除术，若囊肿与周围组织粘连紧密，强行剥出易损伤脏器时，则可用无水酒精涂在囊腔内，使囊腔内上皮坏死，以免日后复发。

保守性手术后复发率较高，术后辅助药物治疗 3 个月，可用丹那唑、内美通、促性腺激素释放激素类似物或激动剂（GnRHa）等，停药后再予促孕药物治疗。部分患者需要再次手术治疗。手术后 1 年内是最佳受孕期，如术后 2 年仍未受孕，则其妊娠机会明显减少。

（2）半保守性手术：切除子宫，保留一侧或两侧正常卵巢组织，以保留患者的卵巢功能。用于无生育要求或因病情需要切除子宫而年龄在 45 岁以下的患者。由于保留了卵巢，术后仍有复发可能，但复发率较低，与子宫切除有关。

（3）根治性手术：对病情严重无法保留卵巢组织或年龄 >45 岁的患者应行根治性手术，即切除子宫及双附件。由于不保留卵巢功能，即使有小的残留病灶，以后也将自行萎缩，故无复发之忧。但绝经期综合征发生率较高，激素替代治疗不是其禁忌证。

3. 其他保守治疗方法

（1）钇铝石榴激光术：系用钇、铝结晶和涂上钕的石榴石作为激活媒质的激光器发出的激光束。国外应用它的接触性作用，对邻近组织相对无损伤和允许液体环境下操作，用圆的或平的探头涂搽囊肿壁，可精确地去除全部囊壁。在手术中可连续灌洗组织，更易止血，便于操作，不留残余病灶。

（2）腹腔镜下异位囊肿穿刺及无水乙醇固定术：在腹腔镜下做内膜异位囊肿穿刺，吸出囊液，注入生理盐水冲洗，然后注入无水乙醇 5～10 mL，再注入生理盐水冲洗后吸出。无水乙醇可使异位的子宫内膜细胞变性、坏死、囊肿硬化、缩小及粘连。据报道经这一保守手术后，术后妊娠率达 33.3%，复发率为 16.6%。

（3）阴道超声导引下子宫内膜异位囊肿穿刺及无水乙醇固定疗法：术后给予药物治疗 3 个月。

三、卵巢肿瘤破裂

（一）概述

卵巢肿瘤破裂（rupture of ovarian tumor）是卵巢肿瘤常见的并发症之一，约3%的卵巢肿瘤会发生破裂。症状轻重取决于破裂口大小、流入腹腔内囊液性质和量。大囊性肿瘤或成熟性畸胎瘤破裂，常有突然或持续性剧烈腹痛，恶心呕吐，有时导致内出血、腹膜炎和休克。肿瘤破裂口小时仅感轻微或中等度腹痛。

（二）诊断要点

（1）原有卵巢肿瘤病史。

（2）突然出现腹痛、腹壁紧张拒按，甚至休克症状。

（3）发病前多有腹部重压、妇科检查、性交等诱因。

（4）原有肿块缩小、腹部出现移动性浊音、穿刺有囊内液或血液。

（三）治疗方案

凡疑有或确定为卵巢肿瘤破裂应立即处理，可做腹腔镜检查或剖腹探查。术中应尽量吸尽囊液，并做细胞学检查，并清洗腹腔及盆腔，切除标本送病理学检查。疑为恶性卵巢肿瘤破裂，则做快速切片检查，特别注意是否是恶性肿瘤，后者按恶性卵巢肿瘤处理原则处理。

（王　群）

第三节　卵巢肿瘤蒂扭转

一、一般类型卵巢肿瘤蒂扭转

（一）概述

卵巢肿瘤蒂扭转（pedicle torsion of ovarian tumors）占妇科急腹症第5位，约10%的卵巢肿瘤并发蒂扭转。80%的病例发生在50岁以下的女性。右侧的卵巢肿瘤较左侧卵巢肿瘤易发生蒂扭转。扭转不及360°时称不全扭转，不全扭转轻微，有自然松解回复的可能，如扭转360°称完全扭转，此时不能恢复。卵巢肿瘤蒂扭转肿瘤的性质：恶性肿瘤蒂扭转发生率低，可能为恶性肿瘤坏死与周围组织结构发生粘连而不易导致扭转。蒂扭转患者年龄一般较轻，常见的卵巢肿瘤蒂扭转良性肿瘤分别为卵巢良性畸胎瘤、输卵管囊肿、卵泡囊肿、浆液性或黏液性囊腺瘤。

（二）临床特点

1. 病史

既往有附件肿块史的患者突发性一侧下腹剧痛，持续性，阵发性加剧，常伴恶心、呕吐甚至休克。

2. 妇科检查

扪及附件区肿物张力大，压痛，以瘤蒂部最明显。

3. 超声检查

可探及附件区肿物回声。彩色多普勒发现静脉或动脉血流消失或下降。

（三）治疗方案

1. 治疗原则

卵巢肿瘤扭转者应早期诊断，及时治疗，立即剖腹或腹腔镜探查。传统方法是开腹行患侧附件切除术。手术时在扭转蒂部的远端钳夹，将肿瘤和扭转的瘤蒂一并切除。钳夹蒂前不可回复扭转的蒂，以防栓塞脱落进入血液循环，导致其他脏器栓塞。但国外近 20 年及国内近年的临床研究证明，对于年轻妇女卵巢肿瘤蒂扭转回复扭转的蒂后，保守性卵巢手术是安全而有效的。对于保留卵巢的生殖功能及内分泌功能有着重要意义。

2. 手术时对肿块性质的判定

开腹后对附件区扭转之肿块，可依如下检查情况大体判断其来源。若有卵巢及输卵管，肿块多为加氏管（Gartner duct）囊肿；若只有卵巢，肿块多为输卵管积水；若只见输卵管匍匐于肿块上，多为卵巢肿块（肿瘤）；若卵巢、输卵管都不见，则多为炎症后的输卵管、卵巢积水。手术时肉眼判别卵巢瘤之良恶性，可根据单侧或双侧、多房性、乳头突起、实质区、包膜破溃、腹膜种植、腹腔积液等所列大体观来进行。凡切除的卵巢瘤标本，均应剖开检查。若怀疑恶性立即行快速病理检查，以制订合理治疗方案。

3. 良性卵巢肿瘤手术治疗方案

（1）附件切除术：扭转时间长，肉眼卵巢已坏疽者。

1）开腹手术：娩出肿瘤后从扭转之蒂部血运较好处钳夹，切下肿瘤及蒂，残端缝扎、包埋。此类手术腹壁切口宜够大，以免取出肿瘤时挤破已变性坏死的肿瘤。手术结束时一般不放置腹腔引流物。

2）腹腔镜手术：置入腹腔镜后探查肿瘤部位、大小、有无粘连、扭转方向等。对直径大于 10 cm 的卵巢瘤，可先打小孔，抽出瘤内液体再探查。镜下附件切除方法常用者有 3 种。①Semm 式三套法，用肠线打 Roeder 结，形成直径约 6 cm 套圈，置入腹腔，套入扭转卵巢瘤的蒂根部，用推线杆将线结推紧，结扎蒂根部 3 次，剪下瘤体取出。若为畸胎瘤，则置入袋内吸出液体，再将袋口拉出穿刺口碎切取出。②钛夹法，对瘤蒂较窄细者（宽约 1 cm，厚约 0.15 cm）用此法。将瘤体提起充分暴露其蒂，钛夹器置钛夹，使瘤蒂组织完全进入钛夹后，用力闭合钛夹，共夹 2 次。此法要点为钛夹闭合后，其开口端必须紧贴，以防组织滑脱、出血。剪下瘤体后，再电凝残端。③电凝止血法，在瘤蒂血运正常与瘀血交界处，以双极电凝钳钳夹，电凝至组织变为苍白色后，在靠近瘤体部位剪下肿瘤。此法操作最为简便，但应注意双极电凝后不可立即剪开组织，应等待 1 分钟使血管彻底凝固干燥后再剪开组织，且剪开要分段、多次进行，发现有出血时再次电凝，直至完全剪下。此法不宜用于扭转周数太多及瘤蒂靠近输尿管者。

（2）蒂复位后保守性手术：国外总的报道卵巢肿瘤蒂扭转复位总数已上千例，复位后均无一例发生栓塞，近年国内一些医院已开展卵巢瘤剥出术，以保留卵巢功能及盆腔解剖结构。其手术指征为：①40 岁以下，肿瘤大体观为良性，表面血运良好，瘤蒂部无肿胀；②肿瘤呈浅灰色，有点状坏死，瘤蒂部有肿胀无瘀血；③肿瘤表面呈黑灰花斑状，变黑区直径小于 0.5 cm，瘤体部有充血水肿和轻度瘀血，但无坏死破裂，可先复位剥出肿瘤，用 40℃温盐水湿敷保留其残部，观察 15 分钟，如血运好转则保留；④符合上述条件，但大体观不能确定肿瘤性质者，则先复位剥下肿瘤快速病理检查，再决定下步手术。卵巢成形术按一般手术方法进行。

有学者报道卵巢肿瘤蒂扭转62例，其中24例行肿瘤剔除术，术后无栓塞、无发热，5例并发妊娠者无流产。Oelsner等回顾调查了102例儿童及生育年龄卵巢肿瘤蒂扭转的患者，所有的患者术中都给予蒂回复。其中67例蒂回复后，行囊肿剥除，34例蒂回复后行囊液吸引术，1例由于是复发性蒂扭转故行囊肿剥除后卵巢固定术（卵巢固定于子宫浆膜、阔韧带或盆侧壁。而对侧卵巢考虑到今后生育问题，不建议行卵巢固定）。有学者回顾调查了58例在腹腔镜下给予卵巢肿瘤蒂扭转外观黑紫色的坏死的附件复位后，75%的患者行卵巢囊肿剥除术，其余行患侧附件切除。有学者对214例卵巢肿瘤蒂扭转患者行复位保守性手术，无一例附件切除。

4. 术后并发症

（1）术中术后血栓形成：目前未发现国外文献关于蒂扭转复位发生栓塞的报道。有学者回顾了309例卵巢肿瘤蒂扭转行蒂复位患者及672例患者未复位直接行蒂根部切除患侧输卵管及卵巢的文献。结果表明卵巢肿瘤蒂扭转发生卵巢静脉栓塞的概率为0.12%，然而没有一例与复位有关。此流行病学调查显示，栓塞发生率与卵巢肿瘤蒂扭转复位无关。认为传统可能过高估计了卵巢肿瘤蒂扭转发生栓塞的风险。

（2）术后卵巢功能的相关研究：已经有很多报道蒂扭转72小时，经复位后卵巢功能仍恢复正常。多位学者回顾调查病例，92%～94%蒂扭转复位，患者术后随访超声检查卵巢体积大小正常并有卵泡发育。国内有学者报道24例术后较长时间随访无卵巢功能减退症状。

二、特殊类型卵巢肿瘤蒂扭转的治疗

（一）妊娠并发卵巢肿瘤蒂扭转

（1）卵巢肿瘤蒂扭转约60%发生于妊娠6～16周。卵巢肿瘤蒂扭转发病率孕期为非孕期的3倍。

（2）早孕时卵巢有生理性增大，直径通常小于5cm，为单侧性，至孕16～18周消退。若此时怀疑有不全蒂扭转，可短期观察能否自然缓解。否则应手术治疗，并积极安胎。

（3）中晚期妊娠并发本症者皆应立即手术治疗。切口应在腹壁压痛最明显处。若有剖宫产指征（如近足月妊娠等）可先行剖宫产术，然后切除扭转之卵巢瘤。

（4）术中应尽量避免刺激子宫，麻醉、用药皆应顾及胎儿安全。术后给予安胎治疗。

（5）附件包块在18周后持续存在且超过6cm的，应在孕中期的早期行手术切除，以减少破裂、扭转或出血并发症的发生。

（二）老年妇女卵巢囊肿蒂扭转

（1）绝经后妇女卵巢囊肿蒂扭转的发生率为6.0%。以上皮性肿瘤为主，瘤体常较大。

（2）老年妇女由于神经系统的衰退，机体对各种刺激反应力低下，症状体征不典型而容易造成误诊。

（3）及时手术对绝经后妇女尤为重要，老年妇女抵抗力减退，并发症多，如不及时处理，会造成严重后果。

（4）如果为良性肿瘤可以行患侧附件切除术；如果术中冰冻病理检查为恶性肿瘤，应酌情制订相应的手术方案，必要时术后化疗。

（5）对于老年患者，应该加强围生期的管理，减少并发症的发生。

（王 群）

第四节 盆腔脓肿

一、概述

输卵管积脓，卵巢积脓、输卵管卵巢积脓以及由急性盆腔腹膜炎与急性盆腔结缔组织炎所致的脓肿均属盆腔脓肿，又称为输卵管—卵巢脓肿（tubo-ovarian abscess，TOA）。病原体以需氧菌、厌氧菌、衣原体、支原体以及大肠杆菌、脆弱杆菌等为主。

二、诊断要点

（1）有症状的盆腔脓肿与盆腔炎有类似表现，下腹痛、宫颈抬举痛、附件压痛和炎症性包块为常见症状组合。

（2）仍有 30%～40% 的盆腔脓肿没有盆腔炎史，表现多种多样，包括无症状盆腔包块。

（3）超声诊断是常用方法，可见包块，壁不规则、内回声杂乱，反光增强不规则光点。

三、治疗方案

脓肿破裂是一种外科急症。立即使用广谱抗生素的同时需手术切除受累的盆腔器官非常重要。诊断或手术延迟都能造成死亡率上升。有报道称未经治疗的盆腔脓肿破裂死亡率几乎近 100%。

（一）药物治疗

未破裂的脓肿可先给予保守药物治疗。

单用抗生素而不用手术或引流可以获得 60%～80% 的临床缓解率和出院率。关键因素是要选用抗菌谱广、能覆盖 TOA 常见病原菌的抗生素。但有些初始治疗有效的患者（20%～30%）因为持续疼痛或疼痛复发而最终需要手术处理。

抗生素治疗的临床疗效通常出现在治疗 48～72 小时，表现为发热减退、疼痛和腹部压痛缓解，实验室炎症指标（如 WBC 计数、C 反应蛋白和红细胞沉降率）好转。治疗失败更多见于直径超过 8 cm 的脓肿，或者双侧附件均受累患者。

初始保守治疗失败意味着需要手术干预。治疗 TOA 的流程，见图 3-1。

国外学者报道盆腔脓肿在绝经后妇女具有特殊意义，因为此时盆腔脓肿和胃肠道和泌尿生殖道恶性肿瘤（结肠癌、子宫内膜癌、宫颈癌和卵巢癌）有明显相关性。憩室脓肿也是一个原因。由于恶性肿瘤高发性，绝经后妇女出现盆腔脓肿时，建议稳定病情，行抗生素治疗，并积极手术治疗。若其放置宫内节育器，也宜及时取出，因为它可引起子宫内膜压迫性坏死，造成局限性子宫内膜炎、子宫肌炎和淋巴管炎，并可因此而导致输卵管卵巢脓肿或影响治疗效果。

（二）手术治疗

手术治疗适用于药物不能控制的脓肿、药物控制后的残存包块、脓肿破裂及绝经后的盆腔脓肿。

1. 手术时机的选择

一般在高热时手术危险性大，尽可能在应用抗生素及支持疗法使高热下降后2～3天进行手术。如高热无法控制，患者一般状况尚好，也应抓紧手术，因在急性炎症过程中机体反应强烈，一旦病灶切除，则剩余的炎症病变容易控制，较慢性期间手术恢复快且彻底。

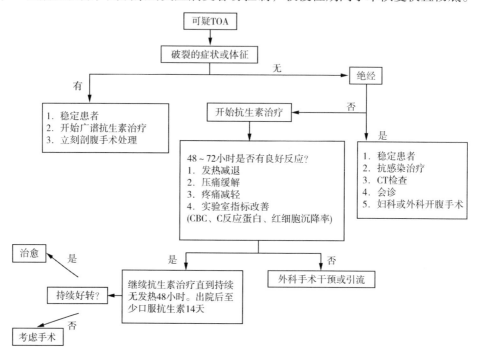

图3-1 治疗 TOA 的流程

2. 手术范围

除考虑患者一般状况、年龄、对生育要求外，取决于盆腔病变程度。附件脓肿最彻底的手术是经腹全子宫及双附件切除手术，对年轻患者要考虑其日后的内分泌功能及生育问题，即使对侧附件有轻度炎症病变，也应给予保留。输卵管与卵巢血供密切相关，单独留下卵巢不但影响其内分泌功能，且也可引起囊性变、疼痛，因此宜把输卵管和卵巢视为一个单元，一并保留一并切除为好。随着新型抗生素问世，显微手术以及体外受精、胚胎移植的应用，目前倾向于保留生育功能手术而行单侧附件切除，保留子宫和一侧卵巢即可提供 IVF-ET 的条件。

3. 腹腔镜在治疗中的价值

腹腔镜加抗生素治疗早在20世纪70年代法国就有报道，近年这种方法的有效性及优点也得到许多学者的肯定。TOA 在腹腔镜直视下很容易诊断，对病变有全面的观察，在保留生殖能力方面更有价值。并根据脓肿的存在时间差异，有两种不同的治疗方法。

（1）新近发生的 TOA（病程小于3周）：附件往往被粘连的肠管遮挡，此时常为新生的脆性粘连，可以用无创性抓钳将肠管与子宫、卵巢和输卵管间的粘连分离。通常积聚的脓液会流出，抽吸脓液送细菌培养及药敏。此时的输卵管往往是红色肿胀的，多数卵巢是白色完整的，如果发现有功能性囊肿，此时也不能穿刺，防止卵巢内污染。用生理盐水稀释的抗生素冲洗后，附件可以保留在盆腔内，采用广谱抗生素治疗，不论输卵管是什么情况，都会在几天内恢复。行输卵管或卵巢切除术比较容易，但是没有必要，许多学者也认为没必要放置引流。

（2）病程较长（>3周）的TOA：由于粘连肠管很难从盆腔器官上游离下来，附件如同致密的肿块，并与盆腔脏器及侧盆壁粘连不能松解。根据患者年龄和脓肿类型选择适当的治疗方案，可以是保守性的脓液抽吸术，也可以是（通常比较困难的）附件切除术。后者虽然治疗恢复快，随诊时间短，但是也同样暴露出更多并发症如肠穿孔、肠梗阻等。目前，即使对于经产妇而言，最佳的治疗方案是保守性抽吸脓液和药物治疗，观察一段时间如果不见好转，再行附件切除术。

早期腹腔镜手术有着良好预后。有学者对80例TOA患者行腹腔镜保守性手术治疗，90%完全康复，病程长短及远期后遗症极不相同，术后慢性疼痛的患者病程短的占11%，病程长的占22%，腹腔镜二次探查中；病程短的85%盆腔完全正常，而病程长的仅6%。受孕情况的评估，15例病程短的9例怀孕了，而病程长的6例中无一受孕。

4. 穿刺或切开引流

子宫直肠窝脓肿位置较低，近阴道后穹隆，阴道检查见穹隆饱满且有波动感时，可经后穹隆切开排脓，放置胶皮管引流。单纯经腹引流脓液不是理想的处理方式，只有当患者全身状况差，不能耐受手术或技术因素等才考虑，但会形成残余或复发脓肿。

近年经阴道超声引导下通过阴道壁穿刺引流，使盆腔脓肿治疗向创伤较小的方向发展。并在短期获得与腹腔镜手术相似的疗效，但是没有腹腔镜二次探查或以后受孕方面的研究。

（金玉婷）

第四章

妇科炎症

第一节　宫颈炎症

宫颈炎症为妇科常见的妇科疾病，多发生于生育年龄的妇女。老年人也有随阴道炎而发病的。

一、病原体

宫颈炎（cervicitis）的病原体在国内外最常见者为淋球菌及沙眼衣原体，其次为一般细菌，如葡萄球菌、链球菌、大肠埃希菌以及滴虫、真菌等。沙眼衣原体感染在某一个调查中对妇科门诊 16～60 岁患者阳性率占 26.3%，在 269 例孕妇中 64 例发现沙眼衣原体，占 23.74%；另据报道沙眼衣原体的感染在女性生殖道中宫颈内膜的阳性率占 9.2%（11/120例），仅次于输卵管的阳性率（12%）。有学者报道在 1000 例非选择性妇女中沙眼衣原体的阳性率占 1.0%。另有学者报道孕妇及新生儿 1389 例中检出率达 12.7%。淋球菌及沙眼衣原体可累及宫颈黏膜的腺体，沿黏膜表面扩散到浅层感染。其他病原体与淋菌不同，侵入宫颈较深，可通过淋巴管引起急性盆腔结缔组织炎，致病情严重。

二、病理

宫颈炎的病理变化可见宫颈红肿，宫颈管黏膜水肿；组织学的表现可见血管充血，宫颈黏膜及黏膜下组织、腺体周围可见大量中性粒细胞浸润，腺腔内见脓性分泌物，这种分泌物可由子宫口流出。根据病原体不同颜色和稀稠亦不同。

三、临床表现

主要为白带增多，呈脓性，或有异常出血如经间期出血、性交后出血等。常伴有腰酸及下腹部不适。妇科检查见宫颈红肿，宫颈黏膜外翻，宫颈有触痛，如感染沿宫颈淋巴管向周围扩散，则可引起宫颈上皮脱落，甚至形成溃疡。

四、诊断

出现两个具有诊断性体征，显微镜检查阴道分泌物白细胞增多，可作出宫颈炎症的初步诊断。宫颈炎症诊断后，需进一步做衣原体及淋病奈瑟菌的检测。

1. 两个特征性体征

具备一个或两个同时具备。

（1）宫颈管或宫颈管棉拭子标本上，肉眼见到脓性或黏液脓性分泌物。

（2）用棉拭子擦拭宫颈管时，容易诱发宫颈管内出血。

2. 白细胞检测

可检测宫颈管分泌物或阴道分泌物中的白细胞，后者需排除引起白细胞增高的阴道炎症。

（1）宫颈管脓性分泌物涂片作革兰染色，中性粒细胞 >30 个/高倍视野。

（2）阴道分泌物湿片检查白细胞 >10 个/高倍视野。

3. 病原体检测

应作衣原体及淋病奈瑟菌的检测，以及有无细菌性阴道病及滴虫阴道炎。

五、治疗

1. 治疗策略

主要为抗生素药物治疗。对于获得病原体者，针对病原体选择敏感抗生素。经验性治疗应包括针对各种可能的病原微生物的治疗，需包括需氧菌、厌氧菌、衣原体（或淋球菌）、支原体等。

有性传播疾病高危因素的患者，尤其是年龄 <25 岁、有新性伴侣或多性伴侣、未使用保险套的妇女，应使用针对沙眼衣原体的抗生素。对低龄和易患淋病者，要使用针对淋菌的抗生素。

2. 用药方案

在我国 2009 年一项多中心宫颈炎的研究中，总结了莫西沙星治疗宫颈炎（莫西沙星 400 mg，每日 1 次，连服 7 天）的总有效率达 96.6%。另一种治疗方案：头孢菌素 + 阿奇霉素（二代以上头孢抗生素用 7 天，加阿奇霉素 1.0 g，顿服）的总有效率达到 98.5%，有望成为治疗宫颈炎的推荐治疗方案。

妊娠期用药建议使用头孢菌素及阿奇霉素治疗。

非孕期主张以下治疗。

（1）单纯淋病奈瑟菌性宫颈炎：主张大剂量、单次给药，常用药物有第三代头孢菌素，如头孢曲松钠 250 mg，单次肌内注射，或头孢克肟 400 mg，单次口服；或大观霉素 4 g，单次肌内注射。

（2）沙眼衣原体性宫颈炎：治疗药物主要有四环素类，如多西环素 100 mg，每日 2 次，连服 7 天；红霉素类，主要有阿奇霉素 1 g 单次顿服，或红霉素 500 mg，每日 4 次，连服 7 天；喹诺酮类，主要有氧氟沙星 300 mg，每日 2 次，连服 7 天；左氧氟沙星 500 mg，每日 1 次，连服 7 天；莫西沙星 400 mg，每日 1 次，连服 7 天。由于淋病奈瑟菌感染常伴有衣原体感染，因此，若为淋菌性宫颈炎，治疗时除选用抗淋病奈瑟菌药物外，同时应用抗衣原体感染药物。

（3）对于并发细菌性阴道病者：同时治疗细菌性阴道病，否则将导致宫颈炎持续存在。

六、随访

治疗后症状持续存在者，应告知患者随诊。对持续性宫颈炎症，需了解有无再次感染性传播疾病，性伴侣是否已进行治疗，阴道菌群失调是否持续存在。

（骆雪蓉）

第二节　盆腔炎症

盆腔炎症性疾病（pelvic inflammatory disease，PID）是由女性内生殖道炎症引起的一组疾病，包括子宫内膜炎、输卵管炎和输卵管卵巢脓肿，以及扩散后产生的盆腔腹膜炎和肝周围炎，以急性输卵管炎最常见。PID 的远期后遗症主要包括盆腔炎再次急性发作、输卵管性不孕、异位妊娠和慢性盆腔疼痛。既往 PID 多因产后、剖宫产后、流产后以及妇科手术后细菌进入创面感染而得病，近年来则多由下生殖道的性传播疾病（sexually transmitted diseases，STD）上行感染至上生殖道而造成。PID 多数是以疼痛为主要表现，由于盆腔器官多由内脏神经支配，疼痛感觉常定位不准确。严重的 PID 可因败血症、脓毒血症和感染性休克而危及生命，其后遗症可导致不育，增加异位妊娠的危险，影响患者的身心健康及工作。

盆腔结缔组织炎是指盆腔结缔组织初发的炎症，不是继发于输卵管、卵巢的炎症，是初发于子宫旁的结缔组织，然后再扩展至其他部位。本病多由于分娩或剖宫产时宫颈或阴道上端的撕裂，困难的宫颈扩张术时宫颈撕伤，经阴道的子宫全切除术时阴道断端周围的血肿以及人工流产术中误伤子宫及宫颈侧壁等情况时细菌进入发生感染，也属于 PID 的范畴。

一、发病率

PID 在年轻性活跃人群中发病率高。国外有资料显示：15～19 岁妇女的 PID 发病率是 25～29 岁妇女的 3 倍；20～24 岁妇女的 PID 发病率是 25～29 岁妇女的 2 倍。我国则以 30 岁左右为发病高峰。年轻者发病率高，不仅由于这是性活动旺盛的时期，还因性伴侣不稳定。

二、病原体的种类及其对抗生素的敏感性

PID 的发生为多重微生物感染所致，包括厌氧菌、需氧菌、衣原体以及支原体等，其中许多细菌为存在于下生殖道的正常菌群。淋病奈瑟菌、沙眼衣原体、支原体等是导致 PID 的主要病原体，占 60%～70%。我国一项全国多中心调研显示 PID 患者中沙眼衣原体阳性率 19.9%；宫颈支原体阳性率 32.4%；淋病奈瑟菌阳性率 11.2%；厌氧菌阳性率 25%；细菌培养结果显示大肠埃希菌为 6.7%，其次为金黄色葡萄球菌 4.8%，链球菌 2.1%，表皮葡萄球菌 1.6% 等。

常见的致病菌有以下 3 种。

1. 需氧菌

主要有淋病奈瑟菌、葡萄球菌、链球菌及大肠埃希菌等。

（1）淋病奈瑟菌：革兰染色阴性菌，呈卵圆或豆状，常成双排列，邻近面扁平或稍凹，像两瓣黄豆对在一起，急性炎症期细菌多在患者分泌物的少部分中性粒细胞的细胞质中，慢

性期则多在细胞外，且有些可呈单个球形或四联状。普通培养基不易成功。喜侵袭人体的柱状上皮和移行上皮，故在女性多为泌尿系统、宫颈、子宫和输卵管黏膜的感染，基本上不侵犯鳞状上皮。随着抗生素的广泛应用，尤其是不合理用药，逐渐产生耐药菌株。

（2）大肠埃希菌：为肠道的寄生菌，一般不发病，但在机体抵抗力下降，或因外伤等侵入肠道外组织或器官时可引起严重的感染，甚至产生内毒素休克，常与其他致病菌发生混合感染。本菌对卡那霉素、庆大霉素、先锋Ⅴ号、羧苄西林敏感，但易产生耐药菌株，可在药敏试验引导下用药。

（3）葡萄球菌：属革兰阳性球菌，其中以金黄色葡萄球菌致病力最强，多于产后、剖宫产后、流产后或妇科手术后细菌通过宫颈上行感染至宫颈、子宫、输卵管黏膜。本菌对一般常用的抗生素可产生耐药，根据药物敏感试验用药较为理想，耐青霉素的金黄色葡萄球菌对先锋Ⅴ、万古霉素、克林霉素及第三代头孢菌素敏感。

（4）B族链球菌：革兰阳性球菌，是人类体内正常的寄生菌之一，可以引起产前、产后的生殖道感染。感染后症状出现早，一开始就出现高热、心动过速等，是急性绒毛膜羊膜炎最常见的致病源，对产妇和新生儿均有很大的威胁。本菌对青霉素敏感，患病后只要及时、积极治疗基本无死亡。

此外，在需氧性致病菌中尚有肠球菌、克雷伯杆菌属、阴道嗜血杆菌等。

2. 厌氧菌

盆腔感染的主要菌种，主要来源于结肠、直肠、阴道及口腔黏膜。由于盆腔组织邻近直肠、肛门，容易感染到厌氧菌；且盆腔解剖位置比较深，环境相对封闭、无氧，厌氧菌容易繁殖，最近的研究表明盆腔感染中2/3来自厌氧菌。其感染的特点是易形成盆腔脓肿、感染性血栓静脉炎，脓液有粪臭并有气泡。可以单独感染，但多数与需氧菌混合感染。条件好的医院已将厌氧菌的检测列为细菌学的常规工作。女性生殖道内常见的厌氧菌有以下几种：

（1）消化链球菌：属革兰阳性菌，易滋生于产后子宫内坏死的蜕膜碎片或残留的胎盘中，其内毒素毒力低于大肠埃希菌，但能破坏青霉素的β-内酰胺酶，对青霉素有抗药性，还可产生肝素酶，溶解肝素，促进凝血，导致血栓性静脉炎。

（2）脆弱类杆菌：系革兰阴性菌，为严重盆腔感染中的主要厌氧菌，这种感染易造成盆腔脓肿，恢复期长，伴有恶臭。本菌对甲硝唑、克林霉素、头孢菌素、多西环素敏感，对青霉素易产生耐药。

（3）产气荚膜梭状芽孢杆菌：系革兰阴性菌，多见于创伤组织感染及非法堕胎等的感染，分泌物恶臭，组织内有气体，易产生中毒性休克、弥散性血管内凝血及肾功能衰竭。对克林霉素、甲硝唑及三代头孢菌素敏感。

除上述3种常见的厌氧菌外，最近的研究表明二路拟杆菌和二向拟杆菌两种厌氧杆菌也是常见的致病菌，对青霉素耐药，对抗厌氧菌抗生素敏感。

3. 其他病原体

（1）沙眼衣原体：一种专有的人类致病原，现已被认为是性传播疾病和围生期感染的一个主要原因。成年人中性传播的沙眼衣原体感染的临床范围与淋病奈瑟菌感染相似，优先感染眼、呼吸道和生殖道的柱状上皮。沙眼衣原体的无症状感染人群要比淋病奈瑟菌高，而有症状的沙眼衣原体感染在临床上要比淋病奈瑟菌感染症状轻一些。感染造成免疫反应，在没有抗生素治疗时常常存在数月或数年。反复的或持续的感染常常造成严重的后果，在输卵管炎中占据很重要的角色。沙眼衣原体被证明存在于 50% 以上的盆腔炎症性疾病妇女的输卵管或子宫内膜上。

（2）支原体：1937 年由 Dienes 首次报道，从外阴前庭大腺脓肿分离到支原体。20 世纪 60 年代末，发现支原体为人类泌尿生殖系统常见的微生物，尤其在孕妇生殖道中定植率很高。支原体可正常寄居于人体腔道的黏膜上，在机体免疫力低下或黏膜受损的情况下，寄居的支原体可发展成致病原。目前认为，支原体是女性生殖道的正常菌群的组成部分之一，具有条件致病菌的特性。其中解脲支原体、人型支原体、生殖支原体与上生殖道感染关系密切，但很少单独致病，多协同其他微生物共感染。

三、感染途径

PID 主要由病原体经阴道、宫颈的上行感染引起。其他途径尚有下列 3 种。

1. 经淋巴系统蔓延

细菌经外阴、阴道、宫颈裂伤、宫体创伤处的淋巴管侵入内生殖器及盆腔腹膜、盆腔结缔组织等部分，可形成产后感染、流产后感染或手术后的感染。

2. 直接蔓延

盆腔中其他脏器感染后，直接蔓延至内生殖器。如阑尾炎可直接蔓延达右侧输卵管，发生右侧输卵管炎。

3. 经血液循环传播

病原体先侵入人体的其他系统，再经过血液循环达内生殖器，如结核菌的感染，由肺或其他器官的结核灶可经血液循环而传至内生殖器，全身性的菌血症也可发生 PID。

四、发病诱因

PID 常为多种微生物混合感染所致，其中部分正常寄居于女性生殖道，多于机体疾病、免疫力降低等情况下致病。常见发病诱因有以下 8 种。

1. 阴道分娩、剖宫产、流产

病原体可上行通过剥离面或残留的胎盘、胎膜、子宫切口等，致子宫、输卵管、卵巢及盆腔腹膜发生炎症，也可经破损的黏膜、胎盘剥离而通过淋巴、血行播散到盆腔。因此须做好宣传教育，注意孕期的体质，分娩时减少局部的损伤，对损伤部位的操作要轻，注意局部的消毒。

2. 月经期性交

月经期宫颈口开放，子宫内膜剥脱面有扩张的血窦及凝血块，均为细菌的上行及滋生提供了良好环境。如在月经期性交或使用不洁的月经垫，可使细菌侵入发生炎症。应加强宣教，更正不良性交行为。

3. 妇科手术操作

各类需伸入器械进入宫腔的操作，如人工流产，放、取环术，子宫输卵管造影术等，导致盆腔感染，称医源性 PID。美国每年行早孕人工流产术 100 万例，发生上生殖道感染的比例接近 1：200，故最近提出应对高危病例流产术前给予预防性应用抗生素，以减少医源性 PID 的发生。我国在涉及宫腔的计划生育手术前，需常规检查阴道清洁度、滴虫、真菌等，发现有阴道炎症者先给予治疗，可能有助于预防术后 PID 的发生。其他妇科手术如腹腔镜绝育术、经腹或经阴道子宫切除术、人工流产穿通子宫壁，盆腔手术误伤肠管等均可导致急性炎症，波及输卵管、卵巢及盆腔腹膜。操作时必须注意手术者的手、所用器械以及患者的严密消毒，严格掌握手术的适应证，术前给予预防性抗生素。妇科围术期的抗生素应选用广谱类，常用的有氨苄西林、头孢氨苄、头孢唑林、头孢西丁、头孢噻肟、头孢替坦、头孢曲松等。多数学者主张抗生素应在麻醉诱导期，即术前 30 分钟一次足量静脉输注，20 分钟后组织内抗生素浓度可达高峰。必要时加用抗厌氧菌类抗生素如甲硝唑、替硝唑、克林霉素等。如手术操作超过 60~90 分钟，在 4 小时内给第 2 次药。剖宫产术可在钳夹脐带后给药，可选用抗厌氧菌类药物，如甲硝唑、替硝唑、克林霉素等。给药剂量及次数还须根据病变种类、手术操作的复杂性及患者年龄等情况而定。

4. 性乱史

性活动，尤其是不良的性行为，与 PID 关系密切。该人群性传播疾病（STD）发病率较高，导致 PID。多性伴妇女 PID 的患病率是单一性伴者的 5 倍。应加强对年轻妇女及其性伴侣对 STD 的认识和教育工作，包括延迟初次性交的时间，限制性伴侣的数目，避免与 STD 患者进行性接触，坚持使用屏障式的避孕工具，积极诊治无并发症的下生殖道感染等。

5. 邻近器官炎症的蔓延

最常见者为急性阑尾炎、憩室炎、腹膜炎等，应针对其他脏器的感染灶及时予以治疗。

6. PID 后遗症

PID 所造成的盆腔内粘连、输卵管积水、扭曲等后遗症，易造成 PID 的再次急性发作，尤其是在患者免疫力低下、有不洁性交史等情况下。

7. 宫内节育器（IUD）

IUD 放置后头 3 周内可发生 PID，但多数症状轻微，目前无证据表明取环后可缓解急性 PID 的发作，上环后发生 PID 的治愈效果及复发率尚无准确数据。在临床中，应注意对上环者的随访。

8. 全身性疾病

如败血症、菌血症等，细菌也可达输卵管及卵巢发生急性 PID。

五、病理

1. 输卵管炎

病变可通过宫颈的淋巴播散至宫颈旁的结缔组织，首先侵及输卵管浆膜层再达肌层，输卵管内膜受侵较轻，或可不受累。病变是以输卵管间质炎为主，由于输卵管管壁增粗，可压迫管腔变窄，轻者管壁充血、肿胀，重者输卵管肿胀明显，且有弯曲，并有含纤维素性渗出物，引起周围的组织粘连。炎症如经子宫内膜向上蔓延时，首先为输卵管内膜炎，输卵管内膜肿胀、间质充血、水肿及大量中性多核白细胞浸润，重者输卵管内膜上皮可有退行性变或成片脱落，引起输卵管管腔粘连闭塞或伞端闭锁，如有渗出物或脓液积聚，可形成输卵管积脓，与卵巢粘连形成炎性包块。

2. 子宫内膜炎

子宫内膜充血、水肿，有炎性渗出物，可混有血液，也可为脓性渗出物（多见于淋菌感染）；重症子宫内膜炎内膜呈灰绿色，坏死，见于放疗如宫腔内放置铯 -137 等。镜下见子宫内膜有大量多核白细胞浸润，细胞间隙内充满液体，毛细血管扩张，严重者细胞间隙内可见大量细菌。内膜坏死脱落，可形成溃疡。分泌物可有恶臭，如果宫颈开放，引流通畅，宫腔分泌物清除而治愈，但也有炎症向深部侵入形成子宫肌炎及输卵管炎或因宫颈口肿胀，引流不畅形成子宫腔积脓者。

3. 卵巢周围炎

卵巢表面有一层白膜包被，很少单独发炎，卵巢多与输卵管伞端粘连，发生卵巢周围炎，进一步形成卵巢脓肿，如脓肿壁与输卵管粘连穿通则形成输卵管卵巢脓肿。脓肿可发生于初次感染之后，但往往是在反复发作之后形成。脓肿多位于子宫后方、阔韧带后叶及肠管间，可向阴道、直肠间穿通，也可破入腹腔，发生急性弥漫性腹膜炎。

4. 盆腔腹膜炎

急性期，腹膜充血、水肿，伴有含纤维素的渗出液，可形成盆腔脏器的粘连，渗出物聚集在粘连的间隙内，可形成多数的小脓肿，或聚集在直肠子宫陷凹内形成盆腔脓肿，脓肿可破入直肠，则症状可减轻，如破入至腹腔则可引起弥漫性腹膜炎，使病情加重。

5. 盆腔结缔组织炎

急性期，局部组织出现水肿、充血，并有多量白细胞及浆细胞浸润。炎症初起时多发生于生殖器官受到损伤的部位，逐渐可蔓延至周围的结缔组织，也可通过淋巴系统向输卵管、卵巢或髂窝处扩散。由于盆腔结缔组织与盆腔内血管接近，可引起盆腔血栓性静脉炎。发炎的部分易化脓，形成大小不等的脓肿，未及时切开排脓引流，脓肿可向阴道、膀胱、直肠自行破溃，高位脓肿也可向腹腔破溃引起弥漫性腹膜炎，发生脓毒症使病情急剧恶化，但引流通畅后，炎症可逐渐消失。如排脓不畅，也可引起发生长期不愈的窦道。急性盆腔结缔组织炎治疗不彻底，或患者体质较差，炎症迁延而成慢性，盆腔结缔组织由充血、水肿，转为纤维组织，增厚、变硬的瘢痕组织，与盆壁相连，子宫被固定不能活动，或活动度受限制，子宫常偏于患侧的盆腔结缔组织。

6. 肝周围炎

PID 中有 10% ~20% 伴有肝周围炎或局部腹膜炎，又称为菲科综合征（Fitz-Hugh Curtis syndrome，FHCS），多在腹腔镜检查时发现，镜下见肝周充血，炎性渗出以及肝膈面与上腹、横膈形成束状、膜状及弦丝状粘连带。肝周围炎被认为是感染性腹腔液体直接或经淋巴引流到膈下区域造成，以沙眼衣原体引起者最多见，偶见有淋菌及厌氧菌引起者。此种肝周围炎很少侵犯肝实质，肝功能多正常。患者可有右上腹不同程度的疼痛及轻压痛，通常发生在急性 PID 发作之前，其严重性与 PID 相关。

六、临床表现

因病情及病变范围大小，而表现的症状不同。轻者可以症状轻微或无症状，重症者可有发热及下腹痛，发热前可先有寒战、头痛，体温可高达 39~40℃，下腹痛可与发热同时发生，为双侧下腹部剧痛，或病变部剧痛。如疼痛发生在月经期则可有月经的变化，如月经量增多，月经期延长；在非月经期疼痛发作则可有不规则阴道出血，白带增多，性交痛等现象。由于炎症的刺激，少数患者也可有膀胱及直肠刺激症状如尿频、尿急、腹胀、腹泻等。发生腹膜炎时，可出现恶心、呕吐、腹胀等消化系统症状；如有脓肿形成，可有下腹肿物及局部压迫刺激症状。

检查患者呈急性病容，脉速，唇干。下腹部剧痛常拒按，或一侧压痛，触动宫颈时更明显，炎症波及腹膜时呈现腹膜刺激症状。如已发展为盆腔腹膜炎，则整个下腹部有压痛及反跳痛致使患者拒按。妇科检查见阴道充血，宫颈充血有分泌物，呈黄白色或黏液脓性，有时带恶臭，宫颈有举痛，阴道后穹隆有明显触痛，触及饱满、有波动感，则提示可能有盆腔脓肿存在。子宫增大、压痛，活动性受限，附件区可触及输卵管增粗，有明显压痛，若触及压痛明显的肿物，有波动感，可考虑输卵管卵巢脓肿；宫旁结缔组织炎时，可触及宫旁一侧或两侧有片状增厚，或两侧宫底韧带高度水肿、增厚，压痛明显。

七、诊断

PID 的临床表现各异，重症及典型的 PID 病例根据病史、临床及实验室检查所见，诊断不难（表4-1），但可能此部分患者仅占 PID 的 4% 左右。临床上绝大多数 PID 为轻到中度及亚临床感染者。这部分患者可无明确病史，临床症状轻微，或仅表现有下腹部轻微疼痛，白带稍多，给临床诊断带来困难。有鉴于此，2010 年美国疾病控制与预防中心（CDC）在既往的基础上，提出了最新的 PID 诊断标准，旨在提高对 PID 的认识，对可疑患者做进一步评价，及时治疗，减少后遗症的发生。

表 4-1　PID 的诊断标准

最低标准

　　宫颈举痛或子宫压痛或附件区压痛

附加标准

　　体温超过 38.3℃（口表）

　　异常的宫颈或阴道分泌物

　　阴道分泌物 0.9% 氯化钠溶液涂片镜下见到大量白细胞

　　沙眼衣原体或淋病双球菌的实验室证据

　　红细胞沉降率升高

　　血 C 反应蛋白升高

　　实验室证实宫颈淋病奈瑟菌或衣原体阳性

特异标准

　　子宫内膜活检证实子宫内膜炎

　　阴道超声或磁共振检查显示输卵管增粗、输卵管积液，伴或不伴有盆腔积液、输卵管卵巢肿块，或多普勒检查发现盆腔感染（如输卵管充血）或腹腔镜下有与 PID 相符的异常表现

最低标准提示性活跃的年轻女性或者具有 STD 的高危人群若出现下腹痛，并可排除其他引起下腹痛的原因，妇科检查符合最低诊断标准，即可给予经验性抗生素治疗。附加标准可增加诊断的特异性。特异标准基本可诊断 PID，但由于除 B 超外，均为有创检查或费用较高，特异标准仅适用于一些有选择的病例。

近年来报道较多，较有辅助诊断价值的方法有下列 5 种。

1. 阴道分泌物的湿片检查

此方法简便、经济、实用。患 PID 时多有白带增多的症状，阴道分泌物湿片检查中每个阴道上皮细胞中多于 1 个以上的多形核白细胞，每高倍视野会有 3 个以上白细胞诊断 PID 的

敏感性达 87%，其敏感性高于红细胞沉降率、C 反应蛋白以及经过内膜活检或腹腔镜证实的有症状的 PID 所呈现出来的外周血的白细胞计数值。若湿片中无炎症细胞则诊断 PID 应慎重。

2. 子宫内膜活检

可得到子宫内膜炎的组织病理学诊断，被认为是一种比腹腔镜创伤小而又能证实 PID 的方法，因子宫内膜炎常并发有急性输卵管炎。有研究证实子宫内膜活检与腹腔镜两者在诊断 PID 上有 90% 的相关性。子宫内膜活检的诊断敏感性达 92%，特异性为 87%，并可同时取材做细菌培养，但有被阴道细菌污染的机会。此方法多需 2~3 天获得结果，故在一定程度上限制了其在临床上的广泛应用。

3. 超声等影像学检查

在各类影像学检查方法中，B 超是最简便、实用和经济的方法，且与腹腔镜检查有很好的相关性。在急性、严重的 PID 时，经阴道超声可见输卵管增粗、管腔积液或盆腔有游离液体。B 超还可用于监测临床病情的发展，出现盆腔脓肿时，B 超可显示附件区肿块，伴不均匀回声。CT、MRI 有时也可显示出较清晰的盆腔器官影像，但由于其价值昂贵而不能普遍用于临床。对于早期、轻度的 PID，B 超敏感性差。采用能量多普勒超声技术，通过测定血流来反映输卵管的充血程度，从而提高对早期 PID 诊断的敏感性，其阳性预测值可达 91%，阴性预测值达 100%。

4. 腹腔镜检查

目前被认为是诊断 PID 的金标准，因可在直视下观察盆腔器官的病变情况，并可同时取材进行细菌鉴定及培养而无阴道污染之虑。腹腔镜诊断 PID 标准：①输卵管表面明显充血；②输卵管壁水肿；③输卵管伞端或浆膜面有脓性渗出物。Soper 认为行腹腔镜检查时应同时对病变的程度予以分级，他提出的分级标准为：轻度，输卵管有充血、水肿，能自由活动，伞端是开放的；中度，输卵管有明显炎症，活动受限，周围有疏松及渗出性的粘连及嵌顿，伞端可能有粘连；重度：盆腔器官之间互相粘连，输卵管积脓或输卵管卵巢粘连成块，大网膜粘连。腹腔镜下见肝周充血，炎性渗出以及肝膈面与上腹、横膈形成束状、膜状及弦丝状粘连带，可考虑肝周围炎。

尽管腹腔镜在诊断 PID 上有上述优越性，但考虑到腹腔镜检查是一个有创并相对昂贵的手术，需要手术室和麻醉，故多数学者主张 PID 的诊断首先应基于临床诊断，除非诊断有疑问，尤其是不能除外异位妊娠时，才有指征行腹腔镜检查术，而且腹腔镜所见与病变的严重程度并不一定相关，因其只能看到器官的表面，有高达 20% 的病例腹腔镜不能作出明确诊断。

5. 其他实验室检查

包括白细胞增多（＞10000），红细胞沉降率增快（＞20 mm/h），C 反应蛋白升高（2 mg/dL），血清 CA125 升高（＞43.7 IU/mL），腹腔积液与血清同种淀粉酶值（商＜1.5）等，上述检查虽对临床诊断有所帮助，但均缺乏敏感性与特异性。

八、鉴别诊断

需注意与自然流产、感染性流产、急性阑尾炎、异位妊娠、卵巢囊肿扭转或破裂、盆腔子宫内膜异位症、胆囊炎、胃肠炎、憩室炎、肾盂肾炎或肾绞痛等鉴别。下面列出 4 种主要需要鉴别的疾病。

1. 急性阑尾炎

右侧急性输卵管炎卵巢炎易与急性阑尾炎混淆。急性阑尾炎起病前常有胃肠道症状，如恶心，呕吐，腹泻等，腹痛多发生于脐周围，然后逐渐向右侧下腹部固定。检查时仅麦氏点有压痛，体温及白细胞增高的程度不如急性输卵管卵巢炎。急性输卵管卵巢炎右侧者，常在麦氏点以下压痛明显。妇科检查宫颈常有触痛，双侧附件均有触痛。但临床上二者同时发生者也常遇到。仅为急性阑尾炎时，妇科检查不易触及阑尾。

2. 异位妊娠或卵巢黄体囊肿破裂

异位妊娠及卵巢黄体囊肿破裂均可因输卵管妊娠流产或破裂发生急性下腹痛，但异位妊娠常有闭经史，有腹腔内出血。患者面色苍白，急性病容，甚至呈现休克，尿 HCG 常呈阳性，而急性输卵管卵巢炎多无这些症状，做阴道后穹隆穿刺，如抽出为陈旧性血液则诊断明确。

3. 卵巢肿瘤蒂扭转

多出现在活动性包块之后，在体位突然变动或排大便等情况时发生剧烈下腹痛，卵巢肿物扭转后囊腔内常有出血，肿物增大，伴有发热，需与急性输卵管卵巢炎性包块鉴别，询问病史、B 超诊断可有帮助。

4. 盆腔子宫内膜异位症

本病具有痛经、月经量增多，多并有不孕历史，需与输卵管卵巢炎鉴别，盆腔子宫内膜异位症时，子宫可增大，盆腔有结节状包块，常无发热，如有怀疑可通过 B 超及腹腔镜检查作出诊断（表4-2）。

表4-2　盆腔痛的鉴别

疾病	急性盆腔痛	慢性盆腔痛
妇科疾病	妊娠相关	经期痛
	正常妊娠	痛经
	异位妊娠	子宫内膜异位症
	流产	子宫肌瘤
	流产后子宫内膜炎	米勒管异常
	非妊娠相关	性交痛、性交困难
	PID	
	附件脓肿	
	卵巢扭转	
	卵巢囊肿破裂	
	黄体囊肿破裂出血	
胃肠道疾病	胃肠炎	功能性疾病
	阑尾炎	便秘
	穿孔	肠易激综合征
	肠梗阻	炎性肠病
	肠扭转	乳糖不耐受

疾病	急性盆腔痛	慢性盆腔痛
	疝	
	憩室炎	
	直肠周围、腰大肌脓肿	
	直肠脱垂，膀胱癌	
	缺血性肠病	
泌尿系统疾病	肾盂肾炎	慢性膀胱炎
	膀胱炎	间质性膀胱炎
	泌尿系结石、肾绞痛	膀胱结石
	肾脓肿	
	尿道炎	
肌肉骨骼病变	筋膜炎	腹盆腔疼痛综合征
	关节炎（髋关节）	肛提肌、梨状肌痉挛
其他		盆腔淤血综合征
		心身疾病
		腹型偏头痛
		抑郁症
		卟啉病

九、治疗

PID 的治疗目的是缓解症状、消除当前感染及降低远期后遗症的危险。

1. 全身治疗

重症者应卧床休息，给予高蛋白流食或半流食，体位以头高脚低位为宜，以利于宫腔内及宫颈分泌物排出体外，盆腔内的渗出物聚集在直肠子宫陷凹内而使炎症局限。补充液体，纠正电解质紊乱及酸碱失衡，高热时给以物理降温，并应适当给予止痛药，避免无保护的性交。

2. 抗生素治疗

对细菌培养技术的提高以及药物敏感试验的配合，临床上得以合理的使用药物，对急性炎症可达到微生物学的治愈（治愈率84%～98%）。一般在药物敏感试验做出以前，先使用需氧菌、厌氧菌以及淋菌、沙眼衣原体兼顾的广谱抗生素以及联合用药，待药敏试验做出后再改换，一般是根据病因以及发病后已用过何种抗生素作为参考来选择用药。在 PID 诊断48 小时内及时用药将明显降低后遗症的发生。抗生素的治疗原则：经验性、广谱、及时和个体化。

（1）门诊治疗：若患者一般状况好、症状轻，能耐受口服抗生素，并有随访条件，可在门诊给予口服或肌内注射抗生素治疗。口服治疗后 72 小时内无效，应重新评估诊断，并改为肠道外头孢菌素治疗。

由于耐喹诺酮的淋病奈瑟菌的出现，含有喹诺酮的治疗方案已不再作为 PID 推荐治疗方案。仅在使用肠道外头孢菌素治疗困难，且该区域淋病奈瑟菌传染及发病风险较低时，可考虑使用含有喹诺酮的治疗方案。具体方案为：氧氟沙星 400 mg，口服，每日 2 次，或左氧氟沙星 500 mg，口服，每日 1 次，共 14 日，加用或不加用甲硝唑 500 mg，口服，每日 2 次，共 14 日。治疗前需检测淋病奈瑟菌，若检测阳性且淋病奈瑟菌培养结果阳性，需根据抗菌敏感性选择抗生素；若检测出耐喹诺酮的淋病奈瑟菌，或无法行淋病奈瑟菌培养，尽量应用肠道外头孢菌素治疗，使用肠道外头孢菌素治疗困难时，需在含有喹诺酮的治疗方案中加用阿奇霉素 2 g 顿服。

（2）住院治疗：若患者一般情况差、病情严重等，均应住院给予抗生素为主的综合治疗，抗生素治疗给药途径以静脉滴注收效快。

3. 手术治疗

主要用于治疗抗生素控制不满意的输卵管卵巢脓肿或盆腔脓肿。

（1）手术指征。

1）药物治疗无效：药物治疗 48 ~ 72 小时，体温持续不降，患者中毒症状加重或包块增大者，应及时手术。

2）脓肿持续存在：经药物治疗病情有好转，继续控制炎症数日（2 ~ 3 周），包块仍未消失但已局限化，应手术切除，以免日后再次急性发作。

3）脓肿破裂：突然腹痛加剧，寒战、高热、恶心、呕吐、腹胀，检查腹部拒按或有中毒性休克表现，应怀疑脓肿破裂。若脓肿破裂未及时诊治，死亡率高。因此，一旦怀疑脓肿破裂，需立即在抗生素治疗的同时行剖腹探查。

（2）手术方式：包括脓肿切开引流，途径有经腹、经阴道、腹腔镜下 3 种。原则以切除病灶为主。为了保存生育能力及卵巢功能，现多主张对年轻患者的单侧输卵管卵巢脓肿仅行单侧附件切除术。Lander 报道的病例中，71% 为单侧输卵管卵巢脓肿。此数字说明一半以上的患者有行单侧附件切除术的机会。随着抗生素及试管婴儿技术的发展，各类保存生育功能的手术越来越为人们关注。但在处理具体患者时，应在保存生育功能及冒再次手术危险之间进行权衡。有报道单侧附件切除术后，17% 的患者需再次手术，14% 的患者可能获得宫内妊娠。

1）经阴道后穹隆切开引流：常用于脓肿聚集在直肠子宫陷凹或阴道直肠陷凹，可先自阴道后穹隆穿刺证实有脓液，或在 B 超、CT 引导下选择部位。一般在宫颈与阴道后穹隆交界处作一横切口，可用手指及血管钳伸入脓腔分离脓肿中的房隔及粘连，以利于脓液的引流，排脓后插入负压吸引管，放置 48 ~ 72 小时，脓液明显减少后取出。此方法可应用于对抗生素耐药又希望保留生者。选用此方法时，应严格挑选适应证，脓肿为单房，位于中线部位，且由于脓液的积聚使直肠阴道隔上 1/3 部分分开者，效果好，并发症少，成功率可达 80% ~ 90%。但对于多房的复杂脓肿效果差，成功率只有 43%，而并发症是单房脓肿的 4 倍，约 50% 的患者仍需开腹手术清除感染。在单侧脓肿发生率上升的情况下，对于保留生育能力及卵巢功能而言，单侧附件切除术的效果要好于经阴道脓肿切开引流术。最近报道在 B 超引导下切开引流术，使成功率得以上升。

2）经皮穿刺切开引流：近来多有报道，穿刺的部位根据脓肿的部位而定。单房脓肿者成功率高，也有学者报道对多房脓肿，采取放置多根引流管的方法获得成功。Abolulghar 报道在阴道超声引导下穿刺引流成功率达 85% 。Nelson 报道经直肠超声引导下穿刺引流成功率达 93% 。一般引流后 48 小时应再次行影像学检查。放置脓腔的引流管可用来进行脓腔的灌洗或灌注显影剂以利于下次影像学的检查。

3）腹腔镜下引流：可同时取得诊断与治疗的效果，尤其适用于诊断仍有疑问者，可在直视下打开脓腔进行引流及灌洗，并可根据情况在腹腔镜下行单侧附件切除术。由于炎症时组织的充血、粘连，手术时需十分小心，避免副损伤。Raiga 等曾报道 39 例腹腔镜下附件脓肿的处理，均得到治愈，3~6 个月后再次行腹腔镜检查时，35 例需行粘连松解术，17 例需行输卵管成形术，19 例希望妊娠者中，12 例宫内妊娠。

4）单侧附件切除：适用于单侧输卵管、卵巢脓肿，全身一般情况尚好，并有生育要求的年轻妇女。

5）全子宫加双侧附件切除术：是治疗输卵管、卵巢及盆腔脓肿较为彻底的方法，适用于病情重，年龄大已无生育要求者。手术困难时，需细心分离，避免副损伤，术后应放置引流。

4. 性伴侣治疗

对 PID 患者出现症状前 60 天内接触过的性伴侣进行检查和治疗（若最后一次性行为在 PID 出现症状 60 天前，则选择患者最新性伴侣）。此治疗期间，患者需避免性生活。若不进行治疗，患者存在再次感染的危险，而且其性伴侣很可能发生尿道淋病奈瑟菌或沙眼衣原体感染，其常无症状而被忽视。无论 PID 患者分离的病原体如何，均建议患者的性伴侣应针对上述病原体进行检测和治疗。

5. 随访

在 PID 患者治疗头 3 天内，应明确有无临床情况的改善，如退热、腹部压痛或反跳痛减轻、子宫及附件压痛减轻、宫颈举痛减轻。在此期间病情无好转的患者需住院，行进一步检查，必要时行手术治疗。对有沙眼衣原体或淋病奈瑟菌感染史的 PID 患者，在治疗后半年内仍有较高的复发风险，因此无论其性伴侣是否接受治疗，建议患者在治疗结束后 4~6 周重新检测上述病原体。

十、PID 的后遗症

PID 可引起一些严重的临床后遗症，一般可分为近期与远期后遗症两种。近期后遗症包括肝周围炎，即 Fitz-Hugh-Curtis 综合征、输卵管卵巢脓肿等。后者一旦破裂可造成弥漫性腹膜炎及败血症，甚至危及患者生命。据报道住院的 PID 妇女中高达 1/3 发生输卵管卵巢脓肿，由于广谱抗生素的使用，因脓肿破裂造成的死亡率已大为减少，但如治疗处理不及时，仍有造成死亡者。远期后遗症的发生率在 25% 左右，主要包括不育、异位妊娠、慢性盆腔疼痛及 PID 的反复发作。这里就 PID 的远期后遗症分别叙述之。

1. 分类

（1）不育：PID 后的不育发生率在 10% 左右，多为输卵管性不育（tubal factor infertility，TFI），由于感染和炎症导致的输卵管积水、瘢痕、粘连和伞端闭锁引起；少部分病例因卵巢周围炎症、排卵障碍引起。不育与 PID 发作的次数及发作的严重性直接相关。据统计 PID 发作 1 次后的不育率为 19.5% ，2 次后不育率增加 2 倍，达 40% ；轻度的 PID 导致的不育率为 0.6% ，中度为 6.2% ，重度则明显升高到 21.4% 。既往诊断 PID 患者，TFI 的发生率增加 12% ~ 50%。PID 治疗后用腹腔镜检查，35% ~ 48% 有输卵管周围的粘连及管腔闭塞。

（2）异位妊娠：近 20 年来异位妊娠的发病率增加了 3 ~ 5 倍，其增加的数目直接与性传播疾病及 PID 发生率的上升相关并成正比。组织学的研究证实，近 50% 的异位妊娠发生在既往因输卵管炎而损害的输卵管。英、美等国的研究表明，曾患 PID 者，其异位妊娠发生的危险性将增加 8 ~ 10 倍，发生率可达 12% ~ 50%。PID 造成的输卵管显微镜下的损害可延迟或阻挡受精卵的正常运行，使其不能正常到达宫腔着床，而着床于输卵管则发生异位妊娠。

（3）慢性盆腔痛：慢性盆腔疼痛与 PID 发作的次数及严重性显著相关，1 次发作后 12% 发生慢性盆腔痛，发作超过 3 次者慢性盆腔疼痛发生率可达 67%。在慢性盆腔痛的患者中，2/3 伴不育及性交痛。慢性盆腔痛常发生于 PID 急性发作后的 4 ~ 8 周，虽然盆腔检查可以无异常发现。PID 后造成的输卵管积水或输卵管卵巢周围的粘连常被认为是造成慢性盆腔痛的原因。有一种假设认为疼痛可能来自与月经周期相关的卵巢体积的变化。当卵巢在排卵期增大时造成了周围粘连带的伸展、牵拉从而导致盆腔痛。PID 后造成慢性盆腔痛的机制还有待进一步深入研究。

（4）盆腔炎性疾病的反复发作：有 PID 史者，约 25% 将再次急性发作。年轻妇女再次发作的机会是年纪稍大妇女的 2 倍。采用屏障式的避孕工具及积极治疗下生殖道感染将有助于减少复发。由于 PID 的后遗症与 PID 发作的次数明显相关，故减少复发对降低 PID 的后遗症至关重要。也有学者认为 PID 发作后造成的输卵管组织结构的破坏，输卵管的扭曲、积水，以及患者免疫力降低等使患者易再次发作。有学者提出 PID 后的慢性盆腔痛均应行腹腔镜检查以确定诊断及排除其他疾病。

2. 治疗

对于 PID 造成的后遗症，目前尚无特殊有效的治疗方法，重点在于预防。对无明显盆腔炎病史而有不育、慢性盆腔痛者，可先在腹腔镜下明确诊断。曾患过 PID 者，35% ~ 48% 的患者遗留有输卵管周围的粘连及输卵管堵塞，可在腹腔镜下行粘连分离术、输卵管积水切开术及输卵管伞端成形术等，但上述手术的确切效果有待进一步的深入研究。对于缓解慢性盆腔痛的症状及增加受孕率，尚有一些保守的药物、物理疗法及根治性的手术疗法可以应用。

（1）药物治疗。

1）透明质酸酶：给 1500 IU，或糜蛋白酶 5 mg 肌内注射，隔日 1 次，5 ~ 10 次为一疗程，以利炎症及粘连的吸收。个别患者如出现全身或局部过敏反应，应停用药。

2）封闭疗法：能阻断恶性刺激，改善组织营养，如骶前封闭，每次用 0.25% 普鲁卡因 40 mL，每周 1 ~ 2 次，每疗程 4 ~ 5 次；或用阴道侧穹隆封闭，即在距宫颈 1 cm 处刺入侧穹隆 2 ~ 3 cm 深，每侧缓慢注射 0.25% 普鲁卡因 10 mL，每日 1 次，每疗程 5 ~ 7 次。

（2）物理疗法：通过温热的刺激，进入盆腔组织可促进局部血液循环，改善局部组织的新陈代谢，以利炎症的吸收和消退。

1）激光治疗：利用激光治疗的特点来消炎、止痛，以及促进组织的修复作用。黄宝英用 25 mW 氦氖激光局部照射 127 例盆腔炎性包块。氦氖激光治疗机，激光管长 100 cm，输出功率 25 mW，光斑可通过透镜调节成聚焦或散焦，照射前使患者排空尿液，暴露下腹部，激光束垂直照射患部，距离 60 cm 左右，光斑直径 5 mm，光斑中心对准病灶区于月经第 6 天开始照射，每日 1 次，每次 20 分钟，每疗程 15 次，根据病情需要，于下次月经后再作第二个疗程，可连续照射 3~6 个疗程。结果显示痊愈，显效率达 74%，有效率达 93.7%，病程长于 5 年者，痊愈显效率明显降低。

2）超短波疗法：用下腹腰骶对置法，或将阴道电极置于阴道内，微热量或温热量，每次 15~20 分钟，每日 1 次，或隔日 1 次，12~15 次为一疗程。

3）微波治疗：微波是一种高频率电磁波，因机体组织对微波吸收率高，其穿透力较弱，产热均匀，可准确限定治疗部位，操作方便，对慢性炎症用圆形或矩形电极横置于下腹部，距离 10 cm，功率 80~100 W，每次 15~20 分钟，每日 1 次，10~20 次为一疗程。

4）中波直流电离子透入法：用骶—阴道法或腹骶—阴道法，中波电流用 0.6~1A，直流电用 10~15 mA，每次 20~30 分钟，每日或隔日 1 次，15~20 次为一疗程，用于盆腔粘连，效果较好。

5）紫外线疗法：用短裤照射法，红斑量为 2~4 个生物剂量，以后每次增加 1/2~1 个生物剂量，隔日 1 次，每疗程 5~6 次。

6）石蜡疗法：用腰—腹法，使用蜡饼或蜡袋置于下腹部及腰骶部，每次 30 分钟或用蜡栓放置阴道内，隔日 1 次，10~15 次为一疗程。

7）热水坐浴：一般用 1:5000 高锰酸钾溶液或中药洁尔阴坐浴，水温约为 40℃，每日 1 次，5~10 次为一疗程，每次 10~20 分钟。

应用理疗治疗慢性盆腔炎性疾病时应注意其禁忌证：①月经期及孕期；②生殖器官有恶性肿瘤；③伴有出血；④内科并发症，如心、肝、肾功能不全；⑤活动性结核；⑥高热；⑦过敏性体质等情况时均不给做理疗。

（3）手术治疗：患者患病后，治疗长时间不愈，经常下腹坠痛，腰酸，精神忧郁，影响身体健康及工作，尤以盆腔已形成包块，年龄在 40 岁以上，不考虑生育者，也可手术治疗。

1）全子宫切除：对输卵管卵巢囊肿，输卵管积水，如已有子女，年龄超过 40 岁者，可行全子宫切除及病灶切除术，如有可能可保留一侧卵巢或部分卵巢。

2）年轻患者迫切希望生育，如单侧或双侧输卵管均不通，根据情况可做输卵管复通术。

十一、中药治疗

中医认为盆腔炎病因以热毒为主，兼有湿、瘀，临证以清热解毒为主，祛湿化瘀为辅。针对热毒炽盛型以清热解毒、利湿排脓；湿热瘀结型以清热利湿，化瘀止痛。并且在急性期清热解毒后，加以行气活血、软坚散结、破瘀之品。

中医治疗上采用独特的中药保留灌肠、外敷等方法可以提高局部药物浓度，使药液直接渗透于炎性包块，有利于局部药物的吸收，同时促进局部组织血液循环，另外，穴位注射等治疗方法也使中医中药在盆腔炎的治疗中能发挥重要的作用，各种方法及中药还可以使患者脏腑气血疏通，大大提高了患者的免疫力，使其整体症状得以改善，降低了病程迁延的概率。

中西医联合治疗 PID：PID 单用抗生素治疗用药时间长，日后易迁延，配合清热解毒、理气活血的中药口服治疗后，可提高 PID 的治愈率。

对盆腔炎症性疾病后遗症有组织破坏、粘连、增生及瘢痕。采用中医活血化瘀的方法治疗。有助于恢复破坏组织、松解粘连、减缓增生及瘢痕形成。

（骆雪蓉）

第五章

妇科内分泌疾病

第一节　功能失调性子宫出血

一、概述

功能失调性子宫出血（dysfunctional uterine bleeding，DUB）（以下简称功血）是由于调节生殖轴的神经内分泌机制失常所引起的异常子宫出血，而全身及内外生殖器官均无器质性病变。但这一名词在不同地区的含义略有不同，在文献报道中造成了一些混乱。在美国，功能失调性子宫出血通常等同于无排卵性出血。在欧洲，当过多的出血不是由于可证实的盆腔疾病、妊娠并发症或全身系统性疾病时，可以诊断为功能失调性子宫出血。功血可发生于月经初潮至绝经期间的任何年龄，但最常见于生育期的两头，即青春期和更年期，生殖功能开始发育和衰退过程中两个神经内分泌系统波动大的阶段。少数发生于生殖期，如流产后，产后需要重新恢复排卵功能；也可发生于各种生活变动而发生异常出血。功血的发病率约占妇科门诊的 10%。以无排卵型最为多见，占功血的 80% ~ 90%。该病的主要原因是：雌激素撤退性出血、雌激素突破性出血、孕激素撤退性出血。每种异常出血的子宫内膜具有不同于正常月经的组织学特征，应有针对性地选择不同的性激素方案治疗。现在临床常规以性激素治疗为主的实践模式在多年的应用中证明了其有效性，如通过系统的激素治疗仍然不能有效控制阴道出血，应该考虑并仔细排除病变是由器质性病变引起。大量的、规律性的出血可见于有排卵性月经周期。在无特异性的病理因素存在时，不能排除是子宫内膜组织调节功能紊乱所致。

（一）正常月经出血

正常月经中的内膜出血机制虽十分复杂，但总体仍在雌、孕激素有序而波动的控制下进行的。妇女月经初潮后每月的月经来潮标志了妇女具有生殖功能。每个月经周期，其过程包括卵泡发育，分泌雌激素，内膜增殖，排卵后形成黄体，继续分泌雌激素，增加分泌孕激素，内膜变为分泌期；卵子未受精，内膜功能层在 2 ~ 3 天脱落自宫腔内排出，一个生殖周期结束，表现为月经。内膜保留基底层为再开始一个新的周期内膜的生长。经期通常为 4 ~ 6 天，但有不少妇女短有 2 天，长有 7 天者。正常月经量为 30 mL，多于 80 mL 将出现贫血。经血不凝，内膜不形成瘢痕。经血 70% 来自血管出血，5% 来自细胞渗出，25% 来自静脉破裂回流，除血液外约半数含有内膜组织碎片及组织液。月经的主要细胞成分为血管与基质。有多种细胞因子参与月经过程，其中，前列腺素（prostaglandin，PG）、内皮素（endothelin，ET）、溶酶体酶、基质金属蛋白酶（matrix metalloproteinases，MMPs）、溶解纤维蛋白系统都有广泛参与。Baitd 等（1996）总结了 PGs 在月经中的作用：PGs 在内膜及经血中浓度高；PGs 在内膜中合成与代谢受雌、孕激素的影响；在子宫内的 $PGF_{2\alpha}$ 引起月经和增强子宫收缩；$PGF_{2\alpha}$ 使血管收缩，而 PGI_2 使血管扩张；环氧化酶 2（cyclooxygenase 2，COX_2）抑制剂减少经血量和抑制由于子宫收缩而产生的痛经，孕期抑制合成 PG。虽然月经与 PG 之间的联系已有很强的证据，但确切的性质仍不清楚。

一般月经量不需要精确计算，因为月经病的诊断和治疗多依据患者自己所提供的月经周期、经量和出血时间等信息，尽管患者的观察与实际出血量有很多的出入。月经周期中的出血是排卵前雌激素下降的结果，然而月经周期间的出血则经常是病理性因素所致。

（二）子宫内膜对雌、孕激素的反应

很显然，雌、孕激素撤退性出血并非甾体激素存在或作用引起的唯一的出血形式，还有雌激素撤退性出血、雌激素突破性出血以及孕激素撤退性和孕激素突破性出血等形式。雌激素撤退性出血见于双卵巢切除术后、成熟卵泡放射、卵巢去势雌激素治疗中断后等。月经间期出血（排卵期出血）往往是促进排卵后雌激素下降引起。雌激素突破性出血是相对小剂量的内、外源性雌激素引起。雌激素水平对子宫内膜刺激的出血量和出血类型有一定关系。相对小剂量的雌激素可引起长期间歇性淋漓出血，另外，大剂量雌激素和持续性应用将引起长时间闭经，而后会突发严重的出血。孕激素撤退性出血仅出现于已接受了内源性或外源性雌激素刺激的子宫内膜增生的基础上。如果雌激素继续治疗而孕激素撤退仍然会引起孕激素撤退性出血。如果雌激素水平增加 10 ~ 20 倍则孕激素撤退性出血将被延迟。孕激素突破性出血出现在雌、孕激素剂量比例明显异常时。如雌激素不足而孕激素继续治疗时将引起间断性出血，类似于小剂量雌激素突破性出血，此种类型出血多见于应用长效单纯孕激素避孕时，如左炔诺酮（norplant，乐陪您）皮下埋植或长效甲羟黄体酮避孕针剂。

（三）无排卵月经

绝大多数无排卵月经出血都是雌激素突破或雌激素撤退性出血。最严重的出血常发生于高雌激素持续刺激相关的多囊卵巢综合征、肥胖、下丘脑—垂体—卵巢轴不成熟等的女性。在缺乏孕激素抑制子宫内膜生长和周期性子宫内膜脱落的情况下，子宫内膜异常增生的同时缺乏相应的组织结构的支持。子宫内膜组织血管密度异常增加，腺体呈现"背靠背"现象，而缺乏基质支持的基层，这种子宫内膜非常脆弱，可发生自发性浅表突破性出血。当一个出血灶愈合，而另一处会发生新的突破性出血。临床上典型的病例多数为青春期少女，其出血可持续数周而致严重贫血，也常发生于绝经过渡期妇女，常常因长期出血而担心自己罹患恶性肿瘤。存在这种出血时，子宫内膜的正常调节功能丧失，出血的并非全部子宫内膜，而是部分子宫内膜不定时和不同步的出血。流血过多和时间延长不仅仅是因为子宫内膜组织脱落较多，更重要的是组织不规则、突然的随机破损并伴有多血管通道的开放。血管失去节律性收缩，螺旋动脉缺乏紧密的卷曲和规则的萎缩，因此不能于子宫内膜脱落后自行止血。无排卵性子宫内膜组织仅能依赖于内源性雌激素的"修复"作用达到局部止血的目的。这是一个恶性循环，因为这种修复是暂时的，当某一出血被很快修复而另一部分的子宫内膜又发生新的突破性出血。

（四）有排卵型功血

有排卵型月经过多的病理、生理变化主要发生在子宫内膜局部，其发病机制为子宫内膜局部调控异常，包括局部不同种类前列腺素（PG）生成量的比例失衡或纤维蛋白溶解（纤溶）功能亢进。有排卵性的特发性的月经过多常常与子宫黏膜下肌瘤、肌腺症、内膜息肉混淆。

二、诊断

（一）临床表现

无排卵型功血患者的阴道流血症状有各种不同的临床表现。青春期功血多数于初潮后 3 年内发病。更年期功血发生在过渡期时，往往先有时间长短不等的闭经。育龄期妇女也有可能出现排卵型功血，往往症状较轻，以月经淋漓不尽为多，少有大出血。

（1）往往为完全没有周期规律的出血，表现为周期不规则，经期长短不一，血量多少不定，出血多时有大血块（表明出血速度较快），血色素可低至 30～40 g/L。当子宫内膜不是大片的完全脱落，而是区域性的坏死脱落，出血时间延长，有时可长达数月。也可表现为停经数周或数月后发生出血量多，正常或减少，出血可持续数周；也有更年期妇女出现周期尚规律，而经期延长，经量增多、正常或减少。

（2）出血过多导致贫血时，可出现贫血的症状，如头晕、头昏、乏力、耳鸣、活动后气促、心悸、下肢轻度水肿、食欲减退、多梦或失眠等。

（3）在长期及过多的雌激素影响下，可出现盆腔充血，导致下腹坠胀、面部或四肢水肿、乳房胀痛、情绪波动，烦躁、多梦、失眠等。

（4）盆腔检查一般在正常范围，子宫可稍肥大，质较软。两侧有时可有轻度压痛，可有单侧或双侧卵巢囊性增大，部分患者可有男性毛发分布。

（二）辅助检查

1. 血液学检查

血常规可以正常，也可表现为各种程度的贫血。贫血程度对治疗方法的选择有重要意义。继发感染时白细胞和中性粒细胞会升高。必要时进行凝血机制方面的检查，包括凝血酶原时间、部分凝血活酶时间、血小板计数、出血时间、因子Ⅷ相关的因子测定等。肝、肾功能是筛查患者的常规手段，也是治疗用药的前提。

2. 基础体温测定

多数呈单相基础体温，也可以表现为不典型双相或黄体功能不足。基础体温测定不仅提供了诊断的依据，还对观察治疗效果和是否恢复排卵提供参考证据。

3. 激素测定

LH 或 FSH 相对过多，或 LH/FSH 比例不协调，雌激素偏低，相当于处在卵泡期的雌激素水平，孕激素水平低，睾酮（T）水平相对高。也要注意测定 HCG、催乳素（PRL）的水平，应该常规检测甲状腺功能。

4. 阴道脱落细胞涂片检查

雌激素水平可以轻度低落，或正常，或高度。致密核表层细胞占 15% 以上。

5. 宫颈黏液涂片

可见不同等级的羊齿状结晶。年轻患者无性生活史时不宜采样。

6. 诊断性刮宫

青春期功血经药物治疗无效者可考虑诊刮，更年期功血应首选诊刮，以明确是否内膜病变引起的出血。子宫内膜检查，可见增殖期，单纯增生，偶可见复合增生或不典型增生。刮宫不仅有助于诊断，同时有止血作用。刮宫时必须全面搔刮整个宫腔，注意宫腔大小、形态，宫壁是否平滑，刮出物的性质和量，以排除子宫内膜病变。

7. 宫腔镜检查

在宫腔镜的直视下选择病变区进行活检，较盲目取内膜的诊断价值更高，尤其可排除早期宫腔病变，如子宫内膜息肉、子宫黏膜下肌瘤、子宫内膜癌等。

8. B超显像

了解有无引起子宫出血的其他参与因素，如子宫肌瘤、子宫内膜息肉、卵巢肿瘤等。同时应用影像学检查可以确定子宫内膜的厚度，为制订治疗方案和监测治疗效果提供依据和基础对照值。

（三）诊断过程

功血的诊断必须以其定义为基础。急诊患者，根据病史、体检采用排除法诊断，在随诊中确诊。非急诊患者，直接诊断，即确定患者有生殖内分泌轴的调节异常，同时排除其他器质性病变。

确认为青春期功血的患者应对内分泌治疗有效。对"顽固性"子宫出血者，尤其是按功血治疗效果差者，不宜盲目行激素治疗或手术治疗，必须明确诊断。青春期异常子宫出血虽以功血为多，约占95%，但也应考虑生殖器结核、异常妊娠、血液病或恶性肿瘤的可能。更年期功血首次诊断应确认卵巢、子宫内膜正常，再次复发时，可以考虑直接进行内分泌治疗。

1. 详细询问病史

常规病史中尤其注意初潮年龄、月经史、发病年龄、发病情况、可能诱因及性激素治疗情况，伴发其他疾病或疾病史，如有无甲状腺、肾上腺、肝脏与血液病等及其治疗史。应注意了解患者的月经异常情况，有无放置宫内节育器，以及可能引起阴道出血的全身疾病和生殖器疾病病史。

2. 全面体格检查

注意全身发育营养及精神状况，有无贫血、肥胖与多毛，有无泌乳、肝脾大及出血倾向，应行常规妇科检查，以除外全身性疾病及生殖器器质性病变。对于未婚少女，可优先选择B超进行检查，以排除生殖器官器质性病变。

3. 选择适宜和灵敏的临床诊断方法

（1）超声：由于其无创伤和可重复性，对子宫内膜厚度测量及动态观察，可了解生殖器官状况，对功血的诊断和鉴别诊断很有帮助。

（2）诊断性刮宫和宫腔镜：无性生活史的青春期功血患者，仅对出血过多而药物治疗无效或可疑宫内病变者时，进行诊断性刮宫和宫腔镜。诊断性刮宫及病理可了解内膜病变和卵巢功能状态，并能直接有效地止血。宫腔镜可在直视下选点取材，发现宫腔内微小病变，减少误诊。但必须强调，诊刮和宫腔镜仅在必要时进行。

4. 卵巢功能状态的判断

卵巢功能测定（BBT）是功血诊断中最常采用的简单易行的方法之一，结合其他监测指标可作为功血分型、观察疗效以及指导治疗的最简单易行的手段。动态观察阴道脱落细胞涂片，可了解体内雌激素生物活性。性激素测定结合 BBT 可以动态反映体内生殖内分泌状态和卵巢功能，在激素治疗前或在 BBT 指导下采血，测定 FSH、LH、PRL、E_2、P、T 水平，可鉴别功血类型、多囊卵巢综合征（PCOS）和高 PRL 血症及其他发病原因，从而指导临床，制订治疗方案，使治疗更具有针对性。

（四）鉴别诊断

子宫出血最常见的原因是妊娠和妊娠相关的疾病，如异位妊娠和自然流产。诊断时总是首先考虑这类问题，因为正常月经突然变得不正常多为妊娠或妊娠并发症。患者也有可能没有意识到自己应用过某些影响了子宫内膜的药物，如人参具有雌激素活性而引起异常子宫出血。生殖道的病变，如内膜息肉、宫颈病变、平滑肌瘤和感染也会有出血的表现。各种避孕方法和绝经后激素治疗也会引起出血，但要注意排除器质性病变。甲状腺功能亢进和低下时，月经不调常为首发症状。不规则和严重的出血经常与器官严重的疾病相关，如肝、肾衰竭。最后应该仔细检查有无生殖道损伤和异物等。值得注意的是，虽然青春期功能失调性出血最常见的原因是无排卵性，但仍有 20% 的少女是由于出血性疾病引起。出血常继发于凝血机制障碍，其特点是周期规则、经量过多，促进血凝的治疗常常有效。

妊娠并发症如先兆流产、不全流产、难免流产、异位妊娠、滋养细胞疾病、胎盘息肉、胎盘部位的复旧不全等。生殖系统其他疾病如恶性肿瘤（来源于子宫内膜、宫颈、阴道、外阴、输卵管的恶性肿瘤、卵巢的颗粒细胞肿瘤等）；感染（子宫内膜炎、输卵管炎等）和其他良性盆腔疾病（阴道损伤、严重的阴道炎、异物、宫颈息肉、宫颈糜烂、黏膜下肌瘤、肌腺症、内膜异位症、内膜息肉、盆腔动静脉瘘等）。任何情况下，凡是育龄妇女发生的出血，首选应该警惕和排除与妊娠相关的疾病。

医源性异常子宫出血包括性激素、下丘脑抑制剂、洋地黄类、苯妥英钠、抗凝剂等药物的应用和宫内节育器的放置等。

可引起异常子宫出血的全身性疾病有甲状腺功能减退症、肝硬化、肾脏疾病、血液系统疾病等。某些甲状腺功能减退患者雌二醇、黄体生成素水平低于正常，可并发不排卵。肝硬化时性激素代谢降低，性激素结合球蛋白减少，导致体内游离雌激素增加，而孕激素因与肾上腺皮质结合球蛋白结合而影响不大，导致雌激素过度刺激而发生内膜出血。肾脏疾病尤其是肾功能衰竭时，血小板功能较差，容易破坏，在酸中毒时毛细血管脆性增加，由于红细胞生成素减少，红细胞寿命缩短造成患者必有贫血，综合原因使患者容易发生子宫异常出血。血液系统疾病包括血管壁异常、血小板数量和（或）功能异常、凝血功能障碍（包括各型血友病在内的各种凝血因子缺乏症）。

异常子宫出血尤其是经药物治疗无效者，必须首先除外血液系统疾病。部分凝血机制异常可能以异常子宫出血为首发症状。值得一提的是，血液病的发病率远高于妇产科医师的想象，应予以足够的重视。

三、治疗

治疗原则：止血，调整周期，减少经量，纠正贫血。

由于青春期功血患者有可能无月经经验，再加上羞怯心理，往往就诊延迟，造成了严重的贫血状态，影响了学习和生活，带来了巨大的精神压力。因此，正确及时的治疗尤为重要。青春期功血诊断一旦确立，治疗一般包括止血、调整周期并促排卵。更年期功血治疗原则为止血和调整周期，一般无促排卵的要求。

（一）止血

青春期功血的急性期止血主要是用性激素，输血及对症促凝止血药物仅作为支持和辅助治疗。更年期功血首选刮宫，达到诊断和治疗的目的。

1. 性激素止血

性激素类药非一般止血药。但功血是由神经内分泌失调引起卵巢功能异常所致，所以用性激素治疗有特效。性激素的使用目前有两种主张：

（1）子宫内膜脱落止血法：又称为"药物性刮宫"。功血多数为无排卵性功血，缺乏孕激素，子宫内膜长期受雌激素刺激而无孕激素的拮抗，呈持续增生或增生过长，无分泌期改变。因此，认为青春期功血的内分泌失调在于缺乏孕激素，所以用孕激素是最合理的。用孕激素可使内膜转化为分泌相，停孕激素后功能层内膜可完整剥离，然后在自身的雌激素影响下修复而出血停止，达到止血的目的。

药物性刮宫最常用天然黄体酮，具体用法是 20 ~ 40 mg，每天 1 次，共 5 ~ 7 天，肌内注射。其他药物也可应用，如左炔诺酮、醋酸甲羟黄体酮等，人工合成孕激素往往具有孕激素及弱雄激素作用，可使内膜迅速转变为分泌相，剂量大、时间长可使内膜萎缩，更适合更年期功血。

用药期间需注意：患者的血色素需大于 80 g/L；撤退出血的第 1 天为下一周期的第一天，不应将撤退出血视为治疗无效而反复使用孕激素造成反复出血；停药后一般 1 ~ 3 天即有撤退性出血，一般撤退出血共 7 天，有时少量出血延长 2 ~ 3 天，如出血不能按时终止，需分析其原因。

激素治疗时也可加用雄激素以减少出血量。青春期功血一般不用雄激素治疗。孕激素撤退同时给予丙酸睾丸 25 mg 肌内注射，每天 1 次，连用 3 ~ 5 天。也可以用甲睾酮 5 mg，每天 1 次。其作用机制可能是雄激素拮抗雌激素的作用，并能使子宫及血管平滑肌张力增强，减轻盆腔充血而利于子宫收缩，协助止血。

（2）子宫内膜生长修复法：该法是应用雌激素，目的在于使内膜生长修复而止血。有研究认为，雌激素还可通过增加纤维蛋白原水平，增加凝血因子，促进血小板聚集及降低毛细血管通透性而起作用。发生点滴状阴道出血常与雌激素刺激不足有关，如果 B 超提示内膜薄，说明子宫内膜存在的很少，因而无充分的内膜组织对孕激素产生反应，孕激素治疗的效果并不理想，更适合应用雌激素治疗。

此法适用于血色素小于 60 g/L 或一般情况差，已不能再承受继续阴道出血者。可以选择肌内注射的苯甲酸雌二醇。首次剂量 2 mg，肌内注射，观察 4 小时，如出血停止或明显减少，继续观察至 6 小时、8 小时，乃至 12 小时，必要时再给予 2 mg，肌内注射。以后则按此间隔重复 2 mg。若第一次用药 4 小时出血量无明显减少，则再用 2 mg。每日最大量一般不超过 12 mg，原则是尽量用最少的剂量达到最佳的止血效果。出血控制 3 天后开始减量，减量中注意避免发生撤退性出血，通常每 3 天以 1/3 递减。当血色素增加至 100 g/L 以上时，即可考虑孕激素撤退。

雌激素治疗目的在于及时止血，争取时间恢复贫血，所以同时应积极辅助治疗，纠正贫血。最终都要通过一次月经样出血达到止血。

也可以用大剂量妊马雌酮（倍美力，premarin）治疗。使用结合雌激素 0.6 mg/（kg·d），静脉注射 2~7 天。全部患者在用药后 6 小时内出血时间缩短，最佳作用见于用药第 5~7 天，效用持续 10~14 天，最大剂量达 60 mg/d。目前国外用量一般为 25 mg，每 4 小时 1 次，直到出血减少或用至 24 小时。如果出血很少，接着用小剂量雌激素（妊马雌酮 1.25 mg 或雌二醇 2.0 mg，每日 1 次，共 7~10 天）；如果出血仍较多，需加大雌激素用量，妊马雌酮 1.25 mg 或雌二醇 2.0 mg，24 小时内每 4 小时 1 次，24 小时以后每日 1 次，用 7~10 天。所有雌激素治疗后还需要孕激素治疗。

国内报道，用倍美力 25 mg，静脉注射，一次即有迅速止血效果。如仍未止血，6 小时后可重复用药 1 次，一般用药不超过 2 次。血止后给予调整周期治疗。

（3）雌激素加大量孕激素治疗：对于用苯甲酸雌二醇 2 mg，每 4 小时 1 次，用 3 天以上，出血仍无明显减少的患者，表明每天 12 mg 苯甲酸雌二醇仍不能使宫内膜创面完全愈合而彻底血止，这时给予大量孕激素，可使创面血管末端收缩，将增殖期的子宫内膜迅速转化为分泌期并加以萎缩。子宫内膜出血机制中，雌、孕激素调节着血管的功能和结构，在雌激素存在的情况下，孕激素在子宫内膜止血中起着重要的作用。给予黄体酮 20 mg 肌内注射，每天 2 次，约 10 天，同时苯甲酸雌二醇逐渐减量，每 3 天减量 1/3，同时积极给予提高血红蛋白的辅助治疗，当血红蛋白升到 90~10 g/L，停药后即可出现撤退性出血。临床应用中初步资料显示，停雌激素时内膜不厚，出血量并不多。如果出血量不多，也可以服用避孕药，去氧孕烯炔雌醇片（妈富隆）或者复方孕二烯酮片（敏定偶）等，每天 2~3 片，利用其所含的雌激素和孕激素进行止血，应用 2~3 周停药。

2. 其他止血法

（1）前列腺素合成酶抑制剂：前列腺素在功血患者的发病机制中占有重要的地位。任何因素导致 PG 代谢失调，使血管舒张的 PG 增加或血管收缩的 PG 减少，都有可能影响功血的发生。PG 的广泛深入研究给功血带来了新的疗法，即选择性地影响子宫内膜的合成 PG，刺激 $PGF_{2\alpha}$ 合成或减少 PGE_2 的合成，以重建 $PGE_2/PGF_{2\alpha}$ 的正常比值。虽然目前使用的前列腺素合成酶抑制剂并不能选择性抑制某种 PG 的合成，但临床应用有效，其确切机制尚有待研究。目前常用的制剂有：甲芬那酸、萘普生等。

（2）一般止血剂：如维生素 C 与维生素 K、酚磺乙胺、卡巴可洛等。根据出血量的多少，口服或注射均可。

酚磺乙胺能增加血小板生成，并增强其聚集和黏附力，促使凝血活性物质释放，缩短凝血时间，还可增强毛细血管的抵抗力，减少血液渗出。用法：口服，0.5~1 g，每天 3 次；肌内注射或静注，0.25~0.5 g，每 8~12 小时 1 次；静滴，2.5~5 克/次，用 5% 葡萄糖注射液 500 mL 稀释后滴注，每分钟不超过 5 mg。

卡巴可洛主要作用是增强毛细血管的抵抗力，减少其通透性，使断裂的毛细血管回缩，而不影响凝血过程。用法：口服，2.5~5 mg，每天 3 次；肌内注射，5~10 mg，每 8~12 小时 1 次，严重时 10~30 mg，每 2~4 小时 1 次。

醋酸去氨加压素（desmopressin acetate），又称 DDAVP（1-deamino-8-D-arginine vaso-pressin），是一种合成的非肽类精氨酸加压素类似物，静脉用 50 mL 生理盐水配

0.3 μg／（kg·d）DDAVP 在 15～30 分钟输完，可在 90～120 分钟使凝血因子Ⅷ上升至最高水平而显效。因此可用于治疗血管病、von Willebrand 病，也包括无血液病的异常子宫出血。

（3）抗纤溶酶药物：常用的有 6-氨基己酸、氨甲苯酸等。

6-氨基己酸：又名氨基己酸。作用机制是抑制纤溶酶原的激活，阻碍纤溶酶原转变为纤溶酶，从而抑制纤维蛋白的溶解，起到止血的目的。高浓度时，对纤溶酶还有直接抑制作用。用法：静滴，初用量 4～6 g，溶于 100 mL 生理盐水或 5%～10% 葡萄糖注射液或林格液内，15～30 分钟滴完。维持量 1 g/h，滴注 12～24 小时或更久，直至出血停止。不可静脉推注。口服：2 g，每天 3～4 次，依病情服用 7～10 天。

氨甲苯酸：又名止血芳酸、对羧基苄胺、抗血纤溶芳酸。具有抗纤维蛋白溶解作用，其作用机制与氨基己酸相同，作用较之强 4～5 倍。用法：静注或静滴，每次 100～200 mg，以 5% 葡萄糖注射液或 0.9% 氯化钠注射液稀释后应用，每日总量不超过 600 mg。口服，250～500 mg，每天 2～3 次，每日最大量 2 g。

（4）中成药或中药止血：常用的有云南白药或三七粉 1.5～3 g，或血竭 1.5 g，每日 1～2 次冲服，能散瘀止血。其他如血见愁、仙鹤草、旱莲草各 30 g，水煎服，每日 2～3 次，亦可用仙鹤草注射液 10 mg 肌内注射，每日 1～2 次。别的有效的止血中药也可采用。

（5）GnRHa 治疗：GnRHa 治疗可以达到快速止血的目的，针对并发肾功能衰竭或出血性疾病的患者。GnRHa 疗法对于器官移植（特别是肝移植）后月经过多是一种很好的疗法。这种月经过多由于免疫抑制药物的毒性作用而使性激素治疗难以发挥作用。然而，由于 GnRHa 的价格昂贵和长期应用的不良反应而限制了临床应用。如果长期应用该疗法，推荐应用反向添加治疗（add-back therapy），即每日应用小剂量的雌激素减轻不良反应和防止骨丢失。

3. 纠正贫血

此类患者多数为失血性缺铁性贫血，需补充铁剂。贫血轻者可口服铁剂如硫酸亚铁、枸橼酸铁或富马酸亚铁，与维生素 C 和胃蛋白酶同服疗效较好。有些患者因胃肠道反应不能接受。胃肠道不能耐受或口服无效者，可注射右旋糖酐铁 50 mg，每日一次，血红蛋白上升较快。缺铁性贫血患者，经治疗血色素正常后还需继续补铁剂治疗 6 个月。血红蛋白低于 50 g/L，应考虑输血治疗，避免大脑、下丘脑及垂体缺血过久。

4. 抗感染治疗

出血时间长，贫血程度重，抵抗力差，易并发感染。当临床上有感染迹象时应及时应用抗生素，但不可滥用，以免耐药或诱导 L 型细菌的发生。

（二）调整周期

调整周期是止血后的重要步骤。促进 H-P-O 轴成熟，形成规律的卵巢周期，是治疗功血的最终目的。常用的调整周期方法如下。

1. 后半期用孕激素

由于功血患者月经后半期缺乏孕激素，因此可针对性地于月经后半期用孕激素类药。常用甲羟黄体酮 4～12 mg/d，共 10～14 天，每月 1 次。若超过 2 个月不用，内膜生长过厚，再用孕激素撤退出血可能过多。

2. 雌激素加孕激素联合疗法

口服复合短效避孕药 21 天，间隔 1 个星期，可以达到规律撤血的目的，而且可以同时达到避孕的效果。对不需要避孕的患者，一般治疗 3 个月就可以使子宫内膜厚度降至正常，这时可以停用口服避孕药，观察月经。若仍没有自然月经，还可用孕激素定期撤退治疗。

3. 氯米芬（clomiphene citrate，CC）

除可定期应用孕激素外，还可应用氯米芬诱导排卵，预防功血复发。该方法常用于青春期功血。

氯米芬是一种非类固醇药物，具有弱雌激素及抗雌激素的双重作用，是第一种人工合成的促人类排卵药物。国外商品名为 Clomid 及 Serophene，国内商品名为克罗米芬及舒经酚。

（1）化学结构：氯米芬是三苯乙烯的衍生物，化学结构与己烯雌酚、他莫昔芬相似。化学名为 2［P-(2-chloro-1，2-diphenylethenyl) phenoxy］三乙胺的双氯枸橼酸盐，有两种异构体，即反式（trans，enclomiphene）和顺式（cis，zuclomiphene）的混合物。国外制剂为 38% 反式氯米芬和 62% 顺式氯米芬的混合品。促排卵作用主要由顺式异构体引起。国内制剂顺式与反式异构体各占一半，作用略逊于国外制品，但不良反应也较少。

（2）药代与药理：口服氯米芬后吸收很快。循环中有效浓度为 10~7 mol/L，通过肝脏代谢，由大便、尿、胆汁中排泄，应用放射性标记氯米芬研究显示半衰期约为 5 天，因此循环中药物的水平可以持续到早黄体期，口服 6 周后粪便中还可检出。

（3）作用机制：氯米芬作为一种弱雌激素，能与体内强雌激素——雌二醇竞争靶器官雌激素受体，解除内源性强雌激素对下丘脑垂体的负反馈抑制，促使下丘脑 GnRH 及垂体 FSH、LH 的分泌进而刺激卵泡发育，停药后若卵巢轴功能正常，则可继续分泌 GnRH、FSH、LH；使卵泡继续发育达成熟阶段，并诱导 LH/FSH 峰而导致排卵。因此，在一个高雌激素环境中氯米芬有抗雌激素作用，相反，在低雌激素环境下氯米芬却有雌激素样作用。

氯米芬与靶细胞内雌激素受体结合可持续数周，比内源性雌激素结合受体的时间更久。氯米芬与靶细胞的许多结合位点起作用。目前尚不清楚哪些结合位点具有重要的治疗作用。

（4）用法与不良反应：氯米芬每片 50 mg，首次应用剂量 50 mg/d，在月经的第 5 天或孕激素撤退出血的第 5 天起共用 5 天，排卵效应多发生在停药后 7~10 天时，亦有延迟至 20 天者，治疗期间应加强基础体温的监测。若有效，则不必加量。若无效，可用黄体酮或甲羟黄体酮撤退出血第 5 天起再递增至 100 mg/d，共 5 天。对青春期功血患者止血后应用氯米芬的目的在于：①检验 H-P-O 轴的成熟程度；用氯米芬诱导排卵成功，提示 H-P-O 轴接近成熟；②由于抗雌激素作用，可以减少月经量；③调整周期。目的并不在于促排卵。通常连用不多于 6 个周期。

大量报道已证实氯米芬排卵率可达 70%~80%。使用氯米芬的优点是价廉，无须特殊检查，缺点是长期效果不肯定，并有继发黄体功能不全可能。氯米芬在一般剂量范围内应用，不良反应很少。不良反应的发生和严重性与个体反应性高低有关，并不一定与剂量相关，因此不易预测。不良反应有：卵巢增大（15%），血管舒缩性潮热（11%），腹部不适（7.4%），乳房疼痛（2.1%），恶心呕吐（2.1%），神经过敏和失眠（1.9%），视觉症状（1.6%），其他如头痛、头晕、尿频、抑郁、乏力、荨麻疹、过敏性皮炎、体重增加，可恢复性脱发，均在 1% 以下，停药后很快消失。血管舒缩性症状与绝经后症状相似，停药即可恢复，很可能与氯米芬在下丘脑水平抗雌激素作用有关。卵巢增大和囊肿形成并不常见，巨大的卵巢囊肿和过度刺激综合征非常罕见。视觉症状很少见，典型的有视物模糊和闪光暗点，尤其在强光环境中。虽然这些视觉改变在治疗停止后可恢复，也应停用氯米芬。

（三）预防

功血是妇科内分泌门诊常见的疾病之一。青春期功血患者年龄小，缺乏应有的生理卫生知识，又羞于就诊，往往出血多或持续时间长而造成贫血，影响青春少女的健康和学习。尽管疾病的发生有它的生理因素，但其诱因可以是精神过度紧张、环境和气候的改变、过度疲劳、营养不良或代谢紊乱。重视精神心理因素及其保健工作对预防本病发生及再次发作也是非常重要的。另外，H-P-O轴的成熟需数年，因此，青春期功血的病程长。为此，在止血或周期调整一段时间或出现排卵后，并非意味着建立了周期性排卵功能，仍需继续随诊，预防再次发作。一次治疗后患者或家属常认为出血已止，病已痊愈而不再就医，往往在下一次大出血又发生贫血再来诊。反复出血长达数年，得不到恰当的治疗，严重影响身心健康。因此，需强调长期治疗、观察的重要性。长期随诊中可应用基础体温（BBT）监测病情。BBT简单实用，一般能比较准确地反映卵巢的排卵功能。随诊中，也须将治疗方案向患者和家属宣教，可便于她们主动参与，根据病情按照医嘱，及时随诊治疗。

更年期功血应保证患者无器质性病变，经过一定时期的调整周期，达到绝经的目的。

（薛　莉）

第二节　闭经

正常月经周期是由下丘脑—垂体—卵巢轴各个环节的内分泌功能所调节，如果任何一个环节发生障碍就会发生月经失调，甚至导致闭经（amenorrhea）。闭经是一种症状，导致该症状的原因很多也很复杂，而且涉及全身多个系统，甚至某些极特殊器官系统的病变也会引起闭经。因此，对闭经正确的诊断程序通常是要查明引起闭经的各器官系统的功能变化和疾病，为患者提供正确的诊疗方案，使患者花费最少的时间和金钱，而得到正确及时的治疗。

一、定义及分类

目前认为有以下几种情况发生称为闭经：①14岁无月经来潮且无第二性征发育；②16岁虽有第二性征发育，但无月经来潮；③曾有月经来潮，而现在至少在相当于3个以往月经周期的时间内无月经或停经6个月；④曾有月经来潮，而现在之前连续9个月月经过少。

闭经的分类方式有多种，按曾经有无月经来潮分为原发性闭经和继发性闭经；按引起闭经发生的部位进行分类，分为子宫性闭经、卵巢性闭经、垂体性闭经、下丘脑性闭经；按血促性腺激素水平高低分为高促性腺激素性闭经、正常促性腺激素性闭经和低促性腺激素性闭经。每一种分类都有其优点和一定的局限性。

二、诊断与治疗

闭经病因错综复杂，与全身多系统、多器官功能相关。因此，医师应该对闭经的患者进行详细的病史询问以及全面的体格检查，包括：有无精神心理障碍、长期剧烈运动、节食、应激、遗传病史、家族史、营养状况、体格异常、生殖道异常以及中枢神经系统疾病史等。本文将分别介绍原发性和继发性闭经的诊断鉴别程序。

（一）继发性闭经

继发性闭经最初的诊断应建立在详细的病史询问和体格检查上。首先要排除妊娠，其次了解有无甲状腺疾病史以及溢乳史，并体检有无溢乳。亚临床性甲状腺功能减退症导致闭经的可能性虽小，然而不正常的甲状腺激素会影响促性腺激素和催乳素水平，甚至垂体增生肥大而产生类似垂体肿瘤样影像。一个关于127名成年始发闭经妇女的研究结果表明，7.5%催乳素水平异常以及4.2% TSH水平异常。在闭经出现之前，甲状腺疾病的其他临床表现常先出现。轻度的甲状腺功能减退常出现月经过多或过少而不是闭经。因此，医师应该考虑检查TSH。适当的对症治疗会使上述症状很快消失，月经恢复，垂体增生影像也相应恢复正常，但这需要几个月的时间。

患者如果有明显的催乳素升高、溢乳、头痛或视觉障碍应当接受影像学检查以了解有无垂体肿瘤。以往认为垂体肿瘤罕见并多发于男性，女性患者较难以诊断。实际上，垂体肿瘤较常见，能分泌大量糖肽类激素 α 亚单位，故测定促性腺激素以及 α 亚单位水平有助于鉴别垂体腺瘤的性质。如果催乳素水平高于100 ng/mL（100 μg/L）高度提示催乳素瘤，应当做垂体影像学检查，包括平片、CT 和 MRI。如果垂体肿瘤较大而催乳素水平≤100 ng/mL，提示非分泌催乳素腺瘤的可能性大。除外垂体肿瘤，高催乳素血症第二常见原因就是药物所致（如口服避孕药、抗精神病药、抗抑郁药、抗高血压药、组胺 H_2 受体阻断剂、阿片制剂等）。药物导致的催乳素升高通常小于100 ng/mL。如果高催乳素血症与肿瘤没有关系，那么医师应该查找确定导致高催乳素血症的原因并给予相应治疗。如果 MRI 发现无症状的微腺瘤（小于10 mm），应当动态复查催乳素和影像学检查来监测微腺瘤的进展。考虑到微腺瘤生长缓慢，在妊娠期间极少继续生长，术后复发率高，并且很少恶变，对微腺瘤的治疗应当集中在不孕、溢乳和乳房不适上。多巴胺受体激动药可以改善这些症状和不孕，但不能彻底抑制高催乳素血症和使肿瘤消失。溴隐亭很有效，但是卡麦角林比它更有效及更有耐受性。大的腺瘤可用多巴胺受体激动药治疗或是必要时经蝶骨切除。

在排除妊娠、甲状腺疾病和高催乳素血症后，剩下的继发性闭经的诊断可以根据以下程序逐一进行。

1. 孕激素试验

帮助了解下生殖道通畅与否和判断内源性雌激素水平情况。通常在停用孕激素后2～7天，最长不超过14天出现撤退性出血。如果出现明显撤退性出血则为孕激素试验阳性反应，表明下生殖道通畅，有内源性雌激素分泌，子宫内膜对内源性雌激素有反应，但是下丘脑—垂体—卵巢轴功能减退，同时可以排除垂体肿瘤，按无排卵性不孕症方案进行治疗。如果只有点滴出血，表明内源性雌激素水平不足。如果没有撤退性子宫出血则是孕激素试验阴性反应，表明下生殖道不通畅，或雌激素不足，或者虽有内源性雌激素分泌，但因子宫内膜蜕膜化反应，给予孕激素后依然不能发生撤退性出血，如无排卵性高雄激素血症。

2. 雌、孕激素序贯试验

可以明确是否有子宫和下生殖道病变。如果有撤退性子宫出血则为雌孕激素序贯试验阳性，表明体内内源性雌激素水平缺如或低下，是下丘脑—垂体—卵巢轴或卵巢异常，可以排除子宫和下生殖道病变。如果没有撤退性子宫出血则为雌孕激素序贯试验阴性反应，表明病变部位在子宫或下生殖道，常见的有 Asherman 综合征（宫颈—宫腔粘连征）。

Asherman 综合征是由于子宫内膜受到不同程度损伤而引起的一系列临床综合征。损伤严重时子宫内膜不能周期性增生脱落而表现为继发性闭经，此外还可表现为经血过少、痛经、流产或不孕。常见诱因有过度刮宫和严重盆腔感染；罕见诱因有子宫内膜结核感染、子宫血吸虫病以及席汉综合征。可做子宫造影和宫腔镜协助诊断，后者能明确了解子宫内膜微小病变。治疗包括局部治疗和激素治疗。局部治疗主要是分离粘连子宫内膜，以往多采用子宫扩张或刮宫术来分离粘连的子宫内膜，术后放置宫内节育器以防止术后再次粘连，但这种方法比较盲目。现在多采用子宫镜直视下直接切割、电灼或激光分离粘连内膜，术后放置弗雷导尿管，尿管顶端气囊内充盈 3 mL 液体，7 天后取出，效果明显优于以前方法。无论哪种方法都可能出现子宫黏膜再次粘连。同时术前、术后应用抗生素。激素治疗指术后给予大剂量雌激素口服 2 个月，于第三周起加服甲羟黄体酮 1 周（第 4 周停用）。初次治疗未恢复正常月经应重复治疗一次，有生育要求的患者更应坚持治疗。

3. 促性腺激素水平测定

如果雌孕激素序贯试验阳性，提示内源性雌激素低下或缺乏，促性腺激素水平检测能够进一步发现异常的来源。FSH 或 LH 升高表明卵巢异常（高促性腺素性性腺功能减退）。若 FSH 或 LH 正常则表明垂体或下丘脑异常（低促性腺素性性腺功能减退）。蝶鞍的 MRI 可以用来排除垂体肿瘤。正常的 MRI 表明闭经的原因在下丘脑。根据促性腺激素水平测定结果，可以将剩余的继发性闭经分为正常促性腺激素性闭经，高促性腺激素性性腺功能减退症以及低促性腺激素性性腺功能减退症。

（1）高促性腺激素性继发性闭经（FSH≥20 IU/L 或 LH≥40 IU/L）。

1）卵巢早衰（POF）：POF 既可表现为原发性闭经也可表现为继发性闭经，发生率随年龄阶段不同而异，40 岁以下约 1%，30 岁以下约 0.1%，20 岁以前则为 0.01%。严重者表现为没有青春期发育和原发性闭经，青春期后发生的主要表现为伴随卵泡衰竭的月经紊乱（继发性闭经）。POF 患者血性激素水平低下（E_2，抑制素），促性素水平增高（LH，FSH），属于高促性素性闭经。临床上除了心悸、潮热、脸红、焦虑、抑郁、易疲劳等症状外，还会引起骨质疏松。POF 可由多种疾病造成，包括自身免疫性疾病、毒素、药物以及遗传缺陷。30 岁以下的患者应该进行染色体核型检查，以排除存在镶嵌性 Y 染色体的可能，因女性性腺含有睾丸成分容易发生恶性肿瘤，如性腺细胞瘤、无性细胞瘤和绒毛膜癌，需要切除性腺组织。卵巢活检以及抗卵巢抗体检查对临床意义不大，处理主要是性腺激素替代治疗。以往医师多认为 POF 患者难以妊娠，但新近调查显示约有 50% 的卵巢早衰的妇女有间断性的卵巢功能，其中 5% ~10% 可能会有自然妊娠。这可能与雌激素治疗有关，也可能是卵巢功能自发性恢复。尽管如此，还是有必要告诉患者不孕的可能性极大，目前解决卵泡储备缺陷所致不孕的方法仍是使用捐卵。

2）围绝经期：围绝经期妇女 FSH 升高机制如下。由于卵泡功能不足和数量减少，抑制素水平下降，从而 FSH 水平升高；另外，围绝经期妇女卵巢内残留的卵泡是对促性腺激素最不敏感的，因此，FSH 代偿性升高。

3）垂体腺瘤：有些垂体腺瘤能分泌促性腺激素（FSH 和极少量 LH）和糖肽类激素 α 亚单位，但是这些垂体腺瘤并不是因为性腺功能低下而得以发现，往往是因为头痛和视力进行性下降才得以诊断。以往认为垂体腺瘤罕见且难以诊断，随着影像学技术的不断发展，垂体瘤的诊断越来越常见。因此，遇有原因不明的促性腺激素水平升高，可以考虑做垂体影像学检查。

4）异位分泌促性腺激素的肿瘤：有些肿瘤能分泌促性腺激素，如肺癌。这种情况十分罕见，病史和体检阴性的闭经不推荐常规 X 线检查。主要予以原发病的治疗。

（2）低促性腺素功能减退症（FSH≤5 IU/L 或 LH≤5 IU/L）：促性腺激素水平异常低下患者的病变部位在垂体或下丘脑，需加以鉴别。首先了解有无头痛、视力障碍及泌乳病史；有无产后大出血病史；有无服用避孕药、抗精神病药、抗抑郁药、抗高血压药、组胺 H_2 受体阻滞剂、片制剂等病史；有无过度体重减轻、过度运动史等。其次，做蝶鞍影像学检查以了解蝶鞍区和鞍上有无病变。

1）垂体区病变：垂体催乳素腺瘤是最常见的垂体肿瘤，在尸体解剖中的发现率占所有垂体肿瘤的50%，而垂体微腺瘤在尸体解剖检出率为9%～27%。临床主要表现为高催乳素血症、闭经伴或不伴溢乳，肿瘤大时还会出现头痛和视力障碍，垂体影像学检查显示垂体区异常。垂体催乳素腺瘤治疗包括手术治疗、多巴胺激动剂治疗和放疗。目前观点首选手术治疗，配合药物治疗。而放疗不做常规选择，仅有少数患者在单纯化疗后血催乳素水平降至正常，一般是在巨大肿瘤不能手术切除或者切除后又再复发，以及巨大肿瘤药物治疗无效的情况下才选用化疗辅助治疗。下面予以分别介绍。手术治疗：主要针对垂体大腺瘤生长迅速、药物控制不理想、出现明显压迫症状、视野异常、头痛、呕吐等神经系统症状者考虑立即手术。利用显微外科技术采用经额路及经蝶窦方法（Cushing 法）手术切除垂体腺瘤可以迅速控制高催乳素血症。对于血催乳素水平在150～500 ng/mL 的腺瘤手术效果最佳，治愈率达50%，约有30%巨大腺瘤和70%微腺瘤术后月经恢复正常；催乳素水平越高手术效果越差。手术可产生诸多并发症，如视力障碍、下丘脑损伤、脑脊液溢漏，单纯手术的复发率为50%～60%，且手术可损伤正常垂体组织，术后垂体功能低下发生率也很高。目前对 PRL 多采用药物或药物手术联合治疗。多巴胺激动剂治疗：所有垂体催乳素腺瘤患者均可首选多巴胺激动剂治疗，最常用的有溴隐亭以及卡麦角林。溴隐亭：目前最常用的治疗高催乳素血症的药物，一种选择性多巴胺受体激动剂。1969 年开始应用，能有效地抑制催乳素分泌，减小催乳素瘤的体积，治疗后90%以上的闭经患者月经可恢复并出现排卵，80%患者泌乳消失，妊娠率高达80%。溴隐亭治疗还能使80%～95%催乳素微腺瘤及50%～60%大催乳素瘤患者催乳素降至正常，但停药后仅10%患者血催乳素长期保持在正常水平。由于药物通过胆汁排泄，所以应用前要注意检查肝胆功能。常见不良反应有恶心、幻觉、头晕、头痛、鼻塞、便秘等，最严重的为体位性低血压。约12%的患者不能耐受口服治疗量的不良反应。从小剂量开始用药，睡前或餐中口服，逐渐加大治疗量，可减轻不良反应。如不能耐受口服者，可阴道给药。溴隐亭也有长效型肌内注射制剂及口服缓释剂（缓释剂型为5～15 mg/d），其与短效者的有效率及不良反应发生率相似。现已出现一种注射用溴隐亭，每次50～100 mg，每月1次，起效快，可用于治疗巨腺瘤。需要注意的是，对于希望妊娠的患者，溴隐亭2.5 mg/d 直至妊娠而停止，或在卵泡期用药，待排卵后（B 超监测）停药，以防妊娠早期用药过量。仅用药期间需要监测症状和血清催乳素水平的变化。用药4周血催乳素下降明显，治疗7～8周（平均5～7周）70%～90%的患者可恢复排卵性月经和泌乳停止。通常用药3个月为1疗程。另外，注意避免溴隐亭用药的戒断现象，因停药后可出现垂体催乳素回升或泌乳复发等使病情反复，所以应坚持维持服药。药物维持量以最低剂量即可，如果血清催乳素水平正常且患者无症状2年以上，可在医师指导下尝试停药或者用间断的多巴胺激动剂治疗，停药后3个月、6个月、12个月或者每6个月检测血 PRL 值，患者需注意症状再发时及时就诊。卡麦角林（cabergoline）：近年新合成的一种特异性多巴胺 D_2 受体激动剂，每周服用 1~2 次，疗效强，在产后抑乳方面亦显示出很好的疗效及耐受性。胃肠反应轻。高催乳素血症患者口服卡麦角林每周 1~2 mg 和溴隐亭 5~10 mg/d 的疗效相当，而且前者停药后，催乳素能较长时间地稳定在正常范围。对卡麦角林不能耐受者也可经阴道给药。甲磺酸硫丙麦角林（pergolide mesylate）即甲磺酸硫培高利特，是一种长效麦角类多巴胺激动剂。是选择性多巴胺 D_2 促效剂，对 D_1 受体无作用。其疗效及不良反应似溴隐亭。起始剂量 25~50 μg/d，极量为 150 μg/d。可作用于对溴隐亭不能耐受的患者。喹高利特（quinagolide，norprolac，诺果宁，CV205-502）：一种非麦角碱多巴胺受体激动剂，是选择性多巴胺 D_2 促效剂，对 D_1 受体作用弱。降催乳素作用较溴隐亭强 35 倍以上，不良反应类似，但疗效和产后抑乳耐受性都不如卡麦角林，主要用于对麦角碱类药物过敏以及对溴隐亭耐药者。卡麦角林与盐酸八氢苄喹啉两种新药目前尚不适用于有生育要求者，主要因为对胎儿安全性问题缺乏长期广泛应用观察，故准备妊娠者治疗时还应当首选溴隐亭；对不准备妊娠者或生理性溢乳及男性，可推荐卡麦角林为一线药物。

席汉综合征（Sheehan syndrome）：由于产后大出血休克导致急性垂体梗死而引发的一系列与垂体功能减退相关的临床综合征。垂体功能减退可以出现于产褥期早期，且可以危及生命。受波及的激素依次有生长激素、促性腺激素、促肾上腺皮质激素，最后是促甲状腺激素。治疗上主要是激素替代治疗，根据累及的靶腺程度的轻重给予药物治疗。肾上腺功能低下者，可给予泼尼松，每日 5.0~7.5 mg；甲状腺功能低下者，给予甲状腺素，每日 5~30 mg；卵巢功能低下者，可利用雌孕激素替代。GnRHa 间歇性刺激，对垂体的功能恢复有帮助，治疗 6 个月后可见症状有好转。现在有良好的产科保健，本综合征已很少见。

空泡蝶鞍综合征：由于鞍隔缺失导致蛛网膜下隙下陷入垂体窝内，后者挤压垂体使之与下丘脑分离。大多数为先天性病变，也可继发于垂体肿瘤梗死、手术或放疗后。鞍底和前后床突呈空泡样变性。临床上可表现为高催乳素血症和闭经。本病虽是良性病变，但由于可能并存垂体肿瘤，对同时有高催乳素血症和闭经的空泡蝶鞍综合征的患者应定期监测以观察有无并发垂体肿瘤，以免误诊。治疗上予以激素和促排卵治疗。

其他：囊性松果体肿瘤、肢端肥大症、库欣病（Cushing disease）、淋巴细胞性垂体炎、蝶鞍区的囊肿、结核、类肉瘤病、脂肪瘤以及 Laurence-Moon-Biedle and Prader-Willi 综合征，虽极少见但可压迫垂体而引起低促性腺性闭经，临床上鉴别诊断时应予以考虑。

2）下丘脑区：下丘脑性闭经通常是由 GnRH 异常分泌，以及下丘脑—垂体—卵巢轴破坏引起。这常常是由于过度的体重减轻、运动或压力。压力和体重减轻如何影响 GnRH 的分泌的机制还不清楚，可能与促肾上腺皮质激素释放激素促进内源性阿肽分泌从而抑制促性腺激素释放有关；也可能与多巴胺升高从而抑制 GnRH 脉冲性分泌有关。下丘脑性闭经的诊断一般通过排除垂体病变引起的低促性腺激素性闭经后确立诊断。治疗应当针对病因。此外，适时进行促排卵治疗以恢复生育功能也是有必要的。

神经性厌食：神经性厌食可发生于各个社会阶层，患者常有严重不和谐的家庭，或者过分强调苗条的重要性。临床症状复杂多样，闭经往往先于体重下降出现，伴随低促性腺激素血症，故早期容易被忽视，而仅仅给予低促性腺激素血症的治疗。治疗上首先要帮助患者恢复体重，改变原有不健康饮食习惯，制订一个每日热量摄入食谱，这很重要。当达到健康的体重时月经通常会恢复。此外，补钙以对抗骨质疏松。可以使用口服避孕药或绝经激素疗法来减少骨循环以及局部扭转骨丢失。然而两种方法都不能明显增加骨量。二膦酸盐是常规用来治疗绝经后骨质疏松的，它可能会致畸并且没有试验能证明其对育龄妇女有效。对这些患者推荐足量的钙和维生素 D 的摄入。

运动性闭经：年轻运动员可能发生一种综合征称为女运动员三联征，包括饮食紊乱、闭经和骨质疏松。发病机制可能与体重严重下降和应激有关。体重严重下降意味着脂肪含量大量丢失，可致血瘦素水平降低，最终抑制 GnRH 分泌释放；同样，应激通过诱发肾上腺功能亢进来诱发 GnRH 分泌释放，从而抑制促性素分泌及生殖功能。治疗上应首先消除思想顾虑，消除因月经未来而产生的恐惧心理，同时充足饮食和恢复体重。若适当增加热量摄入或减少运动训练月经可能恢复。与饮食紊乱的患者一样，持续性闭经的运动员也可能会有骨质丢失的危险。对于青春期的运动员，骨质丢失时在骨峰值生长时，这可能是不可逆的。承重运动可能以局部保护来对抗骨丢失。

（3）正常促性腺激素性闭经：最常见原因是下生殖道流出道阻塞和雄激素过多性持续无排卵。

1）下生殖道流出道阻塞最常见的原因是 Asherman 综合征；其他导致流出道阻塞的原因包括宫颈狭窄以及宫颈内纤维瘤或息肉。

2）多囊卵巢综合征（PCOS）：是导致雄激素过多性持续无排卵的主要原因。对 PCOS 的诊断主要是依靠临床，实验室检查主要用来排除其他引起高雄激素血症的原因。明显升高的睾酮和脱氢表雄酮水平可提示分泌雄激素的肿瘤（卵巢源性或肾源性）。17-羟黄体酮水平可用来帮助诊断成人发病的先天性肾上腺增生。库欣病很少见，因此，患者只需当有典型症状和体征时才进行检测（比如嗅纹、水牛背、明显的向心性肥胖、易碰伤、高血压、近端肌无力）。有过高的循环雌激素的 PCOS 患者子宫内膜癌的风险提高了 3 倍。而有胰岛素抵抗者糖尿病的风险增高了 2~5 倍，应当考虑做糖耐量试验。PCOS 的诊断目前国内学者推荐采纳 2003 年鹿特丹会议修订的诊断标准：①稀发排卵或无排卵；②高雄激素的临床和（或）生物化学征象；③PCOS 超声提示卵巢体积≥10 mL，和（或）同一个切面上直径 2~9 mm 的卵泡数≥12 个。排除其他高雄激素疾病（如先天性肾上腺皮质增生、库欣综合征、分泌雄激素的肿瘤等），以上 3 项中具备两项即可诊断。PCOS 治疗的目的除纠正多毛、痤疮、建立规律的月经周期、达到怀孕的目的之外，更重要的是减少发展为子宫内膜癌、乳腺癌、糖尿病、动脉粥样硬化、冠心病等。最基本的治疗就是通过控制饮食和运动来减肥。良好的饮食习惯和运动应该保持直至减到正常体重。减轻 5%~10% 体重对于内脏脂肪的代谢转换、降低雄激素水平、改善多毛、恢复正常月经周期及减少胰岛素抵抗是非常重要的。这需要几个月的治疗才能看到疗效。月经可在体重减轻的过程中通过给予孕激素恢复（甲羟黄体酮每日 10 mg，连续 5 天；每 3 个月，或使用醋酸环丙氯地黄体酮的 COCP，或用螺内酯的衍生物屈螺酮），这样可以防止内膜增生过厚和异常增生的危险。胰岛素增敏剂，如二甲双胍可以减少胰岛素抵抗和促进排卵功能。临床上雄激素过多症多考虑美容方面的治疗，也有学者发现使用局部脱毛剂可以改善不美观的毛发。如果生育年龄自发的排卵不能恢复，通常使用氯米芬（或联合二甲双胍），促排卵治疗仍没有成功，最后通过 IVF 技术可能得到好的结果，但是增加了卵巢刺激过度综合征的危险性。

（二）原发性闭经

原发性闭经的病因根据有无第二性征来划分。如果有第二性征发育，应当先排除妊娠。

不推荐常规的放射检查。有许多方法可用来诊断原发性闭经，如果有疑似系统性疾病，应进行实验室检查以及放射性检查以确诊。

在这里就以促性腺激素的水平来分类。

1. 高促性腺激素性原发性闭经［FSH≥20 U/L 和（或）LH≥40 U/L］

第二性征不发育和发育不良，无子宫或者子宫异常的患者，应该查染色体。

（1）46，XY 通常诊断为雄激素不敏感综合征（患者表现为女性，腹腔镜检查或剖腹检查仅见一条纤维结缔组织组成的条索状性腺）：如果有睾丸，需要切除，因为青春期后可能会有恶性肿瘤的危险。

（2）46，XX 腹腔镜检查或者剖腹探查：如卵巢较正常小，活检存在众多始基卵泡，但窦卵泡少有，常诊断为卵巢抵抗综合征；如仅见一条结缔组织组成的条索状性腺，通常诊断米勒管发育不全，其病因被认为可能抗米勒激素的胚胎性激活导致女性生殖道畸形。患者可能出现：如果在始基子宫里有内膜组织则会出现周期性腹痛、经间痛或乳房胀痛。阴道缺如或缩短以及有异常的成人子宫，如卵巢正常就是成熟卵泡较少，则可能是卵巢早衰，一般这样的患者较少。

（3）多 X 染色体，称为多 X 综合征，又称为超雌：患者身高一般正常，但是智力障碍严重，X 染色体越多者，智力障碍越重，部分患者可出现精神症状发作。

上述治疗采用雌、孕激素周期序贯疗法，以及手术人造阴道。

（4）45，XO 称为 Turner 综合征，因为性腺为条索状，结缔组织而无卵泡，故又称先天性卵巢发育不全，它也存在多种嵌合体。由于患者的生长发育以及各器官发育都存在异常，所以治疗的目的为促进身高，刺激乳房与生殖器发育，防止骨质疏松等。对于促进身高治疗存在争议。①运用性激素在骨骺愈合前，增加身高。以往曾用苯丙酸诺龙 25 mg 肌内注射，两周一次，疗程为 3～6 个月；停药半年骨骺未愈合可重复治疗，但是疗效不肯定。近年用雌、雄联合治疗获得较好的疗效，但是它的疗效还需要继续观察。促进身高后用雌激素替代疗法，促进乳房和生殖器发育，如有内膜者可能有月经来潮，以小剂量达到有效为度。②用生长激素促进身高，一般在 5 岁开始，所需剂量较大。促进生长效果的好坏取决于开始治疗的骨龄。性激素替代治疗应在 12 岁后开始。当患者 >14 岁，年生长速度 <2.5 cm，宜停止用生长激素，而用雌激素诱导青春发育。应用生长激素治疗 2 周，应测血 T_3、T_4、TSH，因患者如伴有潜在性甲状腺功能不全，应用生长激素后，会使 T_3、T_4 下降，如不补充甲状腺素会影响生长激素疗效。

（5）代谢性疾病中的半乳糖血症：是一种常染色体隐性遗传病。该疾病患者的原始性腺中仅有极少数的卵原细胞，是由于半乳糖代谢的毒性作用抑制生殖细胞向生殖嵴迁移的结果。临床上容易出现卵巢早衰的表现。

2. 正常促性腺激素性闭经

关键在于检查是否有流出道阻塞，如先天性宫颈、阴道、处女膜闭锁，阴道横隔等畸形，造成的流出道阻塞。根据患者对于性生活和生育的要求进行相关的矫正手术。如果没有阻塞，可通过超声了解子宫的情况，对于没有子宫或者只有始基子宫，通常诊断苗勒管发育不全或者发育异常。有正常子宫的则可按照继发性闭经鉴别诊断和治疗。

3. 低促性腺素功能减退症（FSH≤5 IU/L 或 LH≤5 IU/L）

（1）Kallmann 综合征：是单一性促性腺激素释放激素缺乏继而性腺功能减退，同时伴有嗅觉丧失或减退的一种疾病。GnRH 兴奋试验反应低下或无反应。一般第二性征不发育或发育差，内外生殖器就为幼稚型。治疗常用雌孕激素终身替代治疗，可有撤药性出血，希望生育者可行促排卵或试管婴儿，嗅觉减退无特殊治疗方法。

（2）原发性垂体单一性促性腺激素缺乏症：是指垂体其他功能均正常，仅促性腺激素分泌功能低下的疾病。可能是 LH 或 FSH 分子中的 α 亚单位或受体异常所致。病因未明。主要症状为原发闭经，性腺及性器官和性征不发育，FSH 和 LH 及雌激素水平低下。卵巢内有较多始基和初级卵泡，骨骺愈合延迟，性染色体正常，46，XX。用外源性促性腺激素治疗可促使卵泡发育和排卵。可采用促性腺激素脉冲法和各种超排卵方案。对无生育要求者可给雌、孕激素周期序贯疗法。

另外，根据有无第二性征可作出以下分类。

1）有第二性征：如果患者有正常的第二性征，包括阴毛，那么医师应做 MRI 或子宫输卵管造影以确定有没有子宫。15% 的原发性闭经由米勒管发育不全〔先天型阴道缺如以及子宫发育异常（通常为始基子宫）〕引起。其病因被认为可能有抗米勒激素的胚胎性激活导致女性生殖道畸形。患者的症状可能有：如果在始基子宫里有内膜组织，则有周期性腹痛、经间痛或乳房胀痛。阴道缺如或缩短以及有异常的成人子宫可以确定为米勒管发育不全。如果患者表现为女性可做染色体核型分析来确诊。

如果患者有正常的子宫，应当考虑阴道闭塞。处女膜孔闭塞或阴道横膈可导致先天性流出道闭塞，典型表现为由于血液淤积在子宫和阴道里导致的周期性腹痛。如果流出道通畅，医师应当进行类似诊断继发性闭经的方法进行诊断。

2）无第二性征：对于无第二性征的闭经患者的诊断应当建立在实验室检查和染色体核型分析上。低促性腺素性性腺功能减退性闭经的最常见的原因是先天性生长和青春发育延迟。那么详细的家族史可以帮助检查病因，因为这常常是家族性的。低促性腺素性性腺功能减退性闭经所导致的青春和发育延迟与小丘脑或垂体功能衰竭所致无差别。如果有生长和青春发育延迟应当严密监视。Kallmann 综合征常有嗅觉丧失，也能导致低促性腺素性腺功能减退。高促性腺素性腺功能减退症（高 FSH 和 LH）的原发性闭经患者是由于性腺发育不全或卵巢早衰所致。Turner 综合征（染色体核型为 45，XO）是导致女性性腺发育不全的最常见的原因。典型的体征包括蹼颈、乳距增宽以及身材矮小。大约 25% 的 Turner 综合征患者是嵌合体。这些患者常有正常的表型。其他导致纯性腺发育不全的罕见的原因可以是染色体为 46，XY 或 XX。

（孙洪娜）

第三节　原发性痛经

痛经（dysmenorrhea）指月经来潮时出现小腹痉挛性疼痛，是妇女常见的一种症状。根据痛经出现的时间将其分为原发性和继发性两种。原发性痛经指的是从月经初潮时即出现痛经症状并在以后每次来潮时均出现反复疼痛；继发性痛经是指在女性初潮后一段时间再出现痛经的情况，常并发于子宫内膜异位症。

一、病因

原发性痛经的发生主要与经期子宫内膜合成和释放的前列腺素增加有关，同时也受精神神经因素影响，精神过度紧张、敏感、劳累、受寒、生活习惯突然改变、健康状态不良等，也可以引起子宫的痉挛性收缩，导致痛经。子宫内膜整块剥脱，排出不畅引起的痉挛性收缩而导致的痛经，称膜样痛经。

二、临床表现

从初潮开始每次月经来潮即感小腹坠胀与痉挛性疼痛，严重者伴恶心、呕吐、肛门坠胀，疼痛可放射至后背部与大腿内侧，经量增加后疼痛方能缓解。妇科检查常无异常发现。

三、治疗

（一）一般治疗

进行体育锻炼，增强体质。平日注意生活规律，劳逸结合，适当营养及充足睡眠。重视月经生理的宣传教育，通过解释说服，消除患者恐惧、焦虑及精神负担。加强经期卫生，避免剧烈运动、过度劳累和防止受寒。

（二）抑制排卵

如患者愿意控制生育，则口服避孕片（复方炔诺酮片或复方甲地黄体酮片）为治疗原发性痛经的首选药物。应用口服避孕药物，90% 以上症状可获得缓解，可能由于内膜生长受到抑制，月经量减少，PG 量降到正常水平以下导致子宫活性减弱。治疗可试服 3~4 个周期，如疗效满意，可继续服用；如症状改善不明显，可适当加用 PGs 合成抑制剂。由于要在整个月经周期用药，而发生效应仅在周期末 1~2 天，除非需要同时避孕，一般不受患者欢迎。

（三）前列腺素合成抑制剂（PGSI）

对不愿避孕的患者，则宜选择 PGSI，它抑制内膜的 PGs 合成，显著降低子宫收缩的振幅和频度，但不影响垂体—卵巢轴功能，也不会发生像口服避孕药那样的代谢性不良反应，只要在疼痛发作前开始服用，持续 2~3 天即可，为其最大优点。但须试用一个阶段，来确定每个人疗效最满意的药物种类及最适宜的剂量。试用调整阶段有时可长达半年。

常用的 PGSI 按其化学结构可分为如下 4 种。①吲哚吲唑类。如吲哚美辛、苄达明（benzyrin），25 mg，口服 3~6 次或 50 mg，每日 3 次。②灭酸类：甲芬那酸，商品名扑湿痛（ponstan），初次剂量 500 mg，以后 250 mg，6~8 小时 1 次；氯芬那酸，商品名抗炎灵，氟芬那酸，初次剂量 400 mg，以后 200 mg，6~8 小时 1 次。③苯丙酸衍生物：对异丁苯丙酸，通用名布洛芬（ibuprofen），400 mg，每日 4 次；甲氧萘丙酸钠盐，通用名萘普生（naproxen），首次剂量 500 mg，以后 250 mg，6~8 小时 1 次。④保泰松类：保泰松或羟基保泰松，首次剂量 200 mg，以后 100 mg，6~8 小时 1 次。

上述 4 类药物都能很快吸收，在月经来潮的前 48 小时内服用即可，但因月经来潮时间常有差异，一般宜在月经的前 3 天给药，以保证疗效，缓解率在 70% 左右。如将上述药物更换使用，有效率可达 90%，有消化道溃疡及对上述药物过敏者禁忌。不良反应较轻微，多数均能耐受。其中只有吲哚美辛肠道反应发生率较高，还可发生头晕、疲乏虚弱感、头痛等症状，以致中途停药者甚多。灭酸类或苯丙酸衍生物一类药物，尤其萘普生作用持续时间长，其钠盐在血中迅速达到高值，因而发生作用快，不良反应也小，为目前临床最多选用的药物。

PGSI 用量较大时，偶尔出现较严重不良反应，故应注意，必要时停止用药。已知不良反应有如下 3 种。①胃肠道症状：消化不良、胃灼痛、恶心、腹痛、便秘、呕吐、腹泻及由于消化道出血所致的黑便症。②中枢神经症状：头痛、头昏、晕眩、视物模糊、听力障碍、烦躁、抑郁、倦怠及嗜睡。③其他症状：皮疹、水肿、支气管痉挛、液体潴留、肝肾功能损害（转氨酶升高、黄疸、蛋白尿、血尿）。

（四）β 受体兴奋剂

通过兴奋肌细胞膜上 β 受体，活化腺苷酸环化酶，转而提高细胞内 cAMP 含量。一方面促进肌质网膜蛋白磷酸化，加强 Ca^{2+} 的结合；另一方面抑制肌凝蛋白轻链激酶活性，导致子宫肌松弛，痛经得到迅速缓解，但同时有增快心率、升高血压的不良反应。

近年临床应用单独兴奋子宫 β_2 受体的药物，不良反应显著减少。常用的 β_2 受体兴奋剂有：羟甲异丁肾上腺素，药品通用名沙丁胺醇（salbutamol）及特布他林（terbutaline），商品名间羟舒喘宁。给药方法有口服、气雾吸入、皮下、肌内注射及静脉给药等。

在剧烈疼痛时宜用注射法：沙丁胺醇 0.1~0.3 mg，静注或特布他林 0.25~0.5 mg，皮下注射，4~8 小时 1 次。中、轻度疼痛可口服，沙丁胺醇（2~4）mg/6 h 或特布他林（2.5~5）mg/8 h，也可气雾吸入 0.2~0.25 mg，2~4 小时 1 次。以气雾吸入较好，因用药量少而起效迅速。气雾吸入时应注意：①首先大口把气呼完；②开始深吸气时把药液吸入；③吸气完屏气 3~4 秒；④卷唇将气慢慢呼出。常用量每次吸入 2 口，可维持 4~6 小时。但一般反映 β 受体兴奋剂疗效不太满意，且仍有心悸、颤抖等不良反应，因而未能被普遍采用。气雾法应用方便、作用迅速，仍可一试。

（五）钙通道阻断剂

该类药物干扰 Ca^{2+} 透过细胞膜，并阻止 Ca^{2+} 由细胞内库存中释出而松解平滑肌收缩，为心血管疾病治疗上的一项重要进展。应用硝苯地平（nifedipine，尼非地平）20~40 mg 治疗原发性痛经。给药后 10~30 分钟子宫收缩减弱或消失，肌肉收缩振幅、频率、持续时间均下降，基础张力减少，同时疼痛减轻，持续 5 小时，无特殊不良反应。

（六）维生素 B₆ 及镁—氨基酸螯合物

利用维生素 B_6 促进镁离子（Mg^{2+}）透过细胞膜，增加胞浆内 Mg^{2+} 浓度的作用，来治疗原发性痛经。每日量 200 mg，4 周后可见红细胞镁含量显著增加。亦可与镁—氨基酸螯合物合用，每种各 100 mg，每日服用 2 次，治疗 4~6 个月，痛经的严重程度及持续时间均呈进行性下降。

（七）中医中药治疗

中医学对痛经的认识主要是气血运行不畅，不通则痛。气滞血瘀者以血府逐瘀汤为主，如桃红四物汤活血化瘀；寒凝瘀滞者常用处方为温经汤；气血不足者常用十全大补汤。中成药有桂枝茯苓丸或桃仁承气汤，每日量 5 g，分次于早、晚餐前 30 分钟服用，连续 30 天。

有学者报道缓解率可达80%，未发现有消化道症状及皮疹等不良反应。用穴位敷贴"痛经膏"效果甚好，还可用针灸的方法进行穴经注射。

（哈斯夫）

第四节　多囊卵巢综合征

多囊卵巢综合征（polycystic ovary syndrome，PCOS）是育龄妇女最常见的内分泌疾病，占育龄妇女的5%～10%，占无排卵性不孕的75%。PCOS临床表现多样，它不仅涉及生殖系统，而且是一个复杂的多系统综合征，高雄激素血症、高胰岛素血症及胰岛素抵抗（insulin resistance，IR）为其重要特征。关于PCOS的报道最早可追溯到1845年，Chereau首先描述卵巢质韧、增大的形态学改变，1904年Frindley称为囊性退化卵巢，1935年Stein-Leventhal将其归纳为一组表现为肥胖、多毛、不孕和卵巢囊性增大的综合征，由于病因不清楚，称为Stein-Leventhal综合征。自20世纪50年代起，人们开始注意到这类患者尿LH升高，1962年Goldziebel和Geen总结1079例病例后认识到Stein-Leventhal综合征有许多非典型征象，如多毛、排卵功能障碍，并发现雄激素增高是其主要的特征，因而从20世纪60年代开始逐渐改称为PCOS。现在已经知道IR/高胰岛素血症是PCOS的又一重要特征。由于PCOS临床表现的高度异质性，导致其诊断标准难于统一。PCOS的诊断标准历经了许多变迁，2003年欧洲人类生殖和胚胎学会与美国生殖医学学会（ESHRE/ASRM）鹿特丹专家会议推荐的标准是目前较为公认的国际标准。即稀发排卵或无排卵；高雄激素的临床和（或）生物化学征象；卵巢PCO征。以上三项中具备两项即可诊断，但需除外其他病因（先天性肾上腺皮质增生、库欣病、分泌雄激素的肿瘤）。

过去对PCOS的治疗，不论医师还是患者，都只专注于是否排卵和妊娠。但近年来，对PCOS的治疗观念已不仅仅限于促排卵和妊娠，PCOS与糖尿病、高血压、心血管疾病、子宫内膜癌等之间的关系日益明确，PCOS患者的远期结局超出了生殖健康的范畴，使PCOS的远期保健问题日益突出。目前临床上使用胰岛素增敏剂治疗PCOS，不仅可改善机体胰岛素抵抗状态，而且可明显改善排卵和受孕，而其蕴涵的真实意义可能还远不止于此。口服避孕药调整PCOS患者的不规则月经，可能是另一种从保健角度介入PCOS治疗的方法。因此，PCOS的治疗措施除了传统的降低雄激素水平、建立排卵性月经周期外，还应包括纠正肥胖和脂代谢紊乱、降低心血管疾病发生的风险、保护子宫内膜、治疗IR和高胰岛素血症、纠正糖代谢紊乱等治疗策略，要根据患者年龄、病变程度及就诊目的不同权衡考虑相应的治疗方案。

一、有生育要求PCOS患者的治疗

治疗原则是促使无排卵的患者达到排卵及获得正常妊娠。

（一）一般治疗

1. 改变生活方式，减轻体重

肥胖本身在PCOS的发病中起重要作用，60%～70%的PCOS妇女有肥胖。肥胖同时亦可引起并加剧胰岛素抵抗和内分泌代谢紊乱。控制体重尤其是减少内脏脂肪细胞，对肥胖的PCOS患者非常重要。减轻体重可改善PCOS患者内分泌环境，减轻痤疮、多毛，恢复正常月经，减少远期并发症的发生。Saleh 等发现肥胖 PCOS 患者减轻体重的 5%，89% 可恢复规则月经，其中 30% 能自然受孕，并可改善血脂、高胰岛素和高雄激素血症。通过摄入低热量饮食、增加体育锻炼、改变生活方式和饮食结构来减轻体重，这种方法疗效确切、廉价、无不良反应。因此，有必要加强健康宣教，使患者认识到调整生活方式对改善 PCOS 症状、预防远期并发症的作用。

2. 高雄激素血症的治疗

高雄激素血症不仅有痤疮、多毛、脂溢性皮炎等外在表现，影响美观，而且研究发现高雄激素血症与高胰岛素血症关系密切。PCOS 患者，通过降低雄激素可以增加卵巢对氯米芬（clomiphene citrate，CC）的敏感性，进而发生周期性撤退出血改善子宫内膜状态。

常用药物有醋酸环丙黄体酮（cyproterone acetate，CPA）和达英 -35（由 2 mg CPA 和 35 μg 炔雌醇配合而成）。CPA 为具有较强的抗雄激素活性的孕激素制剂，可抑制 P450c17-α/（17~20）裂解酶活性，减少雄激素合成并在靶器官与雄激素竞争性抢占受体，阻断外周雄激素的作用；通过下丘脑—垂体—卵巢轴的反馈能降低 LH 水平，逐渐使 LH/FSH 比率恢复正常，降低由高 LH 诱导的卵泡膜细胞产生的雄激素水平，减少卵巢性雄激素的产生。炔雌醇可以升高性激素结合球蛋白（sex hormone binding globulin，SHBG）水平，抑制 5-α 还原酶，使睾酮（T）转化为双氢睾酮（dihydrotestosterone，DHT）减少，降低游离睾酮水平。用法：达英 -35 自月经第 5 天起，每日 1 片，共 21 天，可服 3~6 个月。达英 -35 对多毛及痤疮的疗效确切。常见的不良反应有性欲减退、眩晕和水潴留，呈剂量依赖性。

螺内酯（spironolactone，SPA）为人工合成的 17- 螺内酯甾类化合物，其作用是醛固酮受体，并抑制卵巢 P450c17-α 羟化酶活性从而拮抗雄激素生成。治疗应根据患者的耐受性采用个体化用药方案。一般可给予每日 50~100 mg 分两次口服，使用 2~6 个月后减量，以日剂量 25~50 mg 长期维持。SPA 和口服避孕药联合应用效果更佳。螺内酯是保钾利尿药，使用期间应注意监测水、电解质平衡及肾功能。常见不良反应有月经频发、不规则出血、乳房胀痛、情绪不稳及性欲降低等。目前尚无致胎儿畸形的报道，但一般认为在停用螺内酯至少 4 个月后才能考虑妊娠。

氟他胺（flutamide）是一种非甾体的抗雄激素制剂，对硫酸脱氢表雄酮（dehydroepiandrosterone sulfate，DHEAS）抑制效果最好。因无内在激素活性，即使长期应用，也无明显不良反应。氟他胺可使患者多毛症状明显减轻，血脂水平有所改善。Ajossa 等报道氟他胺能降低 DHEAS 水平和提高子宫灌注，因而不仅能使多毛症状改善且有助于恢复生育能力。因存在可能使男婴畸形的潜在危险性，用药期间应避孕。

非那甾胺（finasteride）是一种 5α 还原酶抑制剂，能降低双氢睾酮与雄激素受体的相互作用，应用非那甾胺治疗后，血清 DHT 水平降低而 T 水平增加。不良反应较小，通常表现为胃肠道反应，因可引起男婴生殖器两性畸形，用药期间应避孕。

激动剂通过降调节抑制垂体分泌，达到促性腺激素短暂低下的状态，造成短期性药物性卵巢切除状态，降低卵巢的雄激素水平，对治疗严重的卵巢雄激素生成过多症非常有效，需连续治疗 3~6 个月。但由于严重的低雌激素状态，可引起严重不良反应，如骨质疏松等，因而推荐雌激素反向添加疗法。

地塞米松：是糖皮质类固醇类药，有效抑制表雄酮硫酸盐，抑制雄激素分泌。其用法为地塞米松每次 0.25 mg，每周 3 次（隔日 1 次），长期服用应监测血和尿的皮质醇，并控制饮食，监测体重。

二甲双胍（metformin，Met）：最新研究发现二甲双胍可直接抑制卵泡膜细胞产生雄激素，改善PCOS的高雄激素症状。多毛是胰岛素抵抗（IR）的相对指标，PCOS 患者多毛症是体内雄激素过多或毛囊对雄激素反应过强造成的。研究报道，使用 Met 治疗 PCOS 患者 12 ~ 14 个月后，其毛发直径显著缩小，Ferrimarr-Gallwey（F-G）评分、毛发生长速率亦有显著下降，并与 IR 改善程度显著相关。说明 Met 通过改善胰岛素抵抗，降低高胰岛素血症，可达到治疗 PCOS 多毛症状的效果。Harborne 等比较了 52 例有多毛症状的 PCOS 患者使用 Met 和达英-35 改善多毛的效果，药物治疗 12 个月后，Met 组和达英-35 组多毛症状均显著改善，但 Met 组的 F-G 评分改善更为显著。这说明 Met 有潜在的治疗多毛症作用，尤其适用于有生育要求的 PCOS 患者，有比传统的抗雄激素类避孕药更广泛的应用前景。

3. 代谢综合征的防治

PCOS 肥胖患者常伴有脂代谢异常，其特点为高三酰甘油，低高密度脂蛋白（HDL）。早在 1921 年就已经有学者注意到糖尿病与雄激素之间的关系，但直到 1980 年 Burghen 首次报道 PCOS 患者存在胰岛素抵抗。由此可引发 PCOS 患者中年后患糖尿病、高脂血症及心血管疾病的风险增加。

目前治疗 PCOS IR 的一线药物为二甲双胍，它通过抑制肠道对葡萄糖的吸收减少肝糖原异生，促进糖的无氧酵解，增加外周对糖的摄取和利用，从而改善糖代谢紊乱；在受体后水平提高胰岛素受体的敏感性，从而改善 IR，降低血胰岛素水平；降低游离 T、增加 SHBG 和高密度脂蛋白水平，改善月经，恢复或协助促排卵。二甲双胍还可减少餐后胰岛素分泌，增加卵巢对氯米芬的敏感性。用法：250 mg，每日 3 次，一周后根据患者身体质量指数（BMI）改为 500 mg，每日 2 次或 3 次，每日总量 1000 ~ 1500 mg，有些国家报道最大剂量可达 3000 mg/d（可能与人种差异有关），连续治疗 3 ~ 6 个月。Met 的优点是不会引起低血糖。不良反应以胃肠道反应，如腹胀、恶心、呕吐、口中有金属味、腹胀及腹泻最常见，发生率为 5% ~ 20%，这些症状为剂量依赖性，通常延续 10 天左右缓解或消失，餐中服用症状减轻。Met 严重的不良反应是肾功能损害和乳酸性酸中毒，发生率极低。二甲双胍是妊娠期 B 类药物，目前无证据证明该药物对动物和人类胚胎有毒性或致畸作用，但妊娠妇女使用的安全性未得到证实。Glueck 等追踪调查了 61 例月经稀发的 PCOS 患者，在妊娠期口服 Met 2550 mg/d，发现其自然流产率和妊娠期糖尿病的发病率下降，同时未发现二甲双胍有致畸作用。而且这些患者的新生儿出生时和出生后 3 个月、5 个月时的 BMI、身长、动作、社会行为发育无异常，因此，认为妊娠期应用二甲双胍是比较安全的。当然，还需要进行更大范围、更长时间的追踪调查才能得出定论。尤其在我国，目前二甲双胍的药品说明上并未将妊娠后妇女列为适应人群，妊娠后是否继续应用需根据患者具体情况和医师建议并经过患者充分知情选择后慎重决定。

新一代胰岛素增敏剂为格列酮（glitazone）类，包括曲格列酮、帕格列酮、罗格列酮、噻格列酮等，能有效地改善 IR 和高胰岛素血症，降低血清雄激素水平，改善卵巢微环境，调节卵巢本身糖代谢异常所致的局部胰岛素抵抗，使其恢复对促性腺激素的敏感性，恢复排卵，并可改善血脂异常，预防动脉粥样硬化，对伴肥胖的 PCOS 胰岛素抵抗患者效果更加显著。但由于有程度不同的肝脏毒性，长期应用受到限制。

右旋肌醇（D-chiro-inositol）：有研究认为，PCOS 患者之所以具有 IR 及高胰岛素血症，可能是由于介导胰岛素作用的含右旋肌醇的磷酸多聚糖的缺乏而引起的，因此服用右旋肌醇，可补充外源性介质，从而改善胰岛素敏感性。Nestler 等将 44 例肥胖型 PCOS 患者分为两组，治疗组 22 例，服用右旋肌醇 1200 mg/d，连用 6 ~ 8 周；对照组 22 例，服用安慰剂，连用 6 ~ 8 周。结果表明，治疗组平均血胰岛素曲线下面积由（81 ± 69）nmol/（L·min）降至（31 ± 40）nmol/（L·min），血游离 T 浓度由 387pmol/L 降至 173pmol/L；血浆三酰甘油浓度由（2.1 ± 0.2）mmol/L 降至（1.2 ± 0.1）mmol/L；而对照组无显著变化。治疗组 22 例中 19 例排卵，对照组 22 例中仅 6 例排卵。认为右旋肌醇增强了 PCOS 患者的胰岛素作用，提高了排卵率，降低了血雄激素、血压和血三酰甘油水平。其安全性、有效性及最佳剂量还待临床进一步论证。

奥曲肽（octreotide）是近年来人工合成的生长抑制素类药物，对人体多种内分泌腺体有抑制作用，可抑制生长激素释放和调节胰岛素、胰高血糖素和胃泌素分泌。实验研究证明，奥曲肽可降低 PCOS 患者的高胰岛素血症，并降低雄激素水平，从而调节受孕。Ciotta 等研究表明，PCOS 高胰岛素血症患者经奥曲肽治疗后，LH、雄激素水平明显下降而 SHBG 水平明显上升，并恢复了糖耐量试验中胰岛素的正常反应。Morris 等研究表明，联合使用奥曲肽和 FSH 可降低 HCG 注射日血 E_2 水平，减少卵泡数，从而可减少 OHSS 的发生率。但亦有研究表明，使用奥曲肽可使 PCOS 患者的血糖稳态受到破坏，认为不适于体型偏瘦 PCOS 并发高胰岛素血症患者的长期治疗。

此外，还有应用 N-乙酰半胱氨酸（N-acetyl-cysteine）治疗 PCOS 高胰岛素血症的报道（0.6 mg，每日 3 次），观察血中高胱氨酸水平，N-乙酰半胱氨酸可降低外周血胰岛素、胆固醇、三酰甘油及低密度脂蛋白水平，提高 HDL 水平。Fulghesu 等将 6 例消瘦者及 31 例肥胖 PCOS 高胰岛素血症者列为研究对象，其中 6 例肥胖者服用安慰剂做对照，余者服用 N-乙酰半胱氨酸 1.8 ~ 3.0 g/d，连服 5 ~ 6 周，高胰岛素血症的 PCOS 患者治疗后胰岛素曲线下面积显著下降，外周胰岛素敏感性增加，血雄激素及游离 T 水平明显下降，而安慰剂组及胰岛素水平正常者上述指标无改变。N-乙酰半胱氨酸有可能成为 PCOS 胰岛素抵抗患者治疗的一种新选择。

（二）促排卵治疗

1. 一线促排卵治疗

氯米芬应用至今已有 50 年的历史，为 PCOS 促排卵的一线药物，Guzick 推荐 CC 治疗 PCOS 为简单、价廉、安全有效的促排卵方法。CC 作用于下丘脑—垂体水平，通过竞争雌激素受体阻断内源性雌激素的负反馈作用，促进促性腺激素释放激素释放，刺激卵泡发育。在滤泡早期使用 CC 可以促进卵泡成长至成熟而能排卵。由于 CC 有抗雌激素作用，应用后虽排卵率高，但妊娠率低。应用方法：从自然月经或撤退出血的第 3 ~ 5 天开始，50 mg/d，共 5 天，如无排卵则每周期增加 50 mg/d 直至 150 mg/d。在月经第 2 天、第 3 天、第 4 天、第 5 天应用 CC 排卵率、妊娠率没有差异。如连续应用 ≥ 3 个周期的 CC 促排卵治疗，且至少 1 个周期 CC 150 mg，5 天，而均无排卵，BBT 单相，为 CC 抵抗，其发生率为 15% ~ 20%。对 CC 治疗反应正常但经过 6 ~ 12 个周期治疗仍未妊娠称作 CC 治疗失败。由于 CC 具有抗雌激素作用影响宫颈黏液，精子不宜生存与穿透；同时影响输卵管蠕动及子宫内膜发育，不利于胚胎着床。此外，CC 还有包括血管舒缩的潮热，腹部膨胀或不适，胸部疼痛，恶心和呕吐，头痛，视觉症状等在内的不良反应。对于 CC 耐药的 PCOS 患者可根据患者的具体情况更换药物或选择联合用药，如 IR 者可合用二甲双胍；如肾上腺来源雄激素增高者，可加用地塞米松；对甲状腺功能低下者，应加用甲状腺素。对于 CC 引起的子宫内膜发育不良可根据卵泡发育酌情适量加用戊酸雌二醇等天然雌激素对抗，以改善内膜状态，提高妊娠率。

2. 二线促排卵治疗（主要应用于 CC 抵抗或 CC 治疗失败者）

Gn 促排卵及外科手术治疗。

（1）药物治疗。

1）促性腺激素：主要用于 CC 抵抗的患者。包括人绝经期促性腺激素（HMG）、高纯度 HMG（HP-HMG）、FSH、高纯度 FSH（HP-FSH）和基因重组 FSH（r-FSH）。r-FSH 中几乎不含 LH 量，特别适用于 PCOS 患者。用药要根据患者情况酌情采用传统的递增方案、低剂量少量递增方案或逐渐减少方案以及序贯低剂量方案等。

传统的递增方案（conventional step up dose regimen）是 20 世纪 70 年代 PCOS 患者的经典促排卵方案。应用 HMG 150 U/d，每 3～5 天增加 1/2 剂量直至卵巢有反应。但是 OHSS 发生率高（1.1%～14%）。

低剂量递增方案（low dose step up protocol），PCOS 患者因高水平 T 的影响，卵泡发育停滞，抑制素分泌增加，长期处于低 FSH 水平。考虑到单卵泡发育所需 FSH 阈值的个体间差异，逐步增加 FSH 水平，推荐每 3～5 天增加原剂量的 10%～30%，可以增加卵泡的数目。常用的方案是 FSH 或 HMG 75 IU/d 起始，持续 14 天，然后每周根据卵巢反应增加 37.5 U/d。这种方案的 OHSS 发生率低，多胎妊娠率低，起始周期妊娠率较高，是目前 PCOS 患者最广泛应用的促排卵方案。

低剂量递减方案（low dose step down protocol）是根据起始 FSH 高剂量可以复制中期 FSH 峰的假想和优势卵泡比小卵泡对 FSH 更敏感的事实提出的。起始剂量一般为 150 U/d，然后根据超声监测结果每 2～3 天递减 35～40 IU。周期妊娠率为 10.8%～17%，与递增方案比较无显著差异，多胎妊娠和 OHSS 发生率低。比较低剂量递增方案和递减方案在促排卵的应用，两组单卵泡发育、排卵率和妊娠率无明显差异。低剂量递减方案用药较少，OHSS 发生率低。但是此方案患者卵泡期较长，尤其是 FSH 阈值较高的患者。

序贯低剂量方案（sequential low dose protocol）结合了上两种方案的特点，开始用低剂量递增方案，当主导卵泡直径达 14 mm 时，FSH 剂量减半直至绒毛膜促性腺激素日（HCG 日：当主导卵泡达 18 mm，给予 HCG 5000～10000 IU 注射促卵泡排卵）。其机制是 FSH 的起始剂量是为了超过 FSH 阈值以促使卵泡募集，优势卵泡选择后血清 FSH 水平的降低和主导卵泡在卵泡后期对 FSH 的敏感性增强。当优势卵泡形成后，若仍维持 FSH 剂量，则增大 FSH 阈值窗，造成多卵泡发育。随机前瞻性研究显示序贯低剂量方案和低剂量递增方案同样有效。两种方案妊娠率、安全性相同，而且序贯低剂量方案降低 HCG 日的雌激素水平及中等大小卵泡数目（14～15 mm）。因此基于卵泡选择机制的顺序低剂量方案可能为更符生理要求的促排卵方案。

2）CC 与 HMG 联合应用（CC 50 mg，自月经第 3～7 天应用；HMG 75 IU，月经第 5 天、第 7 天、第 9 天肌内注射），可减少 HMG 用量，效果良好。不良反应：增加多胎妊娠及 OHSS 发生率；费用较高，且需要反复超声和血清雌激素监测。因此只有具备超声及雌激素监测条件，具有治疗 OHSS 经验的医院才能开展促性腺激素治疗，用药前必须做好有关不育的彻底检查除外其他不育因素。优势卵泡达到 4 个或 4 个以上时，发生 OHSS 的风险大大提高，因此如果有 3 个以上卵泡直径 > 16 mm 的卵泡发育，应取消该周期。另有文献报道 CC、HMG 单次用药联合方案，于月经第 3 天始用 CC 100 mg/d，共 5 天，第 9 天单次给予 HMG 150 IU，可避免 OHSS，适于基层应用。

3）促性腺激素释放激素（GnRH）：由于 PCOS 之致病机制可能与 GnRH 之间歇分泌异常有关，因此也可使用 GnRHa 来促排卵。该药对垂体的首发效应，可促使垂体产生内源性的类似正常排卵前的 LH 峰和 FSH 峰；加上其可刺激卵巢颗粒细胞合成前列腺素，增加卵巢中组织型纤溶酶原激活因子活性，故可诱发排卵。方式有两种，一种方式是脉冲治疗，以一种辅助装置，可以调整适量的 GnRH 分泌频率和剂量，使 GnRH 频率减低，而不改变每次剂量（幅度），达到使 LH 分泌减低而不影响 FSH 水平的目的，因而减低 LH/FSH，有利于优势卵泡的选择及生长发育。虽然理论上此种方法最接近正常生理状态，但由于操作烦琐，患者依从性差，临床应用较少。另一种方式则是连续使用 GnRH，例如，使用 GnRH 类似物，GnRHa 作用强度比天然 GnRH 高许多，作用时间也较长，形成连续作用，使脑垂体去敏感化（desensitization），导致性腺激素分泌降低，当然如果有必要诱导排卵，则可根据需要再给予 HMG 或 FSH。

4）GnRH 拮抗剂有竞争性结合作用，通过用药剂量变化调节性激素被抑制程度；短期内可抑制性激素水平，无骤升效应，停药后性腺功能恢复快。文献报道 20 例 PCOS 患者，于前 1 个周期口服避孕药，月经第 2 天予 FSH + GnRH 拮抗剂至 HCG 日，临床妊娠率为 44%，继续妊娠率为 28%。

5）其他促排卵药物：二甲双胍近年来应用于 PCOS 促排卵辅助治疗，可增加胰岛素敏感性，降低血中胰岛素浓度，进而改善高雄激素血症，调节月经周期，单独应用亦可引起自发排卵。CC 抵抗的患者加用二甲双胍可改善其反应，提高排卵率和妊娠率。

二甲双胍单独应用的促排卵效果：许多研究表明，单用 Met 即可取得较好的促排卵效果。这些研究多针对肥胖者，但也有非肥胖者的报道。Ibanez 等研究 18 例非肥胖者，平均 BMI 为 21.4 kg/m^2，单用 Met 1275 mg/d，6 个月后 14 例患者（78%）排卵，表明 Met 也可改善非肥胖 PCOS 者的排卵功能。对 PCOS 并发肥胖的患者研究较多。Costello 等对 9 个单用 Met 的研究进行荟萃分析，其中 5 个无对照实验的研究总排卵率为 61%；4 个 RCT 实验总排卵率为 56%；安慰剂组为 35%（$P = 0.002$）。Homburg 总结 4 个单用 Met 的研究，排卵率为 78% ~ 96%。Fleming 等对 94 例 PCOS 患者进行双盲 RCT 试验，45 例应用 Met 850 mg，每日 2 次，共 16 周，47 例用安慰剂，两组的排卵频率（黄体期周数/总观察周数）分别为 23% 和 13%（$P < 0.01$），平均首次排卵时间分别为 23.6 天和 41.8 天（$P = 0.02$），未排卵人数分别为 8 例（17.8%）和 17 例（36.2%），$P = 0.04$。Met 可显著提高非肥胖 PCOS 患者的妊娠率，降低其流产率。Palomba 等研究了二甲双胍治疗后排卵的 PCOS 患者子宫内膜情况，二甲双胍组包括 37 例非肥胖、原发不孕的 PCOS 患者，对照组包括 30 例年龄和 BMI 与 PCOS 组相匹配的健康妇女。PCOS 组口服二甲双胍 6 个月（850 mg/d），对照组不予治疗。通过超声测量子宫、子宫内膜、子宫内膜下肌层血流和子宫内膜厚度和形态，反映子宫内膜的容受性。研究发现，治疗前 PCOS 组子宫、子宫内膜、子宫内膜下血流比对照组低，治疗后这些血流参数得到改善，但和对照组相比无统计学差异，也就是说改善幅度并不大。治疗后 PCOS 组子宫内膜厚度和形态也发生了同样变化。二甲双胍在改善卵巢功能的同时改善子宫的容受性，从而提高妊娠率。但也有不支持上述观点的报道。一些研究表明 Met 对极度肥

胖者效果不明显。Fleming 等的研究中比较 11 例极度肥胖 BMI > 37 kg/m^2 的患者与其他 BMI < 37 kg/m^2 者，虽 16 周内的平均排卵次数相似（分别为 1.6 和 2.1），但前者的 BMI 和高密度脂蛋白等心血管高危因素的变化不如后者显著，提示极度肥胖者对 Met 治疗的反应较差，故尚需深入研究是否需增大 Met 剂量，还是在 PCOS 极度肥胖者存在 Met 抵抗。最近的两项双盲 RCT 研究也显示（平均 BMI 分别为 28 kg/m^2 和 35 kg/m^2），Met 在增加排卵率、妊娠率、降低流产率方面并不优于 CC。

Met + CC 序贯疗法促排卵治疗：近来许多研究显示对于 CC 抵抗的 PCOS 患者，Met + CC 序贯疗法促排卵效果显著。Khorram 等研究发现加用 2 周 Met 后 CC 抵抗改善，排卵率显著提高（使用前 6.7%，使用后 44%）。Kashyap 等比较了以往的 RCT 研究后认为，Met + CC 组的排卵率和妊娠率比单用 CC 组高 3～4 倍。Kocak 等报道一项前瞻性双盲 RCT 实验，受试者均为 CC 抵抗的 PCOS 患者，28 例口服 Met 850 mg，每日 2 次，服用两周，另 28 例服同剂量安慰剂，在下一月经周期的 3～7 天均服 CC 100 mg/d，两组排卵率分别为 77.7%（21 例）和 14.2%（4 例）（$P < 0.001$），妊娠率分别为 14%（4 例）和 0（$P = 0.04$），表明 Met 可增强 CC 抵抗者对 CC 的反应性，其机制可能是 Met 影响颗粒细胞中胰岛素样生长因子-I（insulin-like growth factor-I，IGF-I）的作用而改变了卵泡甾类激素的生成状态。但也有研究者不同意这一说法。Moll 等的研究得出了相反结论。他们将 228 例 PCOS 患者分为 Met + CC 组和 CC + 安慰剂组。治疗后两组的排卵率分别为 64% 和 72%，Met + CC 组低于 CC + 安慰剂组；两组的妊娠率和流产率无显著性差异。2007 年 NIH 对 626 例 PCOS 妇女（平均 BMI 为 35 kg/m^2）进行大样本多中心的双盲 RCT 研究，经过 6 个月的治疗后，CC 组活婴分娩率是 Met 组的 3 倍，Met 与 CC 联合应用并不优于 CC 单独应用。所以加用二甲双胍能否改善 CC 抵抗尚有争议，另外，尚需进一步探索 Met 先期治疗的适宜剂量和 CC 应用的适当时机。

来曲唑（letrozole，LE）用于促排卵的研究：来曲唑是特异的、可逆的、非甾体类芳香化酶抑制剂，最初用于乳腺癌的治疗。近年来应用来曲唑促排卵，获得良好的排卵率和临床妊娠率，与 FSH 联合使用，可以降低 FSH 的用量，对子宫内膜无负面影响。LE 促排卵作用的具体机制尚不清楚，可能通过中枢和外周机制起作用。在中枢，LE 通过抑制芳香酶的活性，阻碍雄激素向雌激素的转化，降低机体内雌激素水平，从而解除雌激素对下丘脑和（或）垂体的负反馈作用，使促性腺激素分泌增加，促进卵泡的发育和排卵。现有研究发现，在灵长类动物中雄激素对卵泡早期的发育和募集有促进作用。LE 用于促排卵的推荐剂量有两种，即 2.5 mg/d 和 5 mg/d（月经周期的 3～7 天）。研究发现应用两种剂量 LE 方案促排卵，子宫内膜厚度无差异性，而 5 mg/d 组可获得更多优势卵泡，有更高的成功率。但目前在我国，来曲唑药物说明书上未注明其促排卵的用途，且应用于促排卵治疗时间尚短，尚处于试验性治疗阶段，有待更多的临床实践来证明其疗效、适应证及安全性。来曲唑是否会对胎儿产生远期影响尚不得而知，因此应用时最好慎重，如非应用不可，应对患者充分知情同意。

（2）手术治疗：早期对于 PCOS 的治疗是手术楔形切除卵巢，但复发率高，易形成粘连，影响受孕，现逐渐被淘汰。微创技术的发展使 PCOS 手术治疗重新受到关注。手术治疗仍然存在一些缺陷，如麻醉风险、术后输卵管卵巢粘连等，容易造成新的不孕因素，而最大顾虑在于对卵巢的破坏和对储备卵泡的消耗，可能会影响卵巢的寿命和功能。

1）腹腔镜下卵巢打孔/电凝术（laparoscopic ovarian drilling/electrocoagulation，LOD）：腹腔镜手术具有简单易行、创伤小、恢复快、粘连轻、患者易于接受等优点，已基本取代传统的卵巢楔形切除术。主要适用于难治性 PCOS，以及因其他疾病需腹腔镜检查盆腔者。通过破坏产生雄激素的卵巢间质，间接调节垂体—卵巢轴，血清 LH 浓度下降，LH 及 T 水平下降诱发排卵，增加妊娠机会并可降低流产危险。Amer 等回顾分析了 116 例无排卵 PCOS 患者 LOD 后不同时期的月经恢复、妊娠率、多毛和痤疮改善情况。术前患者排卵率为 8%，术后 1 年内、术后 1~3 年、4~9 年恢复规律月经周期者分别为 67%、37%、55%；妊娠率分别为 49%、38%、38%，且多毛和痤疮也大大改善。2/3 的 PCOS 患者应用 LOD 后月经恢复正常，而约 1/2 患者的月经恢复可维持较长时间。多数妊娠发生在术后 1~6 个月，约 1/3 的人生育能力可持续多年。若未妊娠，血清激素水平又渐恢复到术前水平。

方法：应用电针或激光，采用功率 30 W，每孔持续作用 5 秒。建议术前仔细超声检查，观察卵巢不同平面卵泡数目，详细计数卵泡数目，根据卵巢内现有卵泡数目个体化处理，避免打孔过多造成卵巢功能下降或衰竭，或者由于打孔过少而起不到治疗效果。一般每侧卵巢打孔 5~10 个，直径约 2 mm，孔深 8 mm。

术中注意事项：打孔个数不要过多；打孔不要过深；电凝的功率不要过大；避开卵巢门打孔；促排卵引起的 PCO 不是 LOD 的指征。

可能的不良反应：治疗无效；增加盆腔粘连风险；卵巢功能减退，卵巢早衰。

最近出现了一种用超声刀（harmonic scalpel）进行 LOD 的新技术。超声刀是 20 世纪 90 年代开创的兼切割和凝固功能的新型手术器械，Takeuchi 等将其应用于 LOD 也取得了较好效果。他们对 34 例 CC 抵抗者分别用超声刀和 NYAG 激光进行 LOD。将超声刀能量水平调至 3 级，在腹腔镜下每侧卵巢穿刺 20~30 次，每次 2~4 秒，打孔深度 2~3 mm。两组排卵率均为 94%，2 年内妊娠率分别为 77% 和 60%。

2）经阴道未成熟卵泡穿刺抽吸术（immature follicle aspiration，IMFA）：月经周期第 3 天阴道超声计数窦卵泡数，在月经第 10~12 天复查超声，如双侧无直径 8 mm 以上的卵泡，则在阴道超声引导下行 IMFA。在随后的月经周期第 3 天，复查血内分泌激素并计数卵巢窦卵泡数，如窦卵泡数每个卵巢≤10 个，T<1.6nmol/L，可促排卵治疗；如果未达到上述标准，则再行 IMFA。IMFA 能使 CC 抵抗的 PCOS 不孕患者获得良好的单卵泡发育和单胎妊娠率。缺点是也可能引起盆腔粘连，至今尚无导致卵巢功能衰竭的报道。

3）经阴道注水腹腔镜术（transvaginal hydro laparoscopy，THL）：是一种新的微创手术，经阴道后穹隆注入生理盐水或林格液使盆腹腔膨胀，可更好地暴露卵巢和输卵管的结构，无需牵拉即可进行盆腔操作。Fernandez 等对 13 例 CC 抵抗、不排卵的 PCOS 患者行 THL，术中采用双极电凝针，功率 110~130 W，进针深度 10 mm，根据卵巢的体积大小打孔 10~15 个，所有手术操作均在 30 分钟内完成。术后观察无 1 例出现并发症，6 例恢复正常月经，6 例妊娠，其中 3 例自然妊娠，THL 后 3 个月妊娠率 33%，6 个月为 71%，无 1 例流产发生。

4）经阴道超声引导卵巢间质水凝术（ultrasonography guided ovarian stroma hydraulic operation）：阴道超声引导下将 75℃无菌生理盐水注入卵巢间质，术后排卵率较高，但妊娠率较低，目前应用不多，尚有待大样本研究进一步证实。

5）微型腹腔镜下卵巢楔形切除术（ovarian wedge resection by microlaparoscopic）：最近报道该术式效果较好，并发症少，有较好的发展前景。Yildirim 等选择经 CC 和 FSH 治疗无效的 134 例无排卵的 PCOS，在微型腹腔镜下按照微创手术的原则行卵巢楔形切除术，术后 2 年 121 例妊娠（90%），其中 104 例在术后 6 个月内妊娠（78%），44 例后来行剖宫产或诊断性腹腔镜手术，发现仅 5 例有轻度粘连。

3. PCOS 的三线治疗——体外受精—胚胎移植（IVF-ET）

对于应用 6 个月以上标准的促排卵周期治疗后有排卵但仍未妊娠的 PCOS 患者，或多种药物促排卵治疗及辅助治疗无排卵并急待妊娠的患者，可以选择 IVF-ET 的辅助生育技术。可以说，IVF-ET 是难治性 PCOS 患者一种有效的治疗方法。但由于 PCOS 的高雄激素血症和胰岛素抵抗，造成其生殖、内分泌系统的多种功能紊乱，使 PCOS 患者在进行 IVF 治疗时易发生 Gn 高反应，导致卵泡数过多、血 E_2 过高，进而增加 OHSS 的发生率；过高的 LH 水平还可使卵质量下降，受精率降低。所有这些使 PCOS 患者成为 IVF 治疗中的相对难点问题。Hwang 等报道 PCOS 患者行 IVF/ICSI 治疗可能提高受精率。

PCOS 患者 IVF 治疗过程中为避免上述问题可采取下述方法。

（1）应用 r-FSH 低剂量递增方案诱导排卵可以获得单个成熟卵。

（2）可不在促排卵后当月移植，而将其冷冻保存。

（3）未成熟卵母细胞的体外成熟（IVM）。

其中 IVM 技术是近年来发展起来的新兴技术。哺乳动物卵的未成熟培养成功是在 1996 年，韩国 Kwang Cha 于 1991 年把这项技术应用于人类临床。1994 年最早报道 IVM-IVF 获得新生儿的是澳大利亚的 Eoumson，从 PCOS 患者卵巢中取未成熟卵。IVM 是指从卵巢采取的卵—冠—丘复合体，在体外培养至成熟并受精，然后将胚胎植入子宫腔内。与传统的体外受精相比，虽然妊娠率及种植率不如后者高，但避免 OHSS 风险，因此，将有可能取代传统的 IVF，而作为不育患者新的助孕技术。法国的一项调查结果显示，33 例患者接受 45 个 IVM 周期，11 例血清 HCG 阳性（穿刺周期妊娠率 26.2%，移植周期妊娠率 27.5%），其中 9 例临床妊娠穿刺周期妊娠率 20%，移植周期妊娠率 22.5%。后又有学者对 PCOS 患者进行无刺激周期 IVM，亦取得较好效果。虽然至今 IVM 已出生婴儿中出生缺陷与正常妊娠相比无差异，但 IVM 技术在 PCOS 治疗中的地位需通过更多的随机对照实验加以明确。

（三）促排卵前的预治疗

PCOS 患者常常存在高雄激素血症和高胰岛素血症，多数文献报道，存在高雄激素血症和胰岛素抵抗时，先采用达英-35 和二甲双胍纠正内分泌紊乱将会提高促排卵药物的促排卵效果。Mulders 等研究表明正常促性腺激素的无排卵妇女其肥胖、LH 水平、胰岛素抵抗与妊娠率呈负相关，且流产率增高。因此，减肥及增加胰岛素敏感性等促排卵的前期治疗在临床上已日益得到重视。但在具体应用过程中，可根据患者具体情况个体化决定。

1. 胰岛素增敏剂

近年来，有许多研究报道评价使用胰岛素增敏剂来降低 PCOS 患者的高胰岛素血症对排卵的影响。随机对照研究结果显示，胰岛素增敏剂可以改善子宫内膜功能，而且降低 PCOS 患者的流产率。有研究将 CC 抵抗的 PCOS 患者随机分组，在 FSH 促排卵周期前接受一个月的 Met（1500 mg/d）治疗，对照组不用 Met 治疗。结果接受 Met 治疗组 HCG 日直径大于 15 mm 的卵泡数目显著少于对照组（平均 2.5 个对 4.5 个卵泡），血清 E_2 的浓度显著低于对照组。表明二甲双胍可以降低 FSH 治疗对 OHSS 和多胎妊娠的危险性。

2. 达英 -35

可有效降低血 LH、FSH、T 水平，而且能升高 SHBG、胰岛素生长因子 -1（IGF-1）结合蛋白水平，降低游离 IGF-1 水平，从而减少 IGF-1 在合成雄激素过程中的协同作用，增加 PCOS 患者对促排卵的反应性。

二、无生育要求患者的治疗

近期目标为调节月经周期、治疗多毛和痤疮、控制体重；远期目标为预防糖尿病、保护子宫内膜，预防子宫内膜癌、预防心血管疾病的发生。

（一）生活方式调整

通过控制饮食、运动、改变生活方式、戒烟、戒酒等行为方式调整，减轻体重以改善 IR，体重降低至正常范围可以防止 PCOS 远期不良结局，如糖尿病、高血压、高脂血症和心血管疾病等代谢综合征。

（二）口服避孕药（oral contraceptive，OC）

适用于有高雄激素血症或高雄激素表现，主要有各种短效口服避孕药，达英 -35 为首选。达英 -35 可改善高雄激素血症还能较快改善高雄激素的临床表现，可有效地避孕和建立规律月经，使子宫内膜周期性脱落，避免子宫内膜癌的发生。

注意事项：PCOS 患者是特殊人群，常常存在糖、脂代谢紊乱，用药期间应监测血糖、血脂变化；对于青春期女孩在应用 OC 前应做充分的知情同意；服药前排除口服避孕药的禁忌证。

（三）孕激素

对于无明显高雄激素临床和实验室表现及无明显胰岛素抵抗的无排卵患者，可单独采用定期孕激素治疗，以恢复月经。主要有甲羟黄体酮（MPA）及琪宁（黄体酮胶丸）、地屈黄体酮（达芙通）、黄体酮等天然孕激素。孕激素可保护子宫内膜，减少子宫内膜癌的发生；月经后半期应用可改变 LH 的分泌频率，在一定程度上降低雄激素水平，费用较低。但不能改善严重代谢紊乱状况。

（四）Met

1. Met 对月经周期、体重、血脂及糖代谢的影响

Essah 等回顾性研究发现，Met 可以有效恢复 PCOS 患者的规律月经。将患者分为服用 Met 3~6 个月组和 6 个月以上组，两组比较后发现 6 个月以上组中恢复规律月经的患者更多。说明 Met 治疗时间越长，PCOS 患者恢复并保持规律月经的比率更高。关于 Met 能否降低 PCOS 患者的体质重量，近年来的研究结论不一。Harborne 等研究了不同剂量 Met 对肥胖 PCOS 患者体质重量和代谢的不同影响。肥胖组包括 BMI 为 30~37 kg/m² 的 PCOS 患者 42 例，BMI≥37 kg/m² 的 PCOS 患者 41 例。实验随机给予患者 Met 1500 mg/d 或 2550 mg/d 治疗，治疗后 4 个月和 8 个月时测定各项指标。治疗后两组的体质重量都下降，但只有肥胖组表现出剂量相关性（$P=0.04$）。病态肥胖组两种剂量引起的体质重量下降相似（3.9 kg 和 3.8 kg）。也有学者研究发现，Met 治疗后体质重量、BMI 和腰臀比无显著变化。改变生活习惯、降低体质重量仍然是肥胖 PCOS 患者的一线治疗方案。

2. Met 对 PCOS 远期并发症的作用

Met 对 PCOS 患者的血脂水平异常有改善作用。目前关于 Met 降低 PCOS 患者患心血管疾病风险的研究都是间接的，无直接证据证明其改善PCOS心血管病发病率和死亡率。不过很多研究证明，Met 可以降低心血管疾病相关因子，例如：血胰岛素、低密度脂蛋白和载脂蛋白 α。Banaszewska 等发现，Met 治疗 6 个月后，PCOS 患者的胆固醇、低密度脂蛋白和三酰甘油水平下降，Met 可以作为 PCOS 患者心血管疾病的预防用药。Met 可以使 PCOS 患者的血压有所下降，但无统计学意义。

3. Met 对青春期 PCOS 的治疗作用

PCOS 起病于青春期，肥胖和多毛症状多在月经初潮之前出现，并伴有雄激素水平的升高。部分患者成年后随着年龄的增长可能转为正常，而大多数患者继续发展为典型的 PCOS。Met 能安全可靠地调整月经稀发的青春期 PCOS 患者的内分泌状态，提高血清 E_2 和 P 水平，恢复正常月经，降低体质量。De Leo 等使用 Met（1700 mg/d）治疗 18 例 15~18 岁肥胖的青春期 PCOS 患者 6 个月，所有患者的月经恢复规律。这些患者每个月经周期都有排卵，同时，T、雄烯二酮和游离 T 下降。患者的 BMI 在治疗期间降至 21~24 kg/m^2。结果证实，Met 对青春期 PCOS 患者治疗作用可以改善月经、排卵以及多毛、痤疮、肥胖等高雄激素血症表现，不仅能纠正卵巢的高雄激素水平，而且可通过降低肾上腺类固醇的生成，纠正功能性的肾上腺高雄激素水平，治疗青春期 PCOS。

（五）子宫内膜癌的预防

对于 PCOS 闭经患者，子宫内膜增厚或子宫淋漓出血的患者应刮取子宫内膜，行组织病理学检查，如有子宫内膜增生可应用孕激素来对抗雌激素的作用，减少子宫内膜增生及子宫内膜癌的发生。

（赵慧珊）

第六章

妇科常见肿瘤

第一节 上皮性卵巢癌

一、概述

卵巢恶性肿瘤（ovarian malignant tumor）占全部卵巢肿瘤的2%～3%，占妇科恶性肿瘤的23%～27%，却占妇科恶性肿瘤死亡率的47%，为女性肿瘤死亡原因的第四位。各国发病率差异较大，在西方一些国家，年发病率为15/10万，仅次于宫颈癌、宫体癌，居第三位。在美国，上皮性卵巢癌是妇科癌症的主要死因，也是该国妇女第五常见的恶性肿瘤死亡原因。2008年美国预计大约将有21650例新诊断病例以及大约15520例的死亡病例。上皮性卵巢癌的患者能获得治愈的不到40%。卵巢癌的发病率随着年龄增大而上升。在80～89岁达到发病高峰，发病率约为57/100000。诊断时平均年龄约为63岁。其中大约70%的患者初诊时已是晚期。美国癌症协会的统计数据显示，40岁以上的妇女，每1000人中约有12人发病，其中只有2～3人可治愈。我国尚无全面的统计数字，但近40年来发病率有逐渐上升趋势，仅次于宫颈癌，居第二位。此类肿瘤可发生在任何年龄，从婴儿至老年，但多在40岁以上。

上皮性卵巢肿瘤（epithelial tumors of ovary）是最常见的卵巢肿瘤，约占卵巢良性肿瘤的50%，占卵巢原发性恶性肿瘤的85%～90%。上皮性卵巢癌（epithelial ovarian cancer）多见于中老年妇女，50岁以上居多。

上皮性卵巢癌发展快，容易发生转移，至今尚缺乏有效的早期诊断方法，60%～70%就诊时病灶已超出盆腔范围，5年生存率较低，徘徊在25%～30%，已成为严重威胁妇女健康的一种卵巢恶性肿瘤。

卵巢恶性肿瘤不易做出早期诊断，尽管如此，但有些症状出现有助于早期识别具有进展为早期卵巢癌高危因素的患者。这些症状包括：腹胀，盆腹部疼痛，进食困难，饱胀感或尿路刺激症状（尿频、尿急）。医生在评估有上述多种症状的妇女时，要意识到可能是卵巢的病变引起了这些症状。通常是在盆腔检查时触到无症状的实性肿块或非均质性肿块才被发现。

75%～80%的卵巢上皮性癌患者是在腹盆腔内有病灶扩散时才被发现，即使此时也有延误诊断的。如发现盆腔肿块有下列情况者应考虑为恶性和可疑恶性肿瘤：①实性者50%为恶性；②双侧 70% 恶性；③肿瘤表面不规则，有结节突起者多为恶性；④肿块粘连，固定，不活动或活动度差；⑤伴有腹水或胸腔积液者，尤其是血性；⑥伴有非特异性胃肠道症状，如恶心、消化不良、厌食、便秘等；⑦子宫直肠陷窝有硬结，排除子宫内膜异位症外，90% 以上属于恶性；⑧肿块生长迅速；⑨大网膜肿块，消化道不全梗阻变现，恶病质。如患者有胃病史，随后发生双侧卵巢实性肿瘤，则应想到有克鲁根勃瘤的可能，需详细检查消化道，以期找到原发病灶。其他诊断方法有影像学检查、腹水细胞学检查、肿瘤标志物（CA125、CA199、CA153、癌胚抗原）检测、腹腔镜检查、细针活体组织检查。

卵巢癌以手术治疗为主。过去，对晚期卵巢癌的手术治疗一直是姑息性的，包括减轻胃肠道和泌尿道梗阻的改道手术，减少浆液渗出的处理和减轻压迫性疼痛的神经外科处理，很少做肿块切除。

20 世纪早期，几个妇科手术医师推荐尽可能多地切除肿瘤，以减轻患者的痛苦和有限地延长生存时间。有学者认为即使有转移瘤存在也应尽可能切除原发肿瘤，同时尽可能切除转移性种植肿瘤，以提高肿瘤对术后放疗的敏感性，但因缺乏充分的根据而未引起重视。甚至有学者认为部分切除肿瘤对控制肿瘤发展没有价值，通过手术来减少压迫所带来的短期缓解，还抵不过手术本身所造成的痛苦。为此，不少学者在剖腹时，只做活检，而不愿冒手术困难和出血的风险为切除肿瘤而做出努力。

在过去 30 年中，晚期卵巢癌手术切除的主要方案发生了根本的变化。1967 年，Munnell 通过回顾性调查研究发现卵巢癌患者术后残余瘤直径大小与生存时间及其对化学药物、放射敏感性呈反比的关系，强调手术的彻底性是延长生存时间的关键，率先提出最大限度手术的原则。Smith、Greco、Wilstshow 等相继发现，卵巢癌患者如术后残余瘤直径超过一个特殊的界限，则患者的平均生存时间就不可能有明显的延长。这个界限为 1~3 cm，一般主张不超过 2 cm，也有主张不超过 0.5 cm。1978 年，Griffiths 根据多年的经验，对最大限度手术的步骤作了描述，称为最大限度肿瘤缩减术（maximal tumor reductive surgery）。此后，1982 年，Sliberman 将这种非根治性切除肿瘤的手术方法称为"肿瘤细胞缩减术"（cytoreductive operation）或"大块肿瘤切除术"（debulking operation）。但 Morre 等并不赞成对晚期卵巢癌患者施行最大限度缩瘤术，他们认为这种手术方式不能完全切除肿瘤，仅仅是通过暂时的减轻瘤负荷来延长生命，但肿瘤很快发展，因而对控制肿瘤没有价值。尽管如此，大多数文献证实了 Munnell 的发现，赞同对晚期卵巢癌患者施行最大限度手术，这是近代晚期卵巢癌治疗的总趋势。

卵巢癌是对化疗敏感的肿瘤。过去，卵巢癌的化疗仅作为放疗失败后的二线治疗。近 20 年来卵巢癌化疗已取得了明显进展，被广泛采用，目前已成为卵巢癌治疗中必不可少的治疗手段。早期以烷化剂单药应用最为广泛，其客观有效率达 33%~65%。随后多柔比星、六甲嘧胺、顺铂、卡铂的应用也甚广，紫杉醇也已用于卵巢癌治疗。近 10 年来，发现联合化疗的疗效优于单药化疗，特别是以顺铂为基础的联合化疗，有效率高达 60%~90%。

放疗作为卵巢癌的治疗已有 50 余年的历史，开始它仅用于肿瘤不能切除的患者，之后很快就普遍用于各期患者术后的治疗。放疗是局部治疗手段，主要通过全腹和（或）盆腔体外照射，达到杀灭和控制肿瘤的目的，但基本上属于姑息治疗。

二、组织学分类、扩散方式、手术—病理分期

（一）组织学分类

卵巢在胚胎发生方面具有特殊性，其发生的肿瘤在结构和成分上有很大的区别。过去由于没有统一的分类，影响了卵巢肿瘤临床特征及治疗效果的比较，造成基础及临床研究的混乱。1973 年，世界卫生组织（WHO）卵巢肿瘤命名委员会根据 1964 年国际妇产科联盟（FIGO）的标准第一次制定了国际统一的卵巢肿瘤的组织形态分类，1992 年，Scully 又加以补充，将卵巢肿瘤主要分为四类：上皮性卵巢肿瘤、生殖细胞肿瘤、性索间质肿瘤及转移性卵巢肿瘤。原发性上皮性卵巢肿瘤又分为浆液性肿瘤、黏液性肿瘤、子宫内膜样肿瘤、透明细胞瘤及纤维上皮瘤。卵巢肿瘤按恶性程度又分为良性、交界性及恶性三类，具体的划分如下。

1. 浆液性肿瘤

（1）良性：①囊腺瘤和乳头状囊腺瘤；②表面乳头状瘤；③腺纤维瘤和囊腺纤维瘤。

（2）交界性：①囊腺瘤和乳头状囊腺瘤；②表面乳头状瘤；③腺纤维瘤和囊腺纤维瘤。

（3）恶性：①腺癌、乳头状腺癌、乳头状囊腺癌；②表面乳头状癌；③恶性腺纤维瘤和囊腺纤维瘤。

2. 黏液性肿瘤

（1）良性：①囊腺瘤；②腺纤维瘤和囊腺纤维瘤。

（2）交界性：①囊腺瘤；②腺纤维瘤和囊腺纤维瘤，分为肠型、子宫内膜型。

（3）恶性：①腺癌和囊腺癌；②恶性腺纤维瘤和囊腺纤维瘤，伴腔壁结节的黏液囊性肿瘤，伴腹膜假黏液瘤的黏液性囊性肿瘤。

3. 子宫内膜样肿瘤

（1）良性：①腺瘤和囊腺瘤；②腺纤维瘤和囊腺纤维瘤。

（2）交界性：①腺瘤和囊腺瘤；②腺纤维瘤和囊腺纤维瘤。

（3）恶性：①癌，分为腺癌、棘腺癌、恶性腺纤维和囊腺纤维瘤；②子宫内膜间质样肉瘤；③中胚叶（米勒管）混合瘤，分为同质的和异质的。

4. 透明细胞瘤

（1）良性：腺纤维瘤和多性腺纤维瘤、囊腺瘤。

（2）交界性：囊性肿瘤、腺纤维瘤和囊性腺纤维瘤。

（3）恶性：腺癌、腺癌纤维瘤。

5. 纤维上皮瘤

（1）良性。

（2）交界性。

（3）恶性：恶性纤维上皮瘤或移行上皮癌。

6. 移行细胞肿瘤

（1）良性：良性 Brenner 瘤化生型。

（2）交界性：交界性 Brenner 瘤增生性变异型。

（3）恶性：恶性 Brenner 瘤移行细胞瘤（非 Brenner 型）。

7. 鳞状细胞瘤

鳞状细胞癌、表皮样囊肿。

8. 混合性上皮肿瘤

良性、交界性、恶性。

其他还有未分化癌、未分类的上皮性肿瘤。

（二）扩散方式

上皮性卵巢癌的扩散以局部蔓延、种植转移、淋巴转移为主，血行转移少见，且是晚期表现。

1. 局部蔓延

癌瘤超出卵巢范围后，可直接浸润周围组织器官，如盆腔侧腹膜、子宫、输卵管、直肠、乙状结肠及膀胱等，但多限于浆、腹膜浸润，很少侵犯器官的实质，尤其是初始时如此。陈涤瑕分析了 34 例原发性卵巢恶性肿瘤病例，发现对侧卵巢转移为 38.2%，大网膜转移为 34.2%，子宫转移为 17%，输卵管转移为 5.9%，阑尾转移为 2.9%。其中，Ⅰ期卵巢癌患者中对侧卵巢转移率为 22.2%，其他部位为 0；Ⅱ期患者共 4 例，2 例发生对侧卵巢转移、子宫转移，1 例发生输卵管转移；Ⅲ期患者中上述 5 个部位的转移率分别为 58.3%、97.1%、33.3%、8.3%、8.3%，很少见转移到宫颈、阴道及外阴。据 Guidozzif 报道，148 例 FIGO 分期为Ⅲ、Ⅳ期患者中有 7 例宫颈转移，2 例阴道转移，1 例外阴转移。这些部位的转移常同时合并大量腹水，盆腔、淋巴结转移，上腹部种植转移。

2. 种植转移

与其他恶性肿瘤不同，卵巢癌主要转移途径是肿瘤表面脱落细胞的腹腔内广泛种植，也是上皮性卵巢癌转移的主要方式。游离的肿瘤细胞随腹腔液在腹腔内流动，在腹膜表面种植生长，很快成为全腹性疾病。由于重力的作用，癌细胞更容易在腹腔的最低处种植，尤其在子宫直肠窝处的转移最为常见，其次是盆腔侧腹膜，直肠、乙状结肠浆膜、子宫膀胱窝腹膜等。腹腔内液的流动方向（图 6-1）对卵巢癌的种植转移具有重要意义。由于腹腔的分区和交通关系，通过呼吸运动和日常生活，癌细胞随腹腔液沿右结肠旁沟畅通无阻的流向右上腹腔，而左侧降结肠旁沟则由于横膈结肠韧带的限制，流向左上腹腔受到一定的阻碍，从而使右半膈、肝脏表面、大网膜成为种植较常见的部位。这也解释了右侧卵巢癌更易广泛腹腔种植的原因。

盆、腹腔腹膜及脏器浆膜种植播散最为常见，特别是横膈、结肠旁沟、肠系膜、肠浆膜、子宫直肠窝及盆侧壁腹膜、膀胱浆膜。盆腔腹（浆）膜种植更为常见，可融合成片，形如"铠甲状"。腹膜和横膈是早期卵巢癌亚临床转移的常见部位，晚期癌腹膜种植高达 71.6%。大网膜也是卵巢癌最早亚临床转移部位之一。各期大网膜总的转移率为 23%~71%。晚期大网膜转移灶可融合成块，是腹水的重要来源。

卵巢癌转移至肠道者很常见，但大多数属浆膜种植转移，进而可累及浅肌层而至深肌层，累及黏膜层很少见。由肠转移导致不全梗阻者在Ⅲ、Ⅳ期或复发性卵巢癌中尤为多见，后果严重，是致死的主要原因。完全梗阻多在复发癌中出现，最终导致死亡。Tunca 等报道 518 例卵巢癌，127 例发生肠梗阻，占 25%，其中Ⅰ期 17 例（13.9%），Ⅱ期 17 例（16.8%），Ⅲ期 72 例（30.0%），Ⅳ期 20 例（36.4%），不详 1 例。

肝种植转移亦为常见。在晚期患者中，肝表面转移高达 54%，肝内转移达 43.2%。而北京协和医院 15 年回顾性研究证实，肝转移占同期病例的 6.9%（40/583）。脾表面转移者较肝脏的少见，脾实质及脾蒂转移者时有报道。

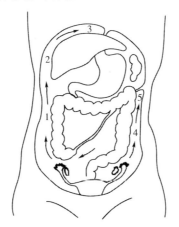

图 6-1　腹腔内液体的流向（示意图）
1. 升结肠外侧沟；2. 右膈下间隙；3. 肝镰状韧带；4. 降结肠外侧沟；5. 脾结肠韧带

3. 淋巴转移

卵巢癌常扩散至腹膜后淋巴结，一般认为有 3 条不同的转移途径。①主要的途径是沿卵巢血管向上终止于腹主动脉旁淋巴结，位于腹主动脉及肾动脉之间，称上行路线（图 6-2）。②淋巴管从卵巢门出来在阔韧带两叶之间，终止于髂内、髂外及髂门淋巴结（下行路线）（图 6-3），再经髂总而至腹主动脉旁淋巴结；当上行路线受阻时，淋巴液可反流至盆腔淋巴结或形成侧支循环。③卵巢淋巴管沿圆韧带，引流入髂外淋巴结及腹股沟淋巴结，此转移途径比较少见，但这是转移至腹股沟淋巴结的主要途径。

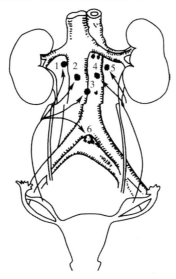

图 6-2　卵巢淋巴流向（上行路线的示意图）
1. 腔静脉外侧淋巴结；2. 腔静脉前淋巴结；3. 主动脉腔静脉前淋巴结；4. 主动脉前淋巴结；5. 主动脉外侧淋巴结；6. 主动脉下淋巴结

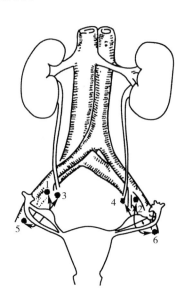

图6-3 卵巢淋巴流向（下行路线的示意图）

1、2. 髂间淋巴结；3、4. 髂内淋巴结；5、6 髂外淋巴结

北京协和医院通过手术切除及淋巴造影初步揭示了卵巢癌淋巴结转移的规律：①卵巢癌总的淋巴结转移率高达50%～60%，表明淋巴转移是卵巢癌扩散的重要途径；②卵巢癌向盆腔及腹主动脉旁淋巴结转移的机会几乎相同；③原发于左侧的卵巢癌，其盆腔淋巴结转移率远较右侧高（约为10∶1）。

腹膜后淋巴结转移的发生率与临床分期、细胞分化、组织学类型、年龄大小等因素有关。有学者报道，Ⅰ～Ⅳ期的淋巴结转移率分别为14.3%、37.5%、64.4%、100%。细胞分化也是影响淋巴结转移的重要因素，交界性卵巢肿瘤几乎无淋巴结转移，1、2级淋巴结转移率为10%，而3级则高达26%。组织学类型中以浆液性癌淋巴结转移率最高，黏液性癌最低。

有学者报道淋巴结转移率与年龄的关系为：20～29岁为1%，30～39岁为2%，40～49岁为15%，50～59岁为25%，60～69岁为32%，70～79岁为32%，80岁及以上为2%。可见易于发生淋巴结转移的年龄段为40～79岁，最易发生淋巴结转移的为60～79岁。这提示我们老年卵巢癌患者较年轻患者更易发生淋巴结转移。

有学者收集了2004年1月—2007年3月的99例上皮性卵巢癌患者的资料，对其术前CA125水平与淋巴结转移的相关性进行了研究。以535 IU/mL为临界值将这些患者分为两组，对其各自的淋巴结转移率进行了对比，发现两者之间存在显著差异（$P < 0.05$）。这说明CA125水平 >535 IU/mL与淋巴结转移有显著相关性。有研究也表明卵巢癌患者的CA125水平与淋巴结转移之间存在显著的相关性。

国内有报道称淋巴结转移率与腹腔积液量成正比，腹腔积液量及细胞学检查阳性与淋巴结转移密切相关，这一关系可能反映了肿瘤细胞易于转移的能力。但有学者对Ⅲ～Ⅳ期上皮性卵巢癌患者的腹腔冲洗液进行了研究分析，发现尚无法确认腹腔冲洗液细胞学检查阳性与淋巴结转移之间存在相关性。

腹膜后淋巴结总的转移率为20%～41%，不同部位分别为：盆腔淋巴结转移占24%～54%，腹主动脉旁淋巴结转移占18%～36%，盆腔及腹主动脉旁淋巴结均有转移者占28%～56%。有学者对105例患者行盆腔＋腹主动脉旁淋巴结清除术发现盆腔及腹主动脉旁均为阳性者为44%，其中Ⅰ期患者为5%，Ⅱ期患者为43%，Ⅲ期患者为51%，Ⅳ期患者为73%。盆腔及腹主动脉旁均为阴性者为35%，其中，Ⅰ期为85%，Ⅱ期为29%，Ⅲ期为22%，Ⅳ期为18%；盆腔淋巴结阳性而腹主动脉旁淋巴结阴性者为12%，其中Ⅰ期为10%，Ⅱ期为14%，Ⅲ期为13%，Ⅳ期为9%。另外，盆腔淋巴结阴性而腹主动脉旁淋巴结阳性患者为9%，其中Ⅱ期、Ⅲ期分别为14%、13%，而Ⅰ期、Ⅳ期均为0。有学者对34例低度恶性上皮性卵巢癌分析发现盆腔淋巴结阳性率为17%，腹主动脉旁淋巴结阳性率为18%，腹主动脉旁淋巴结阳性的患者中有1/2同时有盆腔淋巴结的转移，这些都说明卵巢癌向盆腔淋巴结及腹主动脉旁淋巴结的转移率几乎相等，两者的转移不分先后。另外，许多学者正在研究随意腹膜活检及腹膜后淋巴结活检在早期上皮性卵巢癌的分期中的功效，发现各期腹主动脉旁的淋巴结转移如表6-1所示。

表6-1　上皮性卵巢癌的主动脉旁淋巴结转移

组别	Ⅰ期		Ⅱ期		Ⅲ～Ⅳ期		合计
	淋巴管造影阳性	活检阳性	淋巴管造影阳性	活检阳性	淋巴管造影阳性	活检阳性	淋巴管造影阳性
Hank，Bagshawe（1969）	2/9	—	2/6	—	4/7	—	8/22
Parker 等（1974）	3/13	—	2/29	—	12/27	—	17/69
Knapp，Friedman（1974）	—	5/26	—	—	—	—	—
Delgado 等（1977）	1/5	—	1/5	—	—	3/5	2/10
Buchsbaum 等（1989）	—	4/95	—	8/41	—	7/46	—
Burghardt（1991）	—	1/20	—	4/7	—	51/78	—
合计	10/14		12/48		61/129		

注：所有病例为上皮性肿瘤转移灶直径小于3 cm者。

此外，膈淋巴结转移非常常见。横膈之所以成为卵巢癌最常见的转移部位，其原因除了上述提到的肿瘤细胞随腹腔液的流动而种植转移到膈面外，尚与横膈丰富的淋巴管有关。近年来，研究发现膈的淋巴结转移也是形成膈转移的机制之一。有学者发现膈面腹膜毛细淋巴管具有很强大的吸收作用，腹腔内经同位素标记的癌细胞迅速进入膈淋巴管，进一步到达胸骨旁淋巴结、纵隔前淋巴结、纵隔后淋巴结及腰淋巴结。该学者还证实腹腔内的肿瘤细胞首先阻塞横膈淋巴管，再产生腹水。局限在卵巢的临床Ⅰ期癌且有腹水的患者，其发生机制有可能是脱落在腹腔内的癌细胞随着呼吸运动不断流向横膈而附着在横膈底面，因而阻塞了淋巴管。尸检也可见到腹腔广泛种植的患者的横膈淋巴管充满了癌细胞。横膈淋巴管部分或完全被癌细胞阻塞，更容易使癌细胞种植在大网膜及不同部位腹腔的浆膜面以及造成癌性腹水的积聚。

4. 胸腔转移

卵巢癌合并胸腔积液以浆液性癌为多见，占82.4%，绝大部分伴有横膈转移，双侧胸腔积液（胸腔积液的瘤细胞阳性率为90%），单侧胸腔积液绝大多数为右侧（占85.7%），单侧胸腔积液不一定是胸腔转移，瘤细胞的阳性率只有14.3%，胸腔积液也并非均是肺转移所致，胸腔内注入硬化剂（平阳霉素）是一种较为有效的控制胸腔积液的方法。

5. 血行转移

初治的卵巢癌患者血行转移很少见，仅仅见于个别极晚期患者。但在治疗后复发的患者中，血行转移较多见，常转移到肝脏和肺。

（三）手术—病理分期

卵巢癌的手术—病理分期（FIGO 1988）见表6-2。

表6-2 卵巢癌手术—病理分期

Ⅰ期 肿瘤局限于卵巢
Ⅰ A 肿瘤局限于一侧卵巢，包膜完整，表面无肿瘤，无腹水，或有腹腔积液而未见恶性细胞
Ⅰ B 肿瘤局限于两侧卵巢，包膜完整，表面无肿瘤，无腹水，或有腹腔积液而未见恶性细胞
Ⅰ C* 一侧或双侧卵巢的ⅠA期或ⅠB期，有表面肿瘤生长，包膜破裂，腹水或腹腔冲洗液可见恶性细胞
Ⅱ期 肿瘤累及一侧或双侧卵巢并向盆腔蔓延
Ⅱ A 蔓延和（或）转移至子宫和（或）输卵管
Ⅱ B 蔓延至盆腔其他组织
Ⅱ C* 不论一侧或双侧卵巢的ⅡA期或ⅡB期，表面肿瘤生长，包膜破裂，腹水或腹腔冲洗液可见恶性细胞
Ⅲ期 肿瘤累及一侧或双侧卵巢，伴盆腔以外种植和（或）后腹膜或腹股沟淋巴结转移，肝脏表面转移为Ⅲ期，肿瘤局限在真骨盆，但组织学证实侵及小肠或大网膜
Ⅲ A 肿瘤大体所见局限于盆腔，淋巴结阴性，但组织学证实有腹腔腹膜表面种植，或有小肠或肠系膜蔓延
Ⅲ B 肿瘤累及一侧或双侧卵巢，腹腔腹膜种植瘤直径小于2 cm，淋巴结阴性
Ⅲ C 腹腔腹膜种植直径大于2 cm和（或）腹膜后或腹股沟淋巴结转移
Ⅳ期 肿瘤累及一侧或双侧卵巢，并有远处转移。发现胸腔积液经细胞学检查为阳性定为Ⅳ期，肝实质有转移同样列为Ⅳ期

注：* 为了判断不同因素对预后的影响，主要对ⅠC期、ⅡC期包膜是自生或是手术操作破裂，是腹水还是腹腔冲洗液发现恶性细胞进行判断。

三、治疗原则

上皮性卵巢癌的治疗以手术为主，辅以化疗或放疗，免疫治疗处于试用阶段。手术治疗是最有效的治疗手段，只有将肿瘤切净或基本切净，患者群体生存时间才能明显延长。而且手术的彻底性也为辅助治疗创造条件，直接影响化疗和放疗的最终效果。手术原则是力求将肿瘤切净或基本切净，残余肿瘤直径≤2 cm，不应因害怕脏器受损伤而遗留病灶。化疗是上皮性卵巢癌重要的辅助治疗，能使一些晚期患者完全缓解，获得长期无癌生存，放疗对上皮性卵巢癌有一定的敏感性，疗效是肯定的，但对大多数晚期患者的效果不如化疗好，可作为某些患者化疗后的巩固治疗。免疫治疗的疗效尚不能肯定。

各期卵巢癌的治疗原则尚不统一，笔者根据自己的经验，综合有关资料提出如下治疗方案。

Ⅰ期：①全子宫加双附件切除术，同时行大网膜切除，对黏液性卵巢癌同时切除阑尾；②年轻患者，属交界性肿瘤或ⅠA期可行保守性手术；③选择性腹主动脉旁淋巴结切除，常规盆腔淋巴结切除；④确诊肿瘤为ⅠA、ⅠB期，高、中分化（G_1、G_2），肿瘤与周围组织无粘连者，术后可不用化疗，定期随访。对ⅠA、ⅠB期低分化（G_3）及ⅠC期均给予辅助化疗6疗程。

Ⅱ期：①全子宫、双附件、大网膜及盆腔扩散病灶和阑尾切除术；②选择性腹主动脉旁淋巴结切除术及常规盆腔淋巴结切除术；③术后联合化疗6疗程。

Ⅲ、Ⅳ期：①癌瘤较散在，种植转移灶较表浅，经腹膜内将肿瘤切净或基本切净，包括切除全子宫、双附件、大网膜及阑尾；②对盆腔腹膜广泛种植转移者，行盆腔腹膜外切除肿瘤及内生殖器，同时切除腹腔内转移病灶及大网膜，使术后残余瘤直径≤2 cm；③内生殖器以外脏器有实质性浸润，可同时切除受累的肠管、膀胱或输尿管，使术后残余瘤直径≤2 cm；④术后残余瘤直径≤2 cm 者，同时行选择性腹主动脉旁及常规盆腔淋巴结切除；⑤肿瘤不能切除时，需多处活检，活检组织块直径≥1 cm，或因故不能达最佳减灭术者，经2~4 个疗程化疗后行两次间歇性肿瘤细胞缩减术；⑥术后采用联合化疗6~8 个疗程。

四、手术治疗

（一）早期（Ⅰ、Ⅱ期）上皮性卵巢癌的手术治疗

1. 首次全面手术探查及手术—病理分期

（1）手术分期的意义：对早期卵巢癌利用手术探查来确定疾病的扩散范围已成为强制性的方法，这是早期卵巢癌手术治疗的重要组成部分。正确分期是决定治疗方法的前提，也是估计预后、比较疗效、总结经验的重要依据。不少学者根据他们的实践经验，强调正确分期的重要性，并推荐由妇科肿瘤医师进行首次手术治疗以改善预后。

1972 年，Bagley 发现Ⅰ期卵巢癌采用全子宫＋双附件切除术和（或）术后辅以盆腔放疗，其术后5 年生存率分别为67% 和60%，并没有达到预期的效果，而术后全腹放疗的5 年生存率为94%。1971 年，Faks 也发现Ⅰ期卵巢癌单纯手术和手术加放疗，5 年生存率分别为70%、58%。Dembo 发现Ⅱ期卵巢癌采用全腹放疗较单纯盆腔放射的生存曲线有明显的提高，这说明Ⅱ期卵巢癌的患者有超出盆腔上腹部的"亚临床"转移，实际为Ⅲ期。Ⅰ、Ⅱ期患者过去之所以生存率不高，是因为这些"亚临床"转移部位未包括在治疗范围内。

由于卵巢癌的转移特点，临床上肉眼认为肿瘤局限在卵巢，实际上腹部已发生了亚临床转移。Griffiths 发现第一次手术被认为是Ⅰ期的卵巢癌患者，有30%～40%的分期是错误的。Guthrie 等总结了656 例早期卵巢癌的分期情况，发现第2 次手术时有355 例患者高于原分期。这是由于第1 次手术时，疏忽了某些部位的活检，这些部位是右横膈、大网膜、腹膜、腹主动脉旁淋巴结及盆腔淋巴结、腹水或腹腔冲洗液，而这些部位早期卵巢癌容易发生亚临床转移（表6-3）。1978 年，Piver 统计了有关Ⅰ、Ⅱ期卵巢癌常见的亚临床转移部位的发生率，见表6-4。

表6-3　外表为卵巢癌早期的亚临床转移

部位	受累病例数	总的病例数	受累率（%）
横膈	17	223	7.6
网膜	21	294	7.1
细胞学	13	69	18.8
腹膜	6	61	9.8
盆腔淋巴结	18	202	8.9
主动脉淋巴结	35	285	12.3

表6-4　Ⅰ、Ⅱ期卵巢癌亚临床转移部位的发生率

部位	Ⅰ期（%）	Ⅱ期（%）
横膈	11	3.23
大网膜	3	27
腹主动脉旁淋巴结	11	31.0
盆腔淋巴结	8.1	—
盆腔冲洗液	33.12	5

Yong 等对 100 例卵巢癌患者的资料进行了分析。有 68 例在第一次手术后 4 周内进行了重新分期，其中 61 例患者临床认为没有残余瘤，重新手术发现了常见亚临床部位的转移。100 例患者中，31% 的患者高于原分期，31 例患者中 23 例（74%）实际为Ⅲ期（表6-5）。

表6-5　100 例早期卵巢癌患者的再分期

原分期	患者数	再分期							高于原分期患者数
		ⅠA	ⅠB	ⅠC	ⅡA	ⅡB	ⅡC	Ⅲ	
ⅠA	37	31	—	—	—	3	—	3	6（16%）
ⅠB	10	—	7	1	—	1	—	1	3（30%）
ⅠC	2	—	—	2	—	—	—	0	（0）
ⅡA	4	—	—	—	0	—	—	4	4（100%）
ⅡB	38	—	—	—	—	23	3	12	15（39%）
ⅡC	9	—	—	—	—	—	6	3	3（33%）
合计	100	31	7	3	0	27	9	23	31（31%）

由此可见，初次手术分期是否正确非常重要。早期癌症治疗失败的原因主要由于上腹部探查不够全面，且未能获得亚临床转移部位的活检标本，而导致分期和治疗上的错误。美国 Anderson 医院对 1944—1973 年的 2115 例患者的资料分析表明，卵巢癌的分期正确与否直接影响治疗效果，Ⅰ期患者在外院接受过初次手术，然后转来 Anderson 医院的术后患者，5 年生存率仅为 56.5%，而初次手术在 Anderson 医院进行，则 5 年生存率为 87%。对Ⅱ期患者，则相应的 5 年生存率为 35.3% 和 50%。这一差别的产生系由于 Anderson 医院实施初次手术时即对患者进行了仔细临床分期的结果。

总之，手术分期被认为是卵巢癌手术的一个重要组成部分。通过手术探查，进行仔细的临床分期，对于手术方案的选择，指导术后辅助治疗，提高疗效，以及估价预后是很重要的，必须十分重视。

（2）手术探查的指征：目前早期卵巢癌仍缺乏准确的早期诊断方法，凡有下列情况者应开腹探查。

1）临床检查诊断的卵巢肿瘤者，特别是恶性肿瘤或可疑者。

2）青春前期及绝经后有附件肿块者。

3）绝经后有卵巢综合征。

4）任何年龄的妇女实性附件肿块。

5）生育年龄妇女直径大于 6 cm 的附件囊性肿块或直径为 4～6 cm 持续 3 个月以上或在观察中直径增大者。

6）其他附件包块不能排除卵巢恶性肿瘤者。

需要手术探查者，术前可作血清标志物测定，如 CA125、HCG、AFP 等，这些标志物对卵巢肿瘤诊断有一定意义；B 超、X 线、CT 及 MRI 等对于术前判断有重要作用，而腹腔镜检查具有决定性的作用。

（3）手术探查的方法及技巧。

1）术前必须进行彻底的肠道准备，口服甲硝唑（灭滴灵）或诺氟沙星（氟哌酸）、清洁灌肠、口服泻药，同时预防性使用抗生素。给予对症、支持治疗。

2）探查切口：为了确定病灶的范围，可采用下腹正中切口。开腹后经初步检查如为恶性或可疑恶性，为了暴露上腹部，切口须绕脐延长至脐上 5 cm，甚至延至全腹。

3）取腹水做细胞学检查：开腹后首先注意有无腹水，以及腹水量、色、性质，并取腹水进行细胞学检查。如无腹水，则用生理盐水 100 mL 分别冲洗盆腔和左右结肠旁沟等处，并加以回收做细胞学检查。注意不要用高渗液冲洗，如为明显的血性腹水，可加用肝素抗凝。

4）探查原发瘤：先检查内生殖器，确定是否有卵巢肿瘤，原发还是继发，单侧还是双侧，是实性、囊性还是半囊性。包膜是否完整，表面有无肿瘤，有无破裂，与周围组织器官，如输卵管、子宫、膀胱、直肠等有无粘连，是否受侵犯。

5）探查转移情况：即使是早期，也有亚临床转移的可能。这些病灶在探查时不易直接识别，多在活检时才发现。应该仔细地探查高危区，特别是右半膈、大网膜、腹膜、腹主动脉旁淋巴结、盆腔淋巴结。腹腔检查尤应注意子宫直肠窝、子宫膀胱陷窝、结肠侧沟、两侧盆壁等处的腹膜。可疑处分别取两块活体组织送病理检查。有学者强调用乙状结肠镜的活检钳或用腹腔镜行膈下活组织检查，并作为卵巢恶性肿瘤的手术常规；于横结肠附着处切除大网膜大部分，送病理检查；切除盆腔及腹主动脉旁淋巴结送病理检查，即使腹主动脉旁淋巴结临床检查结果为阴性，也应该在靠近卵巢静脉处取样。若卵巢病灶与 Krukenberg 瘤一致，胃肠道检查有决定性意义。如有粘连，必须松解，以排除是否有癌性浸润。

手术分期探查要求合乎标准。Dylos 和 Greer 提出了手术分期要求（表6-6），可供参考。

表6-6　卵巢癌手术探查要求

腹部正中切口延至脐上 5 cm

检查卵巢肿瘤，并在病理医生协助下：①排除良性肿瘤；②排除来自胃肠道及其他处的转移瘤；③注意囊壁有无破裂；④粘连处活检

取腹水或生理盐水冲洗液做细胞学检查

观察全部腹膜表面：①冰冻切片证实或多处标本送病理切片；②膈肌病灶活组织检查或取刮片

取足够的大网膜活检，腹膜后淋巴结活检

切除后：①送病理检查；②记下残癌的位置、大小等

按 FIGO 分期及做手术记录

6）确定分期：根据探查结果，按 FIGO 标准严格分期，并选择合适的手术方案。

（4）分期探查的结果：Yong 发现 I、II 期卵巢癌中 25% 的活检样本中有隐藏的转移，其中 7% 有膈下转移，6% 有盆腔淋巴结（PLN）转移，8% 有大网膜转移。Di Re 等发现淋

巴结转移与分期有明显的关系。Ⅰ、Ⅱ、Ⅲ、Ⅳ期患者腹主动脉旁淋巴结（ALN）转移率分别为 18.2%、20%、41.9% 和 60.1%，盆腔淋巴结转移率为 9.1%、10%、12% 和 33.3%，说明Ⅰ、Ⅱ期患者仍有 10%~20% 的淋巴转移。表 6-7 是Ⅰ、Ⅱ期卵巢癌分期探查结果。

表 6-7　Ⅰ、Ⅱ期卵巢癌手术分期探查结果

作者	横膈	ALN	PLN	大网膜	腹水或腹腔冲洗液
Young	2/58	0/52	1/11	6/57	
Chen		4/21	2/21		
Piver	1/31	0/5	0	0/5	8/31

2. 早期卵巢癌（Ⅰ、Ⅱ期）手术方式及适应病情

（1）保守性手术：保守性手术是指对儿童或有生育要求的卵巢癌患者行单侧附件切除。Rutledge 认为保守性手术只适用于保留患者生育功能而非内分泌功能，因为激素替代治疗是高质有效的。

1）适应证：对于生育年龄且有生育要求的卵巢癌患者，必须在完善而准确的手术分期基础上，严格掌握其手术适应证：①Ⅰ期；②分化良好（高、中分化）；③年轻渴望保留生育功能；④肿瘤包膜完整、无粘连；⑤包膜、淋巴结、卵巢系膜无浸润；⑥腹腔冲洗液阴性；⑦充分评估对侧卵巢，必要时做楔形切除活检，结果阴性；⑧横结肠下大网膜切除活检阴性，横膈组织学或细胞学阴性；⑨能严密随访；⑩生育后切除余下的卵巢。

单侧卵巢输卵管切除对年轻、希望保留生育功能的患者，其疗效是肯定的。分化良好的浆液性、黏液性、子宫内膜样或透明细胞卵巢癌患者，其肿瘤应该是单侧、包膜完整、无粘连的，并且无阳性腹水或性腺外播散的证据。腹膜冲洗液应当取盆腔和上腹部，同时要评估对侧卵巢。如对侧卵巢大小正常，形状和外观正常，不必要常规的手术评估。据 Munnell 和其他学者统计，对侧卵巢发生镜下转移的概率大约为 12%。主动脉旁和盆腔淋巴结必须仔细触摸和取样，必须对网膜足够取样送病检。在某些学者的经验中，Ⅰ级卵巢癌很少转移至盆腔或主动脉旁淋巴结。但是，任何肉眼观察不正常的淋巴结必须怀疑为罕见的转移灶。此外，保留的盆腔脏器必须是正常的。保留对侧卵巢对一个不生育的患者几乎没有好处。当上述部位任何一处发现癌瘤时，必须放弃保守性手术。在患者生育后，应该切除另一侧卵巢以减少其发生恶性肿瘤的危险。因为妇女绝经后卵巢上皮癌的发生率增加，而且因为有疾病史的不利因素，会促进另一侧发生上皮性病变，所以在生育后切除留下的卵巢是合乎逻辑的。

Ⅰ A 期上皮性卵巢癌采取保守性手术治疗的患者关键问题是组织学，黏液性和子宫内膜样病变比浆液性病变的遭遇要好。Ⅰ级和交界性病变最适合行保守性治疗。有学者认为对于黏液性、内膜样及透明细胞型卵巢癌，不管是交界性还是浸润癌，做单侧附件切除，其危险不大。据说浆液性病变发生于双侧卵巢的可能性是黏液性癌的 7 倍多。因此，浆液性癌选择保守性治疗时要慎重。

最近一项来自 Mayo clinic 的 33 例 Ⅰ A 期患者的研究中，患者年龄为 16~29 岁，结果显示卵巢输卵管切除或仅仅切除卵巢者，随访 3~10 年无复发，其结果是鼓舞人心的，但是并不是最终结论，因为许多低级别的病变有晚复发的倾向。某些中心正在研究单侧卵巢囊肿切除对低级别Ⅰ期上皮肿瘤的作用。其他人对Ⅰ期 2、3 级病变和Ⅰ C 期肿瘤保留部分卵巢组

织，其后进行化疗，以保留生育功能。Plaute 等报道Ⅰ期（包括ⅠC 期）患者保守治疗与根治性治疗后复发率相近，即使ⅠC 期患者仍可行保守性手术，但术后要积极辅以化疗。

Colombo 报道了99 例年龄在40 岁以下的Ⅰ期卵巢癌患者的有关资料。在56 例患者中施行了保守性手术（36 例ⅠA 期，1 例ⅠB 期和19 例ⅠC 期）。3 例ⅠA 期患者（1、2、3 级）复发。1 例在残留的卵巢上复发，行补救性手术。另外2 例为远处复发，并死于肿瘤本身。17 例希望生育的患者共怀孕25 次。Colombo 提示，以铂类为基础的化疗进一步降低了复发率。GOG 一项研究报道，ⅠC 期、Ⅱ期或分化差的ⅠA 期和ⅠB 期患者，其存活无差异。这些患者随机接受了美法仑或腹内^{32}P 治疗。同一报道显示，辅以美法仑治疗对ⅠA 期或ⅠB 期、分化良好或中等分化的肿瘤患者没有益处。

综上所述，对渴望生育的ⅠA 期上皮性卵巢癌患者行保守性手术是安全、有效的。生育后需切除保留的附件（卵巢），但对浆液性癌（ⅠA 期）患者的保守性治疗需慎重对待。对ⅠB、ⅠC 及Ⅱ期患者行保守性手术的安全性需进一步观察、证实。

2）手术范围。传统的保守性手术为单纯切除患者附件。这样可能会造成某些手术分期的错误，所以，当代的观点主张按完整手术分期的要求探查和确定分期。手术范围应该包括：①盆腔、腹腔腹膜多处活检；②患侧卵巢或附件切除，对侧卵巢剖视或不剖视，或行一侧或双侧囊肿切除（ⅠB 期）；③大网膜切除；④阑尾切除；⑤腹膜后淋巴结取样。

3）手术程序。根据笔者的经验，手术顺序（步骤）如下：①取腹水或盆腔、腹腔冲洗液行细胞学检查；②切除患侧附件或完整摘除肿瘤；③触摸和直视下检查对侧卵巢，如大小、外观、形状正常不必剖视，如可疑存在病变需剖视，必要时行楔形切除活检；④盆腔、腹腔可疑病灶活检，包括粘连部位；⑤左右结肠旁沟、子宫直肠陷窝、子宫膀胱陷窝、盆腔两侧壁腹膜随机活检；⑥右横膈活检；⑦盆腔淋巴结取样；⑧横结肠下大网膜切除；⑨腹主动脉旁淋巴结取样；⑩阑尾切除。

（2）全子宫 + 双附件切除术：毫无疑问，经腹全子宫 + 双侧卵巢输卵管切除术是早期卵巢上皮癌最基本的术式，是最有说服力和最有效的治疗方法。

1）手术范围。

A. 双侧卵巢输卵管切除：切除对侧卵巢是因为有双侧同时发生肿瘤和发生潜在性转移的可能性。根据报道和疾病期别不同，外观正常的对侧卵巢病变发生率为6% ~43%。Kent 等发现，卵巢癌的双侧性比较多见。他们统计718 例上皮性卵巢癌双侧发生率为49.7%，其中浆液性癌为65.3%，黏液性癌为18.7%，子宫内膜样癌为30.2%，未分化癌为54.1%（表6-8）。Willian 的资料表明外观正常的对侧卵巢癌有7% 为隐性癌（表6-9）。

表6-8　上皮性卵巢癌发生率

种类	病例数	单侧发生数	双侧发生数	双侧发生率（%）
浆液性癌（ⅠC 期）	358	124	234	65.3
黏液性癌（ⅡC 期）	59	48	11	18.7
内膜样癌（Ⅲ期）	215	150	65	30.2
未分化肿瘤（Ⅳ期）	85	39	46	54.1
合计	718	361	357	49.7

表 6-9　ⅠA 期卵巢癌的对侧卵巢隐性癌发生率

作者	总例数	隐性癌发生率（%）
Munnell	134	5
Killiams	54	7
合计	188	6

B. 子宫切除：全子宫切除作为手术治疗的一部分值得推荐，也是必要的。因为癌瘤可经淋巴转移至子宫，有并发原发性子宫内膜肿瘤的可能性，可能有浆膜种植，常规切除子宫很少增加手术风险。卵巢癌患者保留子宫有发生米勒管原发肿瘤的倾向，有发生宫颈癌的可能，子宫切除后便于盆腔随访检查。因此，对已生育或不必保留生育功能的早期卵巢癌患者，应该做全子宫切除。

吴爱如报道卵巢癌有 16% ~ 18% 转移至子宫，转移至浆膜者更多。Kent 认为，卵巢癌转移至输卵管及子宫者比较常见，而且有 6% ~ 14% 子宫内膜显示癌样改变。另外，Decker报道，Ⅰ期卵巢癌行子宫及双侧附件切除 5 年生存率为 89.3%，单侧附件切除 5 年生存率为 67%，并指出肿瘤破裂或有腹水者，虽然术后用了必要的辅助治疗，但生存率明显下降，说明全子宫 + 双附件切除的必要性。

C. 大网膜切除：大网膜可能是一个存在镜下转移的器官，是卵巢癌最早的转移部位之一，转移率为 37% ~ 71%。早期转移灶有时小而分散，通常不易触摸到，称为亚临床转移。Knapp 和 Friedman 发现 4.7% 的Ⅰ期和Ⅱ期上皮性卵巢癌患者大网膜有镜下转移灶。Parker报道，ⅠA 期卵巢癌行大网膜切除 5 年生存率为 80%，未切除者 5 年生存率为 50%。Ⅰ期浆液性及未分化癌患者切除大网膜可提高生存率，其中切除组的生存率为 83%，未切除组的生存率为 61%。吴爱如分析了Ⅰ ~ Ⅳ期卵巢癌大网膜切除对生存率的影响（表 6-10）。从表 6-10 中可看出，大网膜切除较未切除者生存率明显提高。因此，多数学者已把切除大网膜作为卵巢癌手术的一部分，认为大网膜切除可以预防复发，而且有以下优点：①缩小肿瘤体积，有利于术后其他辅助治疗；②减少腹水的产生；③促进同位素在腹腔内的均匀播散；④减轻患者的腹痛症状。

表 6-10　大网膜切除对卵巢癌生存率的影响

作者	FIGO 分期	大网膜切除		大网膜未切除	
		例数	生存率（%）	例数	生存率（%）
Munnell	Ⅲ、Ⅳ	52	27	84	11
Villasanta	ⅠB、Ⅳ	39	33	108	32
Carter	Ⅰ	21	86	2	0
	Ⅱ	1	100	8	50
	Ⅲ、Ⅳ	8	25	11	0
Parker		21	81	25	48
	Ⅲ	94	2	56	9
Hilaris	Ⅰ（手术）	5	80	26	61
	Ⅰ（手术加放疗）	16	87	10	100

注：大网膜切除是Ⅰ、Ⅱ期卵巢癌有价值的诊断手段，但其治疗价值还无定论。

D. 腹膜后淋巴结切除（取样）：Knapp 等和 Delgado 等前瞻性评估了Ⅰ期或Ⅱ期卵巢癌患者腹主动脉旁淋巴结转移。他们发现 10.3% 的Ⅰ期患者和 10.0% 的Ⅱ期患者存在腹主动脉旁病灶。

最近的资料表明，Ⅰ期卵巢癌有 10% ~ 20% 累及盆腔和腹主动脉旁淋巴结。Burghardt 等报道 23 例Ⅰ期卵巢上皮癌患者，7 例（30%）盆腔淋巴结受累。Buchsbaum 报道了大型 GOG 的研究，发现盆腔淋巴结阳性率较低（Ⅰ期为 0，Ⅱ期为 19.5%，Ⅲ期为 11.1%）。但 GOG 的研究其转移病灶仅限于直径小于 3 cm。Burghardt 等报道了所有大小病灶的一组患者，盆腔及腹主动脉旁淋巴结受累相当高（Ⅰ期为 15%，Ⅱ期为 57%，Ⅲ期为 67%）。

文献记录的资料，各期腹膜后淋巴结转移率：Ⅰ期约为 10%，Ⅱ期约为 20%，ⅢC 期约为 40%。Chen 对 61 例上皮性卵巢癌做了选择性淋巴结活检，发现腹主动脉旁淋巴结转移 23 例，盆腔淋巴结转移 9 例，总的淋巴结转移率为 52.5%。腹主动脉旁淋巴结转移与期别的关系：Ⅰ期为 2/11，Ⅱ期为 2/10，Ⅲ期为 13/31，Ⅳ期为 3/9。

卵巢癌有转移至盆腔和腹主动脉旁淋巴结的倾向，因此，在卵巢癌患者的手术中必须评估这些部位，尽可能准确地确定疾病的分期。对早期卵巢癌而言，盆腔及腹主动脉旁淋巴结切除（取样）应和腹腔细胞学检查、大网膜检查一样，作为常规检查进行。

E. 阑尾切除：Parker 报道，卵巢癌常侵犯阑尾。阑尾黏液性瘤可产生弥漫性腹膜炎，术中同时切除阑尾是合适的，又是可能的，特别是对黏液性癌的患者尤其如此。Donald 报道了 78 例卵巢癌的阑尾转移，见表 6-11。

表 6-11　卵巢癌患者阑尾转移率

FIGO 分期	病例数	阑尾转移数		总数
		肉眼观	显微镜	
Ⅰ	14	0	0	0
Ⅱ	7	0	0	0
Ⅲ	49	33	1	34（69%）
Ⅳ	8	5	1	6（75%）
合计	78	38	2	40（51%）

2）手术程序（步骤）：①开腹；②取腹水或腹盆腔冲洗细胞学检查；③连同卵巢原发肿瘤切除一侧或双侧附件；④腹盆腔可疑病灶活检，右横膈活检或搔刮做细胞学检查；⑤左右结肠旁沟、子宫直肠陷凹、子宫膀胱陷窝、两侧盆壁腹膜随意活检；⑥行保守性子宫切除术；⑦常规或选择性盆腔淋巴结切除；⑧沿横结肠切除大网膜；⑨选择性切除主动脉旁淋巴结或取样；⑩切除阑尾，冲洗腹腔，缝合或不缝合后腹膜，腹腔内置化疗药物，然后关腹。

（3）肿瘤细胞减灭术：Ⅱ期卵巢癌有盆腔腹膜种植转移和（或）累及直肠、乙状结肠者，须施行肿瘤细胞减灭术，力争将肿瘤切净。

（二）晚期（Ⅲ、Ⅳ期）癌首次肿瘤细胞减灭术

1. 肿瘤细胞减灭术的定义及其标准

Ⅲ、Ⅳ期卵巢癌（stageⅢ、Ⅳ ovarian cancer）是一种全腹性疾病，有些（Ⅳ期）合并有远处转移。治疗原则仍然以手术治疗为主。只要患者一般情况许可，应进行肿瘤细胞减灭

术，尽量切除原发病灶及转移病灶，必要时还可切除部分肠道、胆囊或脾脏等。术后再辅以化疗或放疗，以改善患者一般情况，延长生命，提高生存率。

当今，对晚期卵巢癌的处理还有几个重要问题值得进一步研究和探讨。这些问题是：①最佳肿瘤细胞减灭术的真正含义（定义）是什么？②手术干预和肿瘤生物学特性对晚期卵巢癌预后有什么影响？哪个更重要？③首次肿瘤细胞减灭术对Ⅳ期患者有作用吗？④肿瘤细胞减灭术的手术范围如何掌握？⑤能否先进行术前化疗（新辅助化疗），然后手术？

以下对相关问题进行论述。

设计能逆转肿瘤自然发展过程的手术称为"肿瘤细胞减灭术"，或者说，当肿瘤切除达到残余肿瘤能为辅助治疗所根治的程度时称"肿瘤细胞减灭术"。

近年来，用最大残余肿瘤的直径来估计残余肿瘤的大小。临床资料表明，患者残余肿瘤的直径超过一个特殊的上限，就会明显地影响生存时间，而不考虑辅助治疗。这个上限范围在 0.5～3.0 cm，但多数学者主张以 2 cm 为标准。患者残余肿瘤低于这个界限者，对辅助治疗效果最佳。能达此标准的肿瘤细胞减灭术称为"最大限度缩瘤术""最佳肿瘤细胞减灭术"。Hacker 等又将肿瘤细胞减灭术分为三类：术后肉眼观无残余肿瘤者称"最佳"手术；残余肿瘤直径≤2 cm 者称次最佳手术；残余肿瘤直径＞2 cm 者称大面积残余瘤手术，或称非最佳肿瘤细胞减灭术。但多数学者把它们分为两类：术后残余瘤直径≤2 cm 者称最佳减灭术，残余瘤直径＞2 cm 者称非最佳减灭术。

2. 肿瘤细胞减灭术的机制及其临床意义

（1）机制：关于肿瘤细胞减灭术的机制，Griffiths 提出以下 3 点：①减少肿瘤负荷的直接作用来减轻肿瘤对宿主的直接损害，通过逆转肿瘤自然发展的过程来延长患者的生存时间；②根据一级动力学的概念，经手术切除能使肿瘤（体积）大小呈指数下降，再借助辅助治疗杀灭残余肿瘤，使肿瘤根治成为可能；③切除对辅助治疗相对不敏感的大肿瘤，而余下对辅助治疗相对较敏感的微小或显微水平的癌细胞群体。

许多资料表明，术后残余肿瘤体积大小与生存时间成反比，这与卵巢癌自然史一致。卵巢上皮癌克隆生成细胞在腹腔浆膜面种植播散，而这种转移灶是相对非浸润，罕见致死破坏重要生命器官的，血源性播散不常见，而且是一个晚期的表现。由于肿瘤的增长，机械性干扰胃肠功能，并逐渐加重；即使是最低限度的小肠浆膜种植浸润，也会因肠肌层神经丛的传导障碍而使小肠功能紊乱，导致不全肠梗阻或称"假性肠梗阻"，与外科的不全小肠梗阻相似，影响营养的吸收。长期进行性营养不良，横纹肌中的氨基酸转变成内脏蛋白质，减弱了宿主对糖异生的作用和肿瘤继续生长所需的氨基酸，最终导致患者的死亡，这是肿瘤自然发展过程对宿主的损害。

通过肿瘤细胞减灭术，使肿瘤体积缩小，直接减轻肿瘤对宿主的直接损害，使肿瘤自然发展过程"逆转"，改善患者的舒适感，减少肿瘤对宿主新陈代谢的不利影响，增强患者维持其营养状况的能力，改善患者全身状况，提高患者生活质量，增强患者所需要的高强度化疗耐受的能力。而且，Morton 认为，切除肿块可以增强免疫功能，虽然目前尚缺乏强有力的实验证明。

Griffiths 用细胞动力学的原理解释了肿瘤体积与生存时间的关系。Ⅲ期卵巢癌重量常超过 1 kg，约有 10^{12} 个细胞，若从最初的 1 个癌细胞开始要倍增 40 次。若将肿瘤体积减小 50%，也只是消灭 1 个对数的细胞，肿瘤倍增时间减慢不足 1/10，仅需一次倍增肿瘤就达到先前的体积。可见，这样的手术对肿瘤自然发展过程不会产生任何影响。若肿瘤体积减少至 $1\ cm^3$，需要经过 10 次倍增才能达到原来的体积，则肿瘤生长时间能减慢 25%。因此，任何治疗方案如不能使患者的肿瘤体积减少至 $1\ cm^3$，则群体平均生存时间不可能明显延长。显然，生存时间的延长与残余肿瘤直径减少到一个特殊的界限有关。

更重要的是，切除大块肿瘤病灶可以提高残余肿瘤对化疗的反应。血供相对不足的大肿块，其内的肿瘤细胞能够避免接触到足够浓度的细胞毒药物。血供不足的大肿块存在低的生长分数，即大部分肿瘤处于细胞周期的非增殖期（G_0 期）。此时，这些肿瘤细胞对细胞毒药物作用不敏感。施行肿瘤细胞减灭术的合理性在于切除血供差的、处于缓慢增殖周期的肿瘤组织，留下对化疗相对敏感的小块肿瘤组织。有多组资料表明，减灭术后留下小的残留肿瘤对化疗反应率增加（表 6-12），无进展期延长（表 6-13），生存期改善（表 6-14），二次探查术阴性结果增加（表 6-15）。

表 6-12 晚期卵巢癌首次肿瘤细胞减灭术残留病灶对化疗反应的影响

研究者（年）	药物	病例数	残瘤直径（cm）	反应（%）	
				完全	总反应
Young 等（1978）	Hexa CAF vs. LPAM	19	<2		84
		58	≥2		53
Ehrich 等（1979）	PAC	14	<3	46	78
		25	≥3	32	54
Wharton，Herson（1981）	EPAM	45	<2	12	29
		59	≥2	8	24
Conte 等（1986）	CAP vs. CP	37	<2	70	76
		38	≥2	32	82
总数/中位数		115	最佳	42.7	66.8
		180	次最佳	24.0	53.3

表 6-13 晚期卵巢癌首次肿瘤细胞减灭术对病变无进展的影响

研究者（年）	药物	病例数	残瘤直径（cm）	无进展期中位数
Vogl 等（1983）	CHA	32	<2	38
		68	≥2	12
Redman 等（1986）	CAP	34	<3	23
		51	≥3	14
Piver 等（1988）	PAC	35	<2	2.5
		5	≥2	13
Omura 等（1989）	CAP vs. PC	99	48	
		250	≥1	29
总和/中位数		200	最佳	33.5
		374	次最佳	15.0

表 6-14　卵巢癌首次肿瘤细胞减灭术后残瘤病灶对生存期的影响

研究者（年）	药物	病例数	残余瘤直径（cm）	生存期（月）
Griffiths（1975）	L-PAM	29	0	39
		28	0~0.5	29
		16	0.6~1.5	18
		29	>1.5	11
Hacker 等（1983）	Varied	7	≤0.5	40
		24	0.6~1.5	18
		16	>1.5	6
Vogl 等（1983）	CHAP	32	<2	>40
		68	≥2	16
Pohd 等（1984）	Varied	37	<2	45
		57	≥2	16
Delgado 等（1984）	Varied	21	<2	45
		54	≥2	16
Redman 等（1986）	CAP	34	<3	38
		51	≥3	26
Conte 等（1986）	CAP vs. CP	37	<2	>40
		38	≥2	16
Neijt 等（1987）	CAP vs. CP	88	<1	40
		219	≥1	21
Piver 等（1988）	PAC	35	<2	48
		5	≥2	21
总数/中位数		388	最佳	36.7
		537	次最佳	16.6

表 6-15　肿瘤细胞减灭术后残余病灶对二次探查术结果的影响

研究者（年）	二次探查阴性（%）		
	无残余瘤	最佳残余瘤	次最佳残余瘤
Bamhill（1984）	67	61	14
Cain（1986）	76	50	28
Smirz（1985）	75	-	25
Webb（1982）	95	36	20
Dodratz（1983）	82	44	33
Carry（1983）	79	45	22
Dauplat（1983）	100	100	40
Hoskins（1989）	75	45	25
平均	81	52	23

（2）临床意义：肿瘤生物学特性与肿瘤细胞减灭术对卵巢癌的反应率、无进展期及生存率的影响哪一个更重要，一直是人们争论的问题。偏向于肿瘤细胞减灭术者利用大量的临床试验证实最大残余肿瘤直径大小影响预后。毫无疑问，这些研究清楚地表明，残余瘤小的患者比残余肿瘤大的患者预后好。

1969 年，Delclos 和 Quinlan 报道，当肿瘤细胞减灭术达到不能触及病灶和可触及病灶时，Ⅲ期患者的生存率为 25% *vs.* 9%。Griffiths 第一个准确地用数量表示初次手术的残余病灶，并将第一组接受单药美法仑化疗的 102 例Ⅱ期或Ⅲ期卵巢癌患者的生存率联系起来，采用一种多元线性回归模型，他发现生存持续时间与残余肿瘤大小显著相关，无残余肿瘤患者中位生存时间为 39 个月，而残余肿瘤最大直径大于 1.45 cm 的患者为 12.7 个月。他注意到肿瘤细胞减灭术有一个重要的界限，即不能广泛切除所有大于 1.5 cm 病灶时，不会影响生存时间。

1978 年，Young 等报道了一项非铂类多药对单药烷化剂治疗晚期卵巢癌的随机试验，显示减灭至"最佳病灶"的患者更能取得临床和病理上的完全反应。一些采用以铂类为基础的化疗方案的研究也支持首次肿瘤细胞减灭术的作用。Omura 等报道了 GOG 一项比较两种以铂类为基础的方案的研究，结果显示那些无肉眼残存病灶的患者，比那些有直径小于或等于 1 cm 的残余病灶的患者，在无进展期、生存期及第二次探查中的阴性比例有显著的统计学差异。文献报道不同研究中显示最佳减灭术患者的比例为 17% ~ 87%，平均为 35%（表 6-16），其中，最佳减灭术患者的中位生存时间为 39 个月，而非最佳减灭术患者为 17 个月。此外，Fuks 等和 Dembo 也报道了首次肿瘤细胞减灭术对术后放疗的有利影响。在 GOG 的一项回顾性研究中，Hoskins 等分析 GOG 数据，报道了首次细胞减灭术后残余肿瘤大小对生存率的影响。证实了晚期卵巢癌存在镜下残余肿瘤者，残余肿瘤直径小于 2 cm 及大于 2 cm 者的生存期有明显的差异（图 6-4）。从这项研究中可以看到镜下残余病灶患者的 4 年生存期大约有 60%，而残余病灶直径小于或等于 2 cm 患者的 4 年生存期为 35%，而残余病灶直径大于或等于 2 cm 的患者 4 年生存期不到 20%。这些研究者发现，残余瘤直径大于 2 cm 的缩瘤术对生存时间不产生任何影响。

表 6-16　Ⅲ~Ⅳ期上皮性卵巢癌达最佳减灭术的比例

第一作者	年份	病例数	最佳减灭术（例）
Young	1978	80	
Smith	1979	792	24
Delgado	1984	75	17
Neijt	1984	186	41
Wharton	1984	395	39
Redman	1986	86	40
HeintZ	1986	70	70
Neijt	1987	191	49
Piver	1988	40	87
Potter	1991	185	64
Eisenkop	1992	126	82
Baker	1994	136	83
总数		2362	596

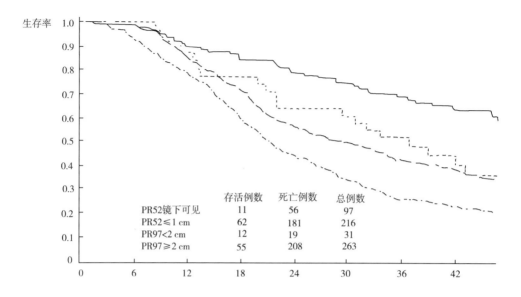

图 6-4　残余病灶大小的生存时间（月），妇科肿瘤组 52 号和 97 号原始记录（PR）

切除大块卵巢肿瘤和受累的大网膜，常常可以减少 80%～90% 的肿瘤负荷。缩减术的理论价值在于明显减少肿瘤细胞数目和为辅助治疗提供有利条件，这在卵巢癌中特别有意义。几项回顾性研究阐述手术时达到肿瘤体积最低程度的患者生存率提高了（表 6-17）。MD Anderson 医院和肿瘤协会一项大的试验结果表明，初次手术后没有肉眼可见残余肿瘤或直径没有超过 1 cm 的单个残余肿瘤时，Ⅳ期和Ⅲ期上皮性卵巢癌的缓解率有了显著提高，其中Ⅲ期无肉眼可见残余肿瘤的患者 2 年生存率为 70%，残余肿瘤直径小于 1 cm 者为 50%。

表 6-17　Ⅳ期卵巢癌行肿瘤细胞减灭术对生存的影响

第一作者（年）	手术结果	病例数	最佳（%）	中位生存（月）	P 值
Curtin（1997）	最佳（直径 <2 cm）	41	45	40	0.01
	次最佳	51		18	
Liu（1997）	最佳（直径 <2 cm）	14	30	37	0.02
	次最佳	33		17	
Munkarah（1997）	最佳（直径 <2 cm）	31	34	25	0.02
	次最佳	61		15	
Bristow（1998）	最佳（直径 ≤1 cm）	25	30	38	0.000 4
	次最佳	59		10	

Ⅳ期卵巢癌患者病变广泛，进行肿瘤细胞减灭术有特殊考虑，要根据个体的基本情况而定。绝大多数支持肿瘤细胞减灭术的研究包括了Ⅲ期和Ⅳ期患者，但没有分别分析。最近的 4 项回顾性研究分析了最佳肿瘤减灭术对Ⅳ期卵巢癌患者预后的价值，都显示小体积残余瘤患者的生存时间有统计学上的显著提高（表 6-17）。以这些资料为基础，似乎有理由选择合适的Ⅳ期患者进行肿瘤细胞减灭术。Gurtin 等对在 Sloan-kettering 癌症中心接受肿瘤细胞减

灭术的 97 例Ⅳ期卵巢癌患者进行评估，发现能达到最佳肿瘤细胞减灭术者的生存率与Ⅲ期相近。Akhira 等总结 225 例Ⅳ期卵巢癌患者的治疗情况，70 例（31.1%）能行理想的肿瘤细胞减灭术，其生存期为 32 个月，较次理想的肿瘤细胞减灭术者（生存期为 16 个月）有显著性差异。这些研究说明Ⅳ期患者应当接受和Ⅲ期患者一样的手术。最近许多报道表明，Ⅳ期卵巢癌实施肿瘤细胞减灭术可以达到理想程度，并在延长生存期和改善生活质量方面有积极意义。基于这些数据，如果能达到最佳残余病灶，那么对Ⅳ期卵巢癌患者尝试肿瘤细胞减灭术在医学上是合理的。

由于Ⅳ期卵巢癌患者存在盆腔、腹腔外病灶，造成肿瘤细胞减灭术的局限性。例如，对有肝转移或腹膜外转移者腹部手术达到何种程度尚无相对一致的意见。King 大学医学院收治 16 例Ⅳ期患者中，4 例因患复杂内科疾病未能手术，其余患者进行了剖腹探查术，有 7 例接受 1~3 周期含铂的新辅助化疗。结果显示，那些对新辅助化疗不敏感者预后差。提示那些对术前化疗反应小或无反应的患者即使尽最大努力手术也是没有意义的。

Ⅳ期卵巢癌首次缩瘤术仍是标准的治疗方式。而且，越来越多的研究证明Ⅳ期患者行最佳缩瘤术后生存期较同期患者行次最佳缩瘤术延长。但总的来说，Ⅳ期患者不论残余瘤状态如何，总的生存率仍很低。确定手术对Ⅳ期患者作用有多大，最理想的研究是先做细针活检术或腹腔镜活检术明确诊断。然后将患者随机分为手术＋化疗组，新辅助化疗＋间歇性缩瘤术组以及单纯化疗组，以观察不同治疗方案的疗效。

上述资料表明，首次细胞减灭术对Ⅲ、Ⅳ期卵巢癌的治疗有重要意义。但也有大量资料表明，即使由有经验的妇科肿瘤专家施行，仍有一部分患者会留下大块的残余瘤。显然，首次手术后的患者情况如何并不只取决于手术医师的技巧和努力，还与肿瘤的生物学特性或宿主-肿瘤的关系密切相关。甚至有学者认为缩瘤术的效果是由肿瘤固有的生物学特性所致，而与减灭术的结果无关。他们认为那些被减灭至最小残余病灶的患者所患有的肿瘤本身具有"较好的生物学性质"，而使得手术易于达到最佳效果。或者说，大块肿瘤不良预后到底是由于大块肿瘤负荷增加（这一点说明细胞减灭术有潜在的好处）引起，还是与肿瘤生物学上的差异或对化疗敏感性降低有关。如果确实是后者的原因，那么细胞减灭术就不可能对患者的存活有重要的影响。意思是说，其病灶能被减灭的患者是一组与细胞减灭术因素无关的有良好预后的选择组。

解决上述争论比较理想的试验是通过细针活检或腹腔检查诊断卵巢癌，然后将患者随机分成两组，即手术＋化疗组和单纯化疗组，再对两组的反应率、疾病无进展期及生存时间随访观察。但至今这样的试验没有很好开展，这是因为研究者对首次细胞减灭术的重要性有偏向性所致。Hoskins 等试图间接回答上述问题，他们选择了 GOG 52 号原始记录进行分析。他们比较了在手术中发现有小于或等于 1 cm 腹腔病灶的Ⅲ期患者和在手术中发现大于 1 cm 病灶但经细胞减灭术至小于或等于 1 cm 的Ⅲ期患者的存活时间。该学者推论，细胞减灭术是唯一的重要因素。Hoskins 等指出他们的研究不能说明细胞减灭术不重要，但显示肿瘤生物学特性起了关键作用。如果不能完成如上所述的一项前瞻性试验，就不可能回答这个问题。

3. 手术范围

妇科医师遇到最大的难题之一是决定施行多大范围肿瘤细胞减灭术才是合适的，判断一个患者能否耐受广泛性手术是困难的。如果不能做出正确的决定，可能会减少治愈的机会，或增加并发症。

目前，晚期上皮性卵巢癌细胞减灭术尚无统一的模式，应根据患者的个体情况和医疗技术水平而定。在一般情况下，应该竭尽全力尽可能将肿瘤切净或基本切净。如有可能实现最佳肿瘤细胞减灭术，就应该不惜切除受累的肠管、脾脏及其他器官，以延长无进展期，提高生存期。涉及广泛的淋巴结转移时，还应切除盆腔淋巴结和腹主动脉旁淋巴结。既要达到很小或无肉眼残余肿瘤又要避免手术并发症是困难的。为了完成这种手术，有 13% ~ 36% 的病例可能要做肠切除，5% 的病例要做泌尿道切除。手术时间长，出血量较多，有一定的并发症，有些较为严重，包括少数的手术死亡。

如果认定不可能或很少有希望完成最佳肿瘤细胞减灭术者，我们通常要避免施行这种广泛性手术，而仅仅切除那些能够切除的病灶，而不能切除主要器官，包括肠切除及吻合术，低位泌尿道切除术，以缩短时间，减少并发症。Hoskins 等的报道显示，残余肿瘤直径小于 2 cm 的减灭术可以提高生存期，但达不到目的的减灭术对生存时间意义不大。Heintz 等的报道显示，大约有 50% 病例的肿瘤细胞减灭术为次最佳减灭术。经过次最佳肿瘤细胞减灭术的残留病灶（直径大于 2 cm），主要是位于上腹部不能切除的病灶。这些部位包括脾蒂、胃、横结肠、肝门、小网膜囊、肾血管以上的腹膜后间隙以及小肠系膜。Piver 的资料显示，次最佳肿瘤细胞减灭术后位于上腹部的残留病灶或淋巴结转移也有类似的情况。因此，在手术开始时就应该充分探查这些部位，以确定能否施行最佳的肿瘤细胞减灭术。

妇科专家对最佳肿瘤细胞减灭术要达到的程度存在广泛的分歧。在什么情况下对患者施行直肠、乙状结肠切除术和腹主动脉旁淋巴结切除术、脾切除及横膈肿瘤细胞减灭术是合适的。对患者有益否？这些问题不易解决，因为每个患者肿瘤分布的个体差异很大，每位手术者的手术技能不同以及怎样做对患者有利的看法也不同，使这个问题显得复杂。

尽管肿瘤细胞减灭术没有统一的模式，但按手术部位大致可分 3 部分：①盆腔肿瘤细胞减灭术；②腹腔内肿瘤细胞减灭术；③腹膜后淋巴结切除术。

因解剖位置的关系及重力作用，卵巢癌一旦穿透包膜，通过直接接触或脱落的癌细胞种植，最常受累的部位是患侧输卵管、子宫、对侧附件、盆腔侧壁腹膜、陶氏腔及膀胱反折腹膜，无疑要切除这些组织器官。直肠和乙状结肠位于盆腔内，很容易受累，术中须根据受累的范围和程度，做不同的处理，偶尔直肠和乙状结肠广泛受累需部分切除，但泌尿道很少直接受到侵犯。

卵巢癌主要转移途径是肿瘤表面脱落细胞的腹腔内广泛种植，60% ~ 70% 在就诊时超出盆腔范围。一旦卵巢癌穿透包膜，克隆生成细胞脱落到腹腔，呼吸运动导致腹腔液顺时针方向流动，恶性细胞沿右半结肠旁沟运送到右横膈，并可为横膈淋巴管收集转送到胸膜表面。横膈种植常在卵巢癌的早期发生。处理好右半膈转移癌也十分必要。

卵巢癌患者的日常活动和正常肠蠕动导致恶性细胞遍及全腹。通常，网膜受累几乎不能幸免。尸体解剖显示，所有因卵巢癌而死亡的患者，基本上有网膜受累。Steiberg 发现，大体观网膜阴性者，22% 有显微转移。所以，大网膜切除或称根治性切除是非常必要的，也是缩瘤术的一部分。肠管可通过直接播散或脱落的癌细胞种植而受累。如果切除一段肠管可以切掉大块肿瘤或解除肠梗阻是值得的。此外，肝表面、肠系膜，甚至脾蒂均可发生转移，必须仔细检查，认真处理。单发性肝实质转移灶可以切除。肝表面种植转移者仍属Ⅲ期，可以行剥脱术。

晚期卵巢癌容易发生腹膜后淋巴结转移。最常累及的淋巴结是髂淋巴结，从这些淋巴结播散到髂总淋巴结及腹主动脉旁淋巴结。很少情况下，腹主动脉旁淋巴结由于沿卵巢血管直接经淋巴播散而受累，腹股沟淋巴结因髂淋巴管反流或经圆韧带的淋巴结直接播散而受累。Burghardt 等报道 123 例卵巢癌淋巴结切除的患者，61.8% 发生盆腔淋巴结转移，41.4% 发生腹主动脉旁淋巴结转移，并证实无盆腔淋巴结转移者没有发现腹主动脉旁淋巴结转移。其他同仁报道 57% 患者有淋巴结转移。并证实没有盆腔淋巴结转移者，19% 有腹主动脉旁淋巴结转移。有资料统计，盆腔 + 腹主动脉旁淋巴结转移率为 52.8%，其中盆腔为 30.6%，腹主动脉旁为 17.4%。不良的组织学类型和分化差者似乎会影响淋巴结转移的发生率。因此，切除腹膜后淋巴结做病理检查对了解卵巢癌扩散方式是非常重要的，对明确病变期别也是十分必要的。

卵巢癌患者淋巴结切除是用于诊断性，还是作为治疗一部分仍有争议。Burghardt 认为淋巴结切除是一种治疗手段。他的研究报道 Ⅲ 期患者根治性淋巴结切除后，5 年生存率为 53%，而回顾以前的 Ⅲ 期患者，实施肿瘤细胞减灭术未做淋巴结切除，5 年生存率为 13%。不过这两组情况不同，因为前者施行了积极性手术，更重要的是采用了顺铂化疗方案，因此，其结果没有可比性。

腹膜后淋巴结可能是一个相对不受化疗影响的部位。因而有理由认为淋巴结切除是一种治疗方式。来自意大利的研究显示，88 例患者接受含顺铂化疗后行根治性淋巴结切除，33 例淋巴结阳性，4 例有残余病灶的患者仅是阳性淋巴结。但是，切除淋巴结的治疗作用仍需大量的前瞻性研究。

最近的一份报道显示，部分卵巢癌发生胃肠道转移者同时伴肠系膜淋巴结转移。100 例单独做肠切除的患者，55% 有肠系膜淋巴间隙浸润。另外，肠系膜阳性者中位生存期为 20 个月，而阴性者为 32 个月。研究者发现，卵巢癌胃肠道转移方式与结肠癌相同，因此，建议卵巢癌患者在肠切除时对邻近肠系膜做楔形切除，如同原发性肠癌的处理一样。

4. 手术方法与技巧

（1）手术探查：先取下腹正中切口进腹做初步探查，如确定能手术者，腹部切口延至脐上 5 cm 或至全腹。假如腹腔内有大量腹水，则于近脐部切开腹膜，缓缓地放出腹水，以避免突然血流动力学改变。要仔细检查腹腔和盆腔，明确病变的部位，确定施行最佳肿瘤细胞减灭术的可能性和需要切除的范围。

显然，晚期卵巢癌病灶在手术探查时是很明显的，常有明显的腹腔内转移，手术分期多不难。当手术分期发现大块的上腹部病灶时，手术的目的是肿瘤细胞减灭术，而不是适宜的手术分期。对明显的 ⅢB 或 ⅢC 期患者在手术探查时不常规行腹膜后淋巴结活检，而把淋巴结清扫作为肿瘤细胞缩减术的一部分。Ⅳ 期的诊断常依据手术前诊断的评价，较少在手术探查时发现。Ⅳ 期上皮癌最常见的是恶性胸腔积液，其次常常是由于 CT 检查发现并由手术中肝活检证实的肝实质转移。对那些外观上局限于卵巢和盆腔的病变，需要细致的手术分期。通过彻底的手术探查，外观为 Ⅰ 期、Ⅱ 期的患者可能升级为 Ⅲ 期［微小腹部病灶和（或）阳性腹膜后淋巴结］。

（2）盆腔肿瘤细胞减灭术：由于解剖部位的关系和重力作用，癌瘤容易局部浸润和在盆腔内种植，盆腔腹膜、子宫直肠陷窝、子宫膀胱陷窝成为最初种植的部位，直肠、乙状结肠浆膜及膀胱浆膜、子宫浆膜种植转移是常见的，可呈大小不等粟粒状、斑块状或结节状。

卵巢可被大块肿瘤替代，在子宫直肠陷窝内与直肠、乙状结肠紧密粘连，延伸至子宫后壁、侧壁和阔韧带后叶。因此，在一般情况下，在完成最佳肿瘤细胞减灭术的过程中，切除不同部位的多发瘤时，体积最大、种植粘连最广、困难最多的肿块常位于盆腔内。此时，按常规腹膜内操作，难以将盆腔的肿瘤切净或基本切净。但卵巢癌的浸润能力相对较差，很少穿透腹膜而侵袭腹膜后肌肉、血管和神经。所以，晚期卵巢癌可选择腹膜后间隙进行操作（称腹膜外操作）。当切除子宫直肠窝肿块有困难时，可采用逆行性子宫切除，有利于使子宫直肠窝肿块与直肠分开。为此，盆腔手术的技术关键是盆腔腹膜外操作和逆行性子宫切除。具体操作要点如下。

1）分离盆腔腹膜后间隙：经剖腹探查确定可行肿瘤细胞减灭术者，先切除大网膜。然后从骨盆入口处，漏斗韧带外侧切开后腹膜（图6-5）。此处容易找到髂血管及输尿管。继续从盆腔入口边缘切开后腹膜（图6-6）。断扎圆韧带。沿卵巢血管外侧延长腹膜切口，初步打开腹膜后间隙。识别输尿管后高位断扎卵巢血管。从盆腔后腹膜切缘由外往内向盆底深处剥离盆腔侧腹膜达肿瘤最低点（图6-7），沿乙状结肠及直肠旁剪开盆侧壁内侧腹膜达子宫直肠窝处（图6-8），使侧腹膜游离。展开膀胱侧窝及直肠侧窝前部间隙，从后腹膜上分离输尿管至子宫动脉水平。

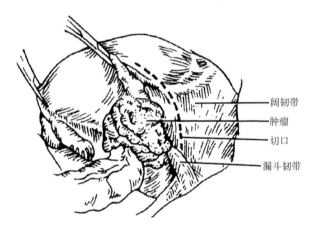

图6-5　从骨盆入口，漏斗韧带外侧剪开后腹膜

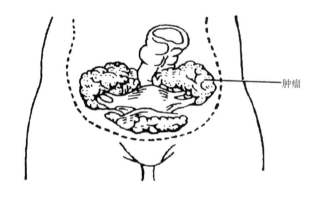

图6-6　盆腔腹膜切口（虚线表示）

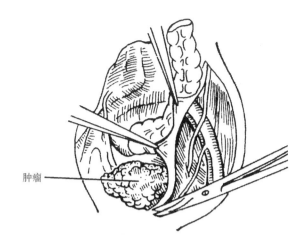

图 6-7　剥离盆腔侧腹膜达肿瘤最低点

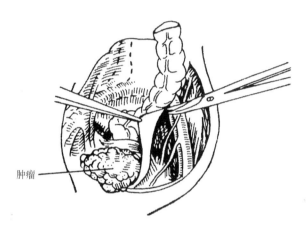

图 6-8　沿乙状结肠、直肠旁剪开内侧腹膜

2）切除卵巢原发肿瘤：有可能先切除卵巢肿瘤，有利于暴露盆腔，方便手术操作。由于此前已断扎卵巢血管，并已分离开腹膜后间隙，此时即可在近宫旁处切断卵巢固有韧带和输卵管，取下原发肿瘤。如为双侧卵巢癌，同法处理对侧。

3）分离膀胱浆膜，推下膀胱：膀胱浆膜有肿瘤种植浸润时，要想暴露子宫膀胱折腹膜很困难。此时，要将腹膜（浆膜）切口移至膀胱上方无癌区，甚至达腹部切口最低处，然后沿膀胱肌层与浆膜层的间隙分离其浆膜至子宫峡部（图 6-9），暴露宫颈筋膜。分离宫颈膀胱间隙至前穹隆处（图 6-10）。分离膀胱浆膜时须紧靠浆膜面进行，避免损伤膀胱和减少出血。将游离的膀胱浆膜及盆腔侧腹膜连同其上的种植转移瘤一起掀向子宫及子宫直肠窝处。盆腔肿瘤及内生殖器包裹在其中（图 6-11）。

4）常规全子宫切除或逆行性子宫切除：如子宫直肠陷窝无明显的病灶或病灶仅限于陷窝内，可直接分离子宫直肠窝处腹（浆）膜，推开直肠，暴露好宫旁组织，按保守性或标准性全子宫切除方法切除子宫。若子宫直肠陷窝有肿块充填，累及部分或全部直肠浆膜甚至乙状结肠浆膜，无法按常规做子宫切除时，可采用逆行性子宫切除方法。

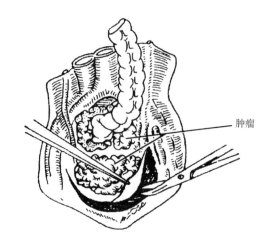

图 6-9　锐性分离膀胱浆膜

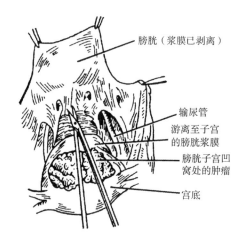

图 6-10　分离膀胱至阴道穹隆处

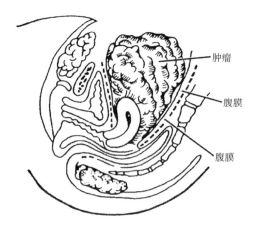

图 6-11　盆腔肿瘤及内生殖器被游离的腹膜包裹在其中

A. 游离宫旁处腹膜（常有肿瘤侵犯），充分暴露宫旁组织，锐性分离宫旁疏松组织，断扎主韧带和宫颈膀胱韧带。如宫旁有癌瘤浸润，须先暴露输尿管再处理主韧带。

B. 于阴道前穹隆处横断阴道前壁（图6-12），暴露宫颈。用示指或和长弯血管钳，或长弯剪刀从侧穹隆插入阴道直肠间隙，分离直肠，横断阴道后壁（图6-13）。

C. 上提宫颈，沿阴道直肠间隙向头侧分离后穹隆疏松间隙达子宫直肠陷窝腹膜后（图6-14）。

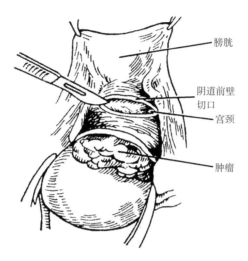

图6-12　横断阴道前壁

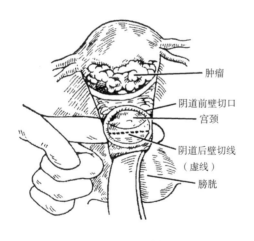

图6-13　分离直肠，横断阴道后壁

D. 分离宫骶韧带：分离宫骶韧带处的腹膜至直肠旁，断扎宫骶韧带（图6-15）。此时，逆行性子宫切除已完成，盆腔肿块和它的"假膜"（盆腔腹膜）仅由直肠前壁牵制（图6-16）。

E. 松动直肠：上述手术操作步骤D完成后，先分离直肠旁疏松组织，使直肠松动。如分离直肠前肿瘤仍有困难，可断扎直肠侧韧带，用手指分离直肠后间隙（图6-17）。此时，盆腔肿瘤及内生殖器和被牵制的直肠和乙状结肠，可提高到前腹壁水平（图6-18），便于手术操作。

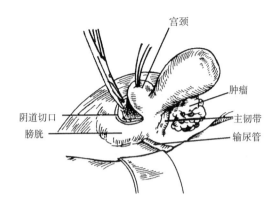

图6-14　上提宫颈、分离阴道后穹隆疏松结缔组织

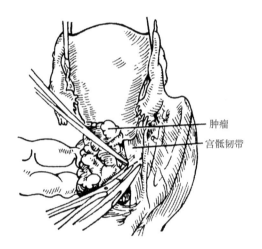

图6-15　断扎宫骶韧带

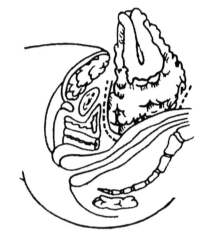

图6-16　盆腔肿块由直肠前壁牵制

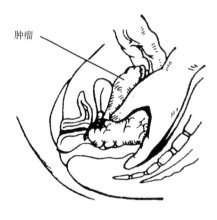

图6-17　用手指分离直肠后间隙

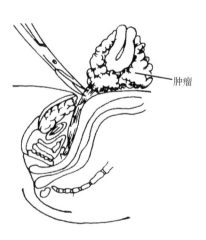

图6-18　盆腔肿块及内生殖器提高到前腹壁水平，分离直肠前肿瘤

F. 分离切除直肠前肿瘤：当步骤 E 完成后，直肠前肿瘤的处理需视直肠受累的范围而定。如仅表浅的浆肌层浸润时，从直肠浅肌层向上解剖直肠前肿块常常是可能的（图 6-18），能连同浆膜及浅表肌组织完整地分离切除肿瘤，甚至切除肿瘤深达黏膜下层，然后横行缝合浆肌层。有学者称此步骤为"艰难的剥离"，操作时须仔细耐心，避免损伤直肠。

G. 直肠、乙状结肠切除：当直肠前壁或乙状结肠有局限性深部被肿瘤浸润时，可行局部直肠和（或）乙状结肠前壁切除，横行缝合缺损。如有肿瘤广泛浸润时，应行部分直肠、乙状结肠肠段切除吻合术（图 6-19）。通过使用肠吻合器，使得大多数病例能进行肠吻合。但首次肿瘤减灭术很少需要切除直肠和（或）乙状结肠，不过有限的肠段切除和末端吻合术，可使患者迅速恢复，获得满意的效果。

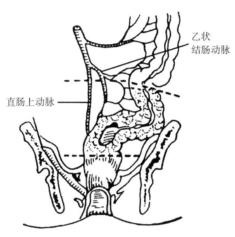

图 6-19　直肠、乙状结肠肠段切除

（虚线表示切除范围）

（3）腹腔内肿瘤细胞减灭术：切除上腹部转移瘤及受累器官，有时可成为一个难以对付，甚至难以逾越的障碍。一般来说，肝实质有转移，肿块与肾以上腹主动脉、腔静脉或肝门紧密粘连时不能手术。Griffths 发现，手术的可能性总是取决于上腹部肿块的位置，所以首先进行上腹部手术。而笔者开腹后首先探查，估计上腹部肿块可以切除，则先处理盆腔肿瘤而后切除上腹部种植转移瘤。

1）腹膜剥脱术：晚期卵巢癌在腹腔的壁腹膜种植是常见的，特别是腹后壁腹膜、肠系膜、右半膈膜、Morison 窝（莫里森陷窝）、结肠旁沟等，可聚集成厚的斑块状。腹膜剥离对完成肿瘤细胞减灭术有积极的意义。以往一般采用手术切除（包括标准电刀切除）。近年，为了提高肿瘤细胞减灭术的"灭瘤"程度，许多新的技术得以应用。其中 Cavitron 超声手术吸引器（CUSA）通过尖端振动将肿瘤打碎后吸出，在分离肿瘤过程中不损伤正常组织如血管、输尿管。Deppe 等报道用这种技术可以安全地切除横膈转移灶。

Bromd 和 Pearlman 报道用氩光凝固器（ABC）破坏Ⅲ～Ⅳ期患者某些部位难以切除的肿瘤，如横膈、肠管、骶前间隙、输尿管及髂血管。尽管病变广泛，7 例患者全部完成了最佳肿瘤细胞减灭术，其中 4 人切除了全部肿瘤。

Fanning 等报道应用线圈电切术（LEEP）切除肿瘤，可以增加肿瘤细胞减灭术的力度。

他们对 20 例ⅢB ~ Ⅳ期患者经过标准手术再使用 LEEP 切除残余肿瘤，其中肠管表面 18 例，肝表面 6 例，膈和脾各 3 例。腹膜上所有肉眼可见病灶被切除，所有肝、脾转移灶及 17 例肠管病灶被切除。LEEP 治疗的中位数时间为 9 分钟（3 ~ 27 分钟），手术失血量不超过 20 mL。从延长患者生存期目的出发，手术的目标是切除所有肉眼可见病灶，新技术如超声吸引装置（CUSA）、ABC 及 LEEP 仍需进一步评价。其中价格便宜、性能好的 LEEP 设备可能会给治疗带来极大好处。

2）横膈手术：卵巢癌常常有右半膈膜转移，有时融合形成很厚的肿瘤组织块，同时肝表面可见典型的散在癌转移灶。在这种情况下，可行横膈剥脱术或部分膈肌切除术。其方法简介如下。

A. 暴露手术野：将切口延至全腹达胸骨下，通过剑突右侧，必要时沿右肋缘下延长切口 2 ~ 3 cm，同时须切断镰状韧带和左、右三角韧带，使肝脏松动下移，最大限度地接近膈下。

B. 膈剥脱术（图 6-20）：根据肿瘤种植扩散的情况，于膈前面接近肋缘或肋骨的腹膜做一切口分离腹膜和肌性膈，先用一组 Allis 钳提起游离的腹膜缘，然后沿着腹膜和膈肌之间用一手握住牵引，另一手用钝头剪刀或 ESU 继续在膈肌上面推开或剪开分离腹膜，在剥离面形成后，用 Pean 或 Kocher 钳替换 Allis 钳，遇见膈下动、静脉的分支，予以结扎。如果肿瘤没侵蚀穿透，除越过中心腱外，腹膜容易从膈肌剥脱下来。

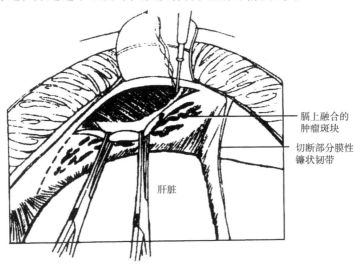

膈上融合的
肿瘤斑块

切断部分膜性
镰状韧带

肝脏

图 6-20 用 Allis 钳提起腹膜，于肿瘤种植远处 ESU 或剪刀剪开。当展开腹膜和肌性膈时，伸进钳子作牵引剥离顶端，继续向后剥离时，必须切开镰状韧带的膜性部分，最后需要切开反折到肝上面的冠状韧带前叶

调整钳子，扣紧牵引，继续分离至冠状韧带前叶并向后侧方延伸，右三角韧带反折到肝邻近的 Glisson 腹膜的表面。暴露肝"裸区"的前缘，下腔静脉穿过肝裸区，恰在镰状韧带的右侧，在进入心室之前通过冠状韧带的下方；右侧膈神经在肝裸区腔静脉侧方穿过膈肌，此处看不清，在分离时必须熟悉这些解剖关系，以避免损伤腔静脉。

右三角韧带于膈上形成皱褶牵引肝，分离此部位时容易穿破膈。继续向后操作剥离侧面腹膜，切除转移肿瘤，包括右侧肝隐窝的腹膜（Morion 窝、右侧肝外间隙）。分离右侧三角韧带，使肝向中间部位移位，暴露转移肿瘤。剥离后的手术野如图 6-21 所示。

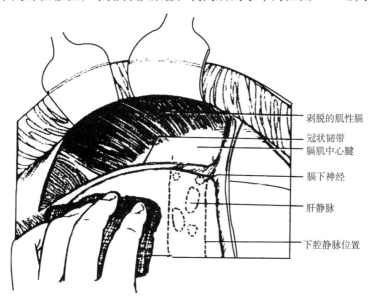

图 6-21　腹膜剥离后的横膈

暴露膈肌的腱膜部分，虚线示腔静脉的位置，冠状韧带前缘前叶位于肝的顶部

膈剥脱后，于右上腹腔灌入温盐水（如两侧膈膜剥离，则两侧均灌入），当麻醉师向肺内充气时，手术者检查有气泡出现，则证明膈肌穿孔，在这种情况下，应找到洞口，进行荷包缝合，向胸腔内插入 16 号 Robinson 导管，当肺最大程度扩张时，导管连接吸引器，把荷包缝合线拉紧结扎，同时拔去导管。闭合缺损后，再次检查有无漏气。当分离时，如发现有明显缺口，在放置导管和荷包缝合线之前，连续缝合关闭裂口。这种病例，有些外科医生主张插入胸腔导管，使膈肌开放，但笔者认为没有必要。在分离冠状韧带和镰状韧带以后，并不需要另作支撑和固定肝，它与膈肌能保持正常的关系，有些病例，剥离的膈肌创面可再有上皮形成，但大多数是膈肌与肝粘连。

另外，上述一些新技术（CUSA、ABC、LEEP）也可用于横膈剥脱。Gunter 则采用电灼术切除横膈下肿瘤（图 6-22）。

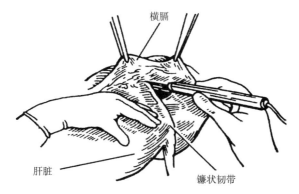

图 6-22　用电灼术切除横膈下肿瘤

C. 部分膈肌切除术：有的患者需毫不犹豫切除横膈受累部分（适合肿瘤侵蚀穿透膈肌的患者），在直视下插入胸腔导管，0 号丝线间断缝合关闭膈肌。如果缺损张力大，不能拉紧关闭，可使用打网眼减张。

3）大网膜切除术：卵巢癌常常侵犯大网膜，有时形成巨块状，或与原发卵巢病灶粘连。前者为了达到最佳的肿瘤细胞减灭术，必须做全大网膜切除术，后者为了卵巢癌分期而行部分大网膜切除术，包括早期（Ⅰ、Ⅱ期）患者。

A. 部分大网膜切除术（横结肠下大网膜切除术）：先提起大网膜，暴露横结肠，从中间或偏右侧横结肠反折开始，切开大网膜后叶，在胃结肠韧带后叶和横结肠系膜之间分离进入小网膜囊（图 6-23）。分离时注意结肠中动脉包含在结肠系膜的前叶内，避免损伤。从横结肠上向右继续分离大网膜至肝曲，向左分离大网膜至脾曲，沿横结肠下切除大网膜。

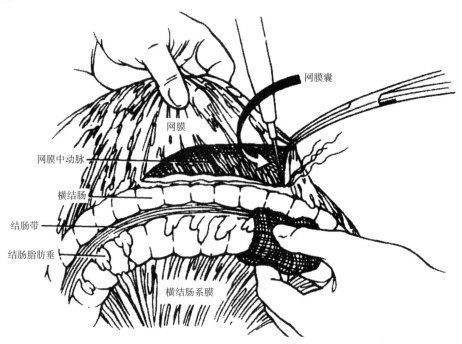

图 6-23　将大网膜后叶沿横膈结肠分开进入网膜囊

B. 全大网膜切除术：晚期卵巢癌须做全大网膜切除。在一般情况并不困难。如胃网膜血管和胃短动脉能够显示出来，可从胃大弯侧进入小网膜囊，沿胃大弯（网膜血管弓内或弓外）行大网膜全切除（图 6-24）。

假如肿瘤扩散侵入脾曲，可通过侧方结肠旁沟游离降结肠，向下牵拉脾曲，将大网膜肿瘤从横结肠上分离出来。要避免猛烈牵拉横结肠左侧段，因有扯破脾囊的危险。

大多数病例证实，小心分离能切除大网膜转移瘤，而不必做横结肠切除，虽然也常分离达肠壁肌层。当然，如果为了切除大网膜肿瘤，必要时可行横结肠切除术。卵巢癌很少累及胃结肠韧带，若对完成肿瘤细胞减灭术有价值，也可做部分或全部切除。偶尔大网膜肿瘤粘连或侵犯至前腹膜，应从前腹壁的腹膜和腹直肌后鞘之间分离肿瘤。

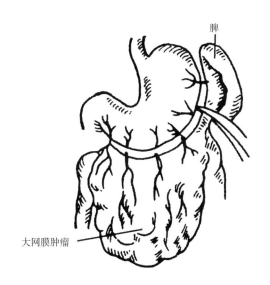

脾

大网膜肿瘤

图 6-24 沿胃大弯切除大网膜

4）脾切除术：卵巢癌的脾被膜和脾门种植，似乎有一种亲和力，某些病例癌瘤累及脾的概率很大，脾切除对完成肿瘤细胞减灭术可能是有价值的。如遇到肿瘤扩散到脾蒂，可将肿瘤从脾蒂组织中仔细分离出来，只有在极少数情况下考虑脾切除。最近 Nicklin 等报道了210 例患者，为了达到最佳减灭术，有 18 例患者（8.6%）做了脾切除。脾切除手术一般需请普外科医师协助。

5）肠切除术：晚期卵巢癌肿瘤细胞减灭术有时需要切除大肠或小肠，以乙状结肠或直肠、乙状结肠切除最多见。肠切除作为肿瘤细胞减灭术的一个组成部分，各家报道不一，但大多数报道ⅢC 或Ⅳ期占 25% ~50%，其中直肠、乙状结肠或乙状结肠切除占 30%，小肠切除占 10%，近端大肠切除占 10%。

卵巢癌肠切除，技术上没有特殊要求，但在施行结肠转移癌手术时，盲目切除过多的正常肠管并不能达到预期的治疗效果。总的要求是做到肉眼无肿瘤的肠管进行肠吻合。肠道转移瘤可能会累及肠系膜淋巴结，切除受累肠管区域淋巴引流的淋巴管和淋巴结，有利于肿瘤细胞减灭术。需要做肠切除时，同时对邻近肠系膜做楔形切除。

大肠和小肠上常出现多发的肿瘤结节，应根据全部切除肿瘤的可能性，施行逐个病灶切除（腹膜剥脱）或部分肠管切除。一般来说，卵巢癌手术没有理由切除小肠或大肠超过一半，超过 2 次或 3 次吻合可能太危险。例如完全切除回肠比多次切除吻合、保留部分回肠要安全。

（4）腹膜后淋巴结切除：腹膜后淋巴结切除分系统淋巴结切除和扩大淋巴结切除，前者限于两侧腹主动脉旁、髂总及髂外淋巴结，又称标准性切除；后者还包括髂内、闭孔、骶前两组以上淋巴结。Di Re 等发现，凡髂内、闭孔、骶前淋巴结阳性者，同时有腹主动脉旁淋巴结转移。因此，Di Re 认为，扩大切除这些淋巴结对诊断无价值。

腹主动脉旁淋巴结切除分选择性和根治性切除，前者指切除腔静脉旁、腔静脉—腹主动脉间及腹主动脉旁淋巴结，后者还包括腔静脉及腹主动脉后方的淋巴结。Mancuso 等认为，根治性淋巴结切除对估计淋巴结的情况和提供更精确的预后和治疗依据，比选择性切除更合适，特别适合早期癌以及晚期癌没有残余肿瘤或残余瘤达最低限度者（残余瘤直径小于0.5 cm），或二次探查术中腹腔内无病灶者。但多数学者仍采用选择性淋巴结切除，一般亦称腹主动脉旁淋巴结切除。

髂总和髂外淋巴结切除采用传统的方法，一般不需切除髂内、闭孔及骶前区淋巴结。腹主动脉旁淋巴结切除下界在腹主动脉分支处，上界达肾动脉以上 1～2 cm，或达肾静脉，或达十二指肠第三段水平，旁侧以肾和输尿管内缘为界。

切除腹主动脉旁淋巴结有两个途径。①后腹膜切口自右输尿管横跨髂总血管的上方，沿该血管伸展达腹主动脉分支，再沿腹主动脉向头侧剪开后腹膜达小肠系膜根部（图 6-25），然后行淋巴结切除。这是常采用的方法，即所谓标准方法。②从回盲部下方 2～3 cm 处剪开后腹膜，外侧沿右结肠旁沟延伸至肝结肠韧带。内侧沿回盲部延至腹主动脉分支处（图 6-26），将后腹膜掀向左侧，然后行淋巴结切除。

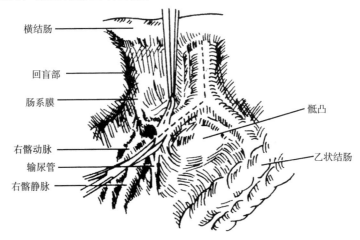

图 6-25　后腹膜切口经腹主动脉分支处达小肠系膜根部

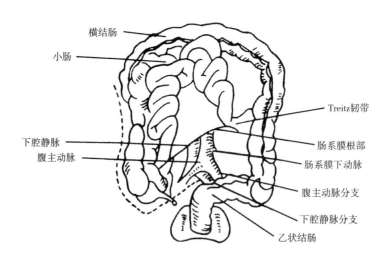

图 6-26　沿右结肠旁沟剪开后腹膜

不论从哪个途径进入腹膜后，首先要确认输尿管和卵巢血管在腹腔、盆腔的走向，并有血管拉勾牵向外侧方，暴露腹主动脉和下腔静脉。先清除右腹主动脉旁区的淋巴组织，包括腹主动脉前、腹主动脉与下腔静脉间、下腔静脉前及腰大肌旁的淋巴脂肪组织，在尾侧切断结扎（图6-27）。将切断的组织向头侧反转并继续游离，一旦达十二指肠第三段将其切断扎，取下手术标本。

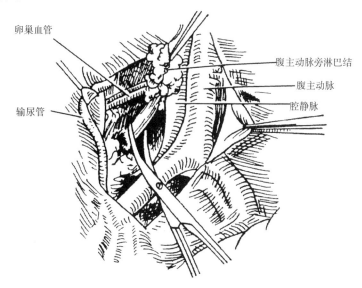

图6-27 切除右腹主动脉旁淋巴、脂肪组织

右腹主动脉旁区淋巴结切除后，将乙状结肠系膜向左侧反转，暴露左腹主动脉旁区。再次确认左输尿管及左卵巢血管。在腹主动脉分支以上约4 cm处触及肠系膜下动脉起始处。先分离左髂总血管邻近的淋巴组织，并将其切断结扎，再向头侧分离左腹主动脉旁区淋巴脂肪组织，达十二指肠第三段水平，将其切断结扎，取下手术标本（图6-28）。借助血管拉钩将腹主动脉拉向右前方，切除其后方的淋巴结（图6-28）。在切除左腹主动脉旁淋巴结时，须注意不要损伤肠系膜下动脉。

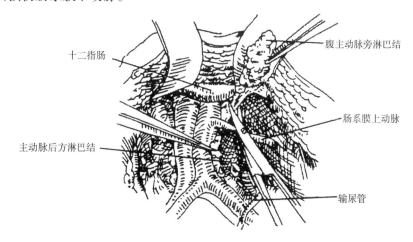

图6-28 切除左腹主动脉旁及后方淋巴、脂肪组织

腹主动脉旁淋巴结切除也可从头侧开始，先解剖肾蒂，再依次切除腔静脉旁、腔静脉-腹主动脉间、腹主动脉前、腹主动脉旁淋巴结。根治性切除须切除腔静脉和腹主动脉后方的淋巴结。此时须用橡皮片（管）将血管提吊起，将动、静脉分开，以便切除其后方的淋巴结。

5. 手术并发症

文献报道肿瘤细胞减灭术后发病率仅有一定的临床意义，因为患者的特征和手术范围差异很大，并缺乏群体对照观察。然而，综合同年代关于卵巢癌接受理想或次理想肿瘤细胞减灭术的一系列文献，介绍了所有手术风险的一般征象。手术比较彻底的患者并发症较多，占的比例较大，除25%的患者并发肠梗阻外，在接受肿瘤细胞减灭术的患者中，将近1/4患有一种或多种并发症（表6-18）。

表6-18　382例肿瘤细胞减灭术后并发症

并发症	百分率（%）	并发症	百分率（%）
伤口感染/裂开	2.3	腹腔出血二次开腹	1.3
心力衰竭	2.0	脑血管意外	0.7
深静脉血栓形成	2.0	其他*	10.0
肺栓塞	1.8	手术死亡	1.8
肠道或泌尿生殖道瘘	1.5		

注：＊肺炎、凝血功能障碍、气胸和肾衰竭。

另外，Heitz 的研究结果显示，肿瘤细胞减灭术的平时时间为 3.5 小时（2～9 小时），平均失血量 1100 mL，术后平均住院时间为 12 天，术后出现心、肺功能衰竭，切口裂开，或需要重新手术等严重并发症占 23%，其中还有 2 例死亡，1 例手术后 2 周死于脑血管意外，另 1 例为末端肠管坏死继发败血症死亡。Piver 报道有 12 例出现严重并发症，但没有死亡病例。Chen 和 Bochner 报道 84 例，术后死亡 1 例。

6. 影响首次肿瘤细胞减灭术成功的因素

（1）不能获得手术成功的因素：哪些因素会影响首次肿瘤细胞减灭术获得成功呢？主要如下。

1）有些部位的转移灶，如肝门、肾血管以上间隙转移病灶，横结肠、网膜囊大的转移病灶，肝多发性转移灶，即使是妇科肿瘤医师和普通外科医师在技术上也不能予以切除，残余肿瘤直径大于 2 cm。

2）有些医师，如普通妇科医师、普外科医师不熟悉其手术操作，无法完成最佳肿瘤细胞减灭术。

3）手术前准备不足，如需肠切除而未做肠道准备，术前未纠正水、电解质不平衡，高度营养不良未予以纠正等。

4）因某些原因，患者不能耐受长时间手术。

（2）手术成功的必要条件。

1）严格选择患者：通过临床检查及各项辅助检查，明确诊断，了解转移瘤所在位置。特别是腹膜后转移病灶的部位，肝、肺转移情况，估计手术获得成功的可能性；通过患者的全身检查，肝、肾功能检查，血气分析，血生化检查，估计患者承受广泛手术的可能性等。

如果暂时不能接受手术者，可对症治疗，术前化疗，待身体情况改善，合并症得以控制，肿瘤缩小，有利于减灭术的成功。

2）充分的手术准备：晚期患者在出现明显恶病质前都存在营养不良的状况，常有贫血、低血清蛋白、氧合能力差、维生素缺乏、凝血酶原时间缩短、体重下降、体质减弱。如果这些情况未能改善而匆忙手术，可因患者不能耐受而使手术无法进行，或因术后严重并发症而使手术失败，或因术后迟迟不能恢复而使手术成果因肿瘤迅速再生而抵消。因此，在术前必须对患者进行全面的了解，对其体质进行详细的估计，做好充分的术前准备。术前应对各个重要器官进行全面的检查并做出相应的治疗。可行高营养疗法以供应充分的蛋白质和热量［每日 3200 kcal（13440 J）］。输血可纠正血红蛋白不足，维持麻醉和手术时充分的氧合作用，减少手术危险，防止术后出现严重并发症。这些是手术成功的重要条件。此外，调节水、电解质平衡，术前做好肠道准备，配足血量，以及术后的支持疗法也是不可少的。为了肿瘤分期和治疗，手术前应尽量抽尽胸腔积液和腹水，可以减轻症状，有利于麻醉和手术的进行。

3）手术医师具有坚韧不拔的精神和熟练的技术：晚期卵巢癌患者行肿瘤细胞减灭术，手术范围广，难度大，手术时间长，失血较多，手术医生必须有高度的责任感和坚韧不拔的精神。Munnell 认为，这种手术需作出"最大的、有条不紊的、细致的、竭尽全力的努力，由富于进取心的，持有耐心的、坚韧不拔的医师进行"。还有，重要的是手术医师要有切除盆腔巨大肿瘤和经腹膜外切除内生殖器的技巧。能熟悉上腹部的任何解剖部位。在技术上能够切除常常累及上腹部器官的转移瘤及腹膜后肿大的淋巴结，还必须能够处理肿瘤治疗中常常出现的肠道问题，或取得外科医师的合作，只有这样的医师才能完成最大限度的缩瘤术。根据上述要求，晚期卵巢癌细胞减灭术应当由训练有素的妇科肿瘤医师完成。例如，经过适当训练的妇瘤科医师，很少会出现盆腔病灶不能切除的情况，而一般妇科医师往往不熟悉其操作，外科医师只能提供必要的操作技巧，而不具备对疾病的扩散方式的了解，绝不可能为患者施行充分的手术。当然上腹部手术有时需要请外科医师协助完成，如脾切除、肝肿瘤切除、肠切除等。

4）积极而适时的辅助治疗：手术的彻底性直接影响化疗和放疗的最终结果。但术后如不配合化疗或放疗对残余癌组织进行持续的治疗，可因肿瘤的迅速再生而使手术效果化为乌有。根据我国的情况，术后行化疗者居多。

（三）二次肿瘤细胞减灭术

1. 二次细胞减灭术的定义、手术适应证及禁忌证

上皮性卵巢癌二次手术与二次细胞减灭术有些不同点。卵巢癌二次手术泛指第一次手术后进行的任何二次手术，包括如下。

（1）再次分期手术：卵巢癌首次手术时未能充分探查，手术分期可能不准确而再次进行手术探查，明确手术分期和再次"缩瘤"。

（2）二次肿瘤细胞减灭术：患者在完成全疗程的化疗时仍有持续性的疾病存在或随后出现临床复发而施行的手术。

（3）间歇性肿瘤细胞减灭术：患者首次手术残留大块肿瘤，经短期的诱导化疗之后（通常为 2~3 个周期）而施行的手术，尽量切除原发和转移病灶，以提高随后化疗的反应，改善生存期。

（4）二次探查术：在完成了规定的化疗（典型是 6 个疗程）之后临床上无病灶存在而

行的手术探查。

（5）姑息性二次手术：患者因疾病进展有明显的症状和体征（如胃肠梗阻）而施行的手术，其目的是在最短的时间内缓解症状。

二次肿瘤细胞减灭术是指患者在完成全疗程的化疗之后仍存在持续性或复发性病变而施行的手术。这将排除了一组在首次治疗期间有进展的患者，即这部分患者的肿瘤可能对诱导化疗耐药。但目前对这类患者施行的手术，称进展性肿瘤细胞减灭术。这一定义包括或不包括"间歇性手术"。这些患者已经接受了首次手术，但手术没有成功，二次手术当然是"二次努力"缩减病灶，这种手术一般还是属于二次肿瘤细胞减灭术的范畴。

早在 1975 年和 1979 年，Griffiths 等的报道表明残余肿瘤和生存期之间的负相关关系之后，肿瘤细胞减灭术联合随后的化疗已成为晚期上皮性卵巢癌初期治疗的主要手段。虽然首次肿瘤细胞减灭术效果的前瞻性随机临床试验尚未完成，但是有意义的间接证据表明，对患者成功地施行首次肿瘤细胞减灭术对生存期有好处。

从首次手术的效果推动人们对二次手术的努力。已证明训练有素的外科医师可成功完成近 60% 的二次肿瘤细胞减灭术。但由于各种原因，二次肿瘤细胞减灭术的效果仍有很大的争议，而且难以证实。二次肿瘤细胞减灭术已在不同患者群体中施行，故很难对该手术得出一致的结论。另外，接受二次肿瘤细胞减灭术的患者由于受到选择标准的影响而结果不同。最后是外科医师的技术和进取心可影响二次肿瘤细胞减灭术的成功。

已经尝试过的二次肿瘤细胞减灭术，总的来说有以下 4 种情况。

第一组：间歇性大块肿瘤切除术，指首次肿瘤细胞减灭术腹腔、盆腔内残留大块肿瘤，在短期化疗后进行二次肿瘤细胞减灭术，或称间歇性肿瘤细胞减灭术。

第二组：首次治疗后临床病灶隐匿，但在二次剖腹探查手术时发现有可切除的病灶，而行肿瘤细胞减灭术称二探术肿瘤细胞减灭术。

第三组：完成首次手术和化疗后临床上有明显复发病灶而进行二次肿瘤细胞减灭术，称复发性肿瘤细胞减灭术。

第四组：首次肿瘤细胞减灭术后，初次化疗期间仍呈进展的病灶而进行二次肿瘤细胞减灭术，称进展性肿瘤细胞减灭术。

许多学者认为，第一组和第二组病例最适合施行二次肿瘤细胞减灭术。越来越多的证据表明，间歇性大块肿瘤切除术确实有利于延长患者的生存期。第二组患者接受二次探查术时，切除隐匿的病灶亦是可取的，其并发症少，且有利于延长生存期。第三组病例经选择后亦同样适合行二次肿瘤细胞减灭术。第三组中效果最好的是那些复发前有长时间无瘤期的患者，因为有长的无瘤期的患者对二线化疗药物可能有很高的反应率。第四组是指在初次化疗期间有进展病灶的患者，二次肿瘤细胞减灭术是无作用的。这些患者的预后都很差，对其施行肿瘤细胞减灭术将会增加术后发病率而没有长期效益。Morris 等报道，对化疗无反应的患者，理想的肿瘤细胞减灭术会有短期的生存效果，但此术后 20 个月，手术理想组和非理想组的生存曲线就会重叠。Morris 等的结论是，对这组患者而言，缺乏有效的二线化疗药物是二次肿瘤细胞减灭术无明显效益的主要原因。因此，重要的是，外科医师在决定是否施行二次肿瘤细胞减灭术时，应该清楚患者对术后化疗有无反应。

有几位学者的经验是，对初次化疗有反应和在临床复发之前有较长的无瘤期（例如大于 12 个月）的晚期卵巢癌患者最适合行二次肿瘤缩减术。从他们的报道中已得到证实，证明以铂类为基础的联合化疗之后复发，而在二次手术时能完全切除肿瘤的患者似乎是二次肿瘤细胞减灭术仅有的明显受益者。

临床有复发证据，如 CA125 升高，或体检及 CT 扫描等临床评价而发现，其行为可能与那些在二次探查术时发现有小的隐匿性病灶者的行为有所不同。后者病变的可能较小，属亚临床期，较容易切除，其预后与临床复发者有差别。因此，对二次探查术中能将肿瘤完全切除的患者，亦应单独分析。

表6-19 是有关二次肿瘤细胞减灭术的总结。总的来说，从化疗完成到临床复发的时间越长，二次手术完全切除的可能性越大，患者存活时间越长。另一个重要的特征是，腹腔内分布的残留病灶能完全切除的可能性，以及肿瘤是否已经转移到腹腔脏器的实质如肝脏。例如，如果肿瘤仅局限于盆腔，病灶更可能完全被切除，则这些患者与那些有弥漫性病灶者相比，更有可能从二次肿瘤细胞减灭术中获益。以往对化疗有反应很重要，那些在化疗同时疾病仍继续进展者难以从手术中获益。

表6-19 "最佳"二次肿瘤细胞减灭术对生存的影响

作者（年）	临床状况	残余病灶（cm）	生存率	生存期	P 值
Schwartz，Smith（1980）	SLL	镜下	47.5%	2 年	NS
		≤2.0	29.5%		
		>2.0	9.0%		
Raju 等（1982）	SLL	镜下	20%	3 年	NS
		肉眼	0		
Berek 等（1983）	SLL + RD	≤1.5	中位	20 个月	<0.01
		>1.5		3 个月	
Luesley 等（1988）	SLL	镜下	50%	20 个月	>0.05
		≤2.0	28%		
		>2.0	0		
Dauplat 等（1986）	SLL	镜下	NS	2 年	<0.05
		肉眼			
Lippmann 等（1988）	SLL	≤2.0	42%	4 年	0.001
		>2.0	0		
Moms 等（1988）	RD	≤2.0	中位	18.8 个月	>0.05
		>2.0		13.3 个月	
Podratz 等（1988）	SLL	镜下	55%	4 年	<0.01
		≤5.0	21%		
		>5.0	14%		
Hoskins 等（1989）	SLL	镜下	51%	5 年	0.013
		肉眼	<10%		
Michel 等（1989）	SLL + PD	≤2.0	中位	18 个月	>0.05
		>2.0		13 个月	
Moms 等（1989）	PRD	<2.0	中位	12 个月	<0.03
		>2.0		8 个月	

注：SLL. 二次探查；RD. 复发病灶；PD. 持续病灶；PRD. 进展病灶。

总之，以下因素有利于二次肿瘤细胞减灭术：①完全缓解至复发有较长的时间（12 个月或更长）；②有可能完全切除残留病灶或复发灶；③以往对诱导化疗有反应；④身体状况良好；⑤患者年龄较轻。

二次手术时发现下列 3 种情况时应停止继续施行二次肿瘤细胞减灭术：①下列部位的大块病灶。肝实质内转移，肝门、肾盂处病变及肾静脉以上的腹主动脉旁淋巴结肿大。偶尔，局灶性肝转移者可行部分肝切除或冷冻治疗。②小肠系膜根部被肿块组织包裹和挛缩小肠襻形成特有的菜花样外观，或大部分腹膜表面被弥漫性肿瘤组织覆盖。③膈表面的大块病灶。Kapnick 等报道，膈的大块肿瘤（直径 >5 cm）可能侵犯胸部。这些患者的中位生存期仅 8 个月。另外，这些患者的切除通常需要一种合成组织网修补，如 Marlex 网。其手术潜在的严重并发症（如气胸、膈神经损伤）使这些手术弊大于利。

2. 不同类型二次肿瘤细胞减灭术的临床意义

（1）间歇性二次肿瘤细胞减灭术：有些晚期卵巢癌患者在首次手术时，因手术医师在技术上不能完成最佳肿瘤细胞减灭术，或因医师不熟悉其手术操作，或术前准备不足，或患者不能耐受长时间手术，首次手术未达到最佳减灭术的要求，经短暂化疗（一般为 2 ~ 3 个疗程）后，对化疗有反应者，可以进行所谓间歇性二次肿瘤细胞减灭术。

已有证据显示，间歇性肿瘤细胞减灭术对延长晚期上皮性卵巢癌患者生存期是有效的，而且有达到"最佳缩瘤"的可行性。

Parker 等报道了 225 例患者间歇性缩瘤术完成情况，多数患者能达到最佳缩瘤（表 6-20）。

表 6-20　间歇性缩瘤术的完成情况

作者（年）	病例数	最佳缩瘤术例数（%）
Parkers（1983）	23	22（96）
Einhom（1985）	102	55（54）
Neijt（1985）	47	30（63）
Lawton（1987）	28	25（89）
Ng（1990）	25	17（68）

Jacob 对 Anderson 医院 22 例晚期卵巢癌患者进行了回顾性对照研究，一组患者在探查中仅做活检，而后给予以顺铂为基础的化疗，再进行间歇性减灭术。另一组是探查后未行化疗而行肿瘤细胞减灭术。两组患者生存时间没有明显差别，但获得最佳缩瘤术的患者（残余瘤直径 <2 cm，生存时间为 18 个月，其他患者仅为 7.5 个月）。Wils 报道，最佳的间歇缩瘤术与最佳的首次缩瘤术比较，患者的 3 年生存率同样可达 50%。卢玉兰报道，获首次最佳缩瘤术者（19 例）和最佳间歇性缩瘤术者（14 例）平均生存时间分别为 28.27 个月和 22.56 个月，两者无显著性差异（$P > 0.05$），而未行间歇性缩瘤术者（10 例）平均生存时间为 13.40 个月，与前两者比较，有显著性差异（$P < 0.05$）。

有关间歇性缩瘤术的有效性，令人信服的证据来自欧洲癌症防治组织妇癌协作组（EORTC）的资料。研究者报道了 ⅡB ~ Ⅳ 期上皮性卵巢癌患者进行了前瞻性随机性的间歇性缩瘤术研究的结果。在这项研究中，卵巢癌患者都施行过首次最佳缩瘤术，然后经顺铂

（75 mg/m^2）＋环磷酰胺（750 mg/m^2）联合化疗，每 3 周 1 次，共 3 个疗程的化疗后，对患者进行评估。患者分为 3 种情况：完全反应，部分反应，无变化（$n=319$）。这些患者随机分为两组，一组施行间歇性二次肿瘤细胞减灭术（$n=140$），另一组为非手术组，进行另外 3 个疗程顺铂＋环磷酰胺的化疗（$n=138$）。结果显示，行间歇性缩瘤术组的患者生存期有改善，按术后残留病灶大小进一步研究，剖腹探查术发现癌灶很小（直径＜1 cm）的患者平均生存时间为 41.6 个月，剖腹探查术中癌灶较大，但能进行最佳缩瘤术的患者，平均生存期为 26.6 个月，那些癌灶很大而不能切除的患者平均生存期为 19.4 个月，非手术组患者平均生存期为 20 个月，前两者明显长于后两者。

尽管 EORTC 研究结果令人鼓舞，但这项研究处于紫杉醇应用的初期。推理用紫杉醇代替环磷酰胺可能更能提高间歇性缩瘤术的效果，但紫杉醇与间歇性缩瘤术结合的确切影响尚不清楚。

基于对间歇性缩瘤术的积极研究，患者应该接受最佳的首次缩瘤术，以尽可能减少间歇性手术。因此，二次肿瘤细胞减灭术不应对任何患者列为常规，除非初次肿瘤细胞减灭术不彻底。经常有这种情况，一个晚期卵巢癌患者由一个普通妇产科医师或普外科医师进行不充分的缩瘤术后而转到妇瘤科专家处，考虑到盆腔或其他部位未能切除的大块残余肿瘤，这些患者就是妇瘤科专家通过间歇性缩瘤术来缩短化疗疗程的绝好对象。但首次肿瘤细胞减灭术应该由训练有素的妇科肿瘤医师施行。再次肿瘤细胞减灭术亦应如此。另外，如果没有新的辅助化疗方案出现，那么包括间歇性缩瘤术在内的一线治疗计划，晚期卵巢癌的首次治疗至少要求两次剖腹手术。那么二次探查术是否适合间歇性缩瘤术尚不清楚。多数专家推荐，仅在临床试验或者有效的解救治疗时才进行二次探查术。

（2）二次探查术中二次肿瘤细胞减灭术：自从 Wangensteen 等在结肠癌治疗中首次提出再次评估性剖腹探查术的概念以来，二次探查术就成为晚期卵巢癌治疗的大量回顾性研究的课题。1988 年，Rubin 和 Lewis 将二次探查术定义为"对初次肿瘤细胞减灭术后并完成了化疗计划的无症状、无临床肿瘤迹象的患者，进行系统的再次探查术"。

接受二次探查术的患者是进行二次肿瘤细胞减灭术的极好对象。根据定义，临床无病灶的患者意味着对化疗有良好的反应，而且曾经接受过剖腹探查术。因此，二次减瘤术不会导致严重的额外的并发症。更重要的是，有 5 个共 358 例二次探查术中进行二次肿瘤细胞减灭术回顾性研究报道显示，成功进行二次肿瘤细胞减灭术的患者，生存率有改善。尽管这些研究者使用的"最佳"细胞减灭术定义有所不同，其研究结果显然支持二次探查术中行二次肿瘤细胞减灭术。

Lippncan 等报道连续 70 次二次探查术中完成了 27 次肿瘤细胞减灭术。其资料显示，再次肿瘤细胞减灭术使残余病灶直径小于 2 cm 的患者，生存期延长。在丹麦的一项多中心研究中，Bertelsen 报道，二次探查术中成功进行二次肿瘤细胞减灭术，残留病灶直径小于 1 cm 的患者，较没有成功进行二次肿瘤细胞减灭术的患者，其生存率有改善，4 年生存率为 25% vs. 4%。Hoskins 等对 67 例患者的研究有相似之处。这些报道都显示，二次探查结果为镜下病变或行二次肿瘤细胞减灭术达到无肉眼可见残留病灶的患者，5 年生存率明显高于有可见残留病灶的患者。Potter 等也报道 50 例患者，在二次探查中 26 例有肉眼可见病灶的患者成功进行了二次肿瘤细胞减灭术，至无肉眼可见残留病灶，其生存率明显改善。

与已有复发的患者相比，最有可能受益的是那些在二次探查术为镜下残余病灶者，其生存率显然与残余病灶大小有关，仅有镜下残余病灶比任何有肉眼可见残余病灶、哪怕最大直径小于 1 cm 的患者，预后都好得多。Podraza 等报道 250 例患者，其中 116 人在二次探查术中成功进行了二次肿瘤细胞减灭术，生存率有改善。

（3）复发性二次肿瘤细胞减灭术：复发前有长的无瘤期是一个有利于预后的因素。Markman 等的报道表明，以前用以铂类为基础的联合化疗患者中，若在二次手术前 24 个月内未做任何治疗者，则对相似的以铂类为基础的二线联合化疗方案有 77%（17/22）的临床完全反应率和 32%（7/22）的手术证实的完全反应率。因此，二次细胞减灭术最适合那些有长的无瘤期的患者。无瘤期较短者的结果不太令人满意。Morris 等在另一项研究中，总结了 30 例二次肿瘤细胞减灭术的患者，其中首次手术和化疗后无瘤期为 6 个月。若手术使病灶直径缩减至小于或等于 2 cm，则患者的中位生存期为 18 个月，而残余病灶直径大于 2 cm 者，中位生存期为 13.3 个月，差异无统计学意义。Vaccarello 等报道，二探术阴性而后又复发的患者，若能再次手术切除大块肿瘤，使残留病灶小于 0.5 cm 者，则生存时间明显延长。

Seltzer 等报道以铂类为基础的一线化疗取得完全反应的 11 例患者，对顺铂解救治疗的反应率为 72%，包括 36% 的完全反应。同样，Eisenhauer 报道，无治疗间隔时间超过 2 个月的患者对卡铂的反应率为 43%，而无治疗间隔时间小于或等于 2 个月的患者仅为 10%。Segna 等在一组较大的研究中，报道了 100 例复发性或进展性卵巢上皮癌患者施行二次肿瘤细胞减灭术的经验，有 60% 的患者成功地施行了肿瘤细胞减灭术，使残余肿瘤直径小于 2 cm，而围手术期病率和死亡率是能够接受的。在残余癌直径小于或等于 2 cm 组，中位生存期为 27.1 个月，而残余病灶直径大于 2 cm 组，中位生存期为 9.0 个月（$P = 0.0001$）。

如果能选择恰当的病例，以二次肿瘤细胞减灭术为目的的剖腹探查是有好处的。我们必须估计对患者可能有益，并有良好的医疗条件保证手术探查。另外，还有重要一点就是必须有有效的二线化疗药物或方案。不彻底或有限的二次手术，可能只是姑息性的，只能缓解症状，不能延长生存期。

（4）进展性的二次肿瘤细胞减灭术：已在前述，在初次化疗期间有进展病灶的患者，二次肿瘤细胞减灭术是无作用的。这些患者预后差，对其施行肿瘤细胞减灭术将会增加术后病发率而没有长期效益。其主要原因是这组患者缺乏有效的二线化疗。因此，对这些患者不宜做二次肿瘤细胞减灭术。因为这些患者的病变往往是弥漫而广泛的，手术至多只能解除部分肠梗阻症状。选择采用手术解除肠梗阻的对象对医生和患者来说往往是困难且具有挑战性，既要采用通用的原则，也必须个体化，因为每个患者的情况不一样。

Rubin 等报道了在 Memorial Sloam Kettering 癌症中心 52 例晚期卵巢癌继发肠梗阻的患者，共进行了 54 次手术。43/54（79%）的手术解除了肠梗阻，其余患者［6/11（54%）］成功放置了引流管，而且［49/54（91%）］的患者完成了姑息性手术，进行胃肠减压。79% 的患者经手术使胃肠功能恢复。其平均生存时间约为 6.8 个月。

根据有限的研究资料，还不能确定手术与生存期之间的相关临床因素。对化疗耐药的卵巢癌患者，其胃肠梗阻的手术必须个体化。但是，手术缓解症状效果明显，对多数经保守治疗无效的肠梗阻患者，手术是合理的。选择手术患者的标准是内科情况总体好，有或无腹水，有求生欲望，既往探查残瘤为局灶性病灶，疑为局灶性梗阻有可能采用分流术或局部切除术。还可以根据先前手术所见的播散方式来推测目前病灶的分布。二次探查术如有广泛播散的癌灶，解除肠梗阻的可能性很小。

伦敦 St Christopher 机构推荐一种可用于代替手术解除胃肠梗阻的方法，具体方法是：少量静脉补液，少食多餐，不上鼻胃引流管。这是关怀晚期癌症患者处理肠梗阻的方法。

总之，施行二次肿瘤细胞减灭术时应该考虑几个临床因素：以前对化疗有反应，有较长的无瘤期（至少12个月以上）；一般情况良好；没有严重的内科疾病；较年轻。

关于对复发肿瘤施行二次肿瘤细胞减灭术的问题，虽然有一些回顾性研究，但是特别需要进行前瞻性研究。随机将患者分为单纯化疗组和二次肿瘤细胞减灭术 + 化疗组进行比较。学者们指出，恰当的选择解除肠梗阻手术的患者有很大困难，供医生选择的临床指征不容易确定，有待进一步研究。

五、辅助治疗

（一）辅助化疗

除对Ⅰ期患者行辅助化疗尚有争议外，对Ⅱ～Ⅳ期患者，即使手术清除了所有的病灶后，化疗仍然是这些患者的最好选择。全身用药是晚期上皮性卵巢癌的首选治疗途径，包括术后化疗和术前化疗（新辅助化疗），几乎都选择以顺铂或卡铂为基础的联合化疗，其次是腹腔化疗。

1. 全身化疗

（1）术后化疗。

1）单一药物：单一药物在卵巢癌治疗中的一线药物主要有顺铂、卡铂、奥沙利铂、紫杉醇和多柔比星，其中以顺铂应用最为广泛。

A. 以顺铂为基础的联合化疗几乎成了上皮性卵巢癌首选的联合化疗方案。但不可忽视的是顺铂可引起肾功能损伤。为了减轻顺铂对肾功能的损害，无论单一或联合应用，必须水化和利尿。此外，患者接受 DDP 治疗后，急性恶心及呕吐的发生率接近100%，而且常常是顽固性的。因此，用药期间需用止吐剂，如大剂量甲氧氯普胺、昂丹司琼、格拉司琼等。

B. 卡铂客观反应率与 DDP 相近，肾毒性在相应剂量下远低于 DDP，胃肠道反应也较轻，但骨髓抑制较 DDP 重，价格也较昂贵。因此，铂类化合物在卵巢癌治疗中，DDP 仍处于第一线治疗药物的地位，一般仅在 DDP 产生肾毒性时才选用卡铂。

C. 奥沙利铂（oxaliplatin）是另一种铂类的类似物，其肾毒性较 DDP 小。该药用于卵巢癌正在临床试验中。其主要毒副作用是神经毒性，表现为肢端感觉迟钝或麻木，其次为恶心、呕吐。部分患者有骨髓抑制。停药后毒副作用逐渐消失。

D. 多柔比星有较好的疗效，但对心脏毒性较明显，累积量不宜超过 $0.4~g/m^2$，其骨髓抑制也较明显，令其使用受到限制。近年用表柔比星治疗卵巢癌，可达44%的良好反应，较少发生心脏损害，但价格较贵。在临床治疗中，可根据实际情况选用多柔比星或表柔比星。

E. 脂质体多柔比星（楷莱）：是一种强化了多柔比星的疗效并减轻其毒副作用的新剂型。它对复发卵巢癌有一定的疗效，常见的不良反应是手足综合征及口腔炎。

F. 紫杉醇对上皮性卵巢癌的作用是肯定的，尤其是对顺铂耐药者有一定的疗效，为难治性卵巢癌的治疗带来了希望。其主要的毒副作用是骨髓抑制和过敏反应。为预防过敏反应，近年来强调治疗前辅助用药，如地塞米松、苯海拉明和法莫替丁等。

G. 多西他赛（泰索帝，taxotere docetaxel）是半合成的紫杉醇类似物，近年应用对 DDP 治疗失败的卵巢癌患者，其有效率为 23% ~ 40%。但缓解期并不长，4 ~ 5 个月。有许多患者用药后病情稳定的时间较长。其毒性主要是骨髓抑制，水肿与体重增加也较常见，可用类固醇药物及利尿剂来治疗。

H. 其他药物。

a. 拓扑替康（和美新）：是半合成喜树碱衍生物，有抑制拓扑异构酶 I 活性作用的抗肿瘤药物。主要用于一线化疗失败及复发转移的卵巢癌的治疗，其主要毒副反应是骨髓抑制，特别是中性粒细胞减少及贫血。

b. 吉西他滨（健择）：是一种阿糖胞苷类似物，属于嘧啶类抗代谢药。它对铂类敏感或耐药的卵巢癌均有效。对使用过紫杉醇类复发者也有一定疗效。目前主要是用于卵巢癌的二线或三线化疗。主要的毒副作用是骨髓抑制，肝肾功能损害。部分患者出现瘙痒、皮疹等过敏反应。

c. 贝伐单抗（bevacizumab）：卵巢癌分泌大量血管上皮生长因子（VEGF），对患者造成免疫抑制。VEGF 与卵巢黄体功能及子宫内膜成熟密切相关。VEGF 高表达可见于各期卵巢癌中并与预后相关。高表达者预后差，易产生腹水。贝伐单抗是 VEGF 的第一个靶向药物。临床试验证明它对复发卵巢癌，不管是铂敏感或耐药的有效率为 16% ~ 18%，而且无进展生存时间（PFS）也较对照组延长。由于它对复发卵巢癌的治疗效果，现有学者将它加入联合化疗中作为晚期卵巢癌的一线治疗。其主要毒副作用是高血压（11% ~ 16%）和肠穿孔（1.1% ~ 1.5%）。

2）联合用药：联合应用几种作用机制不同的抗癌药物，通常可以协同杀灭进入细胞周期不同时相的癌细胞，杀伤同一肿瘤中对药物敏感性不同的细胞群体，从而提高疗效。目前，以顺铂为主的各种联合方案用于初治病例时，总的有效率多数可以达到 60% ~ 70%，个别高达 80% ~ 90%，临床完全缓解率可达到 40% ~ 50%，远远超过文献报道单一药物的疗效水平。顺铂的二代衍生物卡铂具有与顺铂相同、毒性小的优点，采用卡铂代替顺铂更拓宽了铂类化疗的应用范围。

以顺铂为基础的联合化疗已广泛用于上皮性卵巢癌的治疗，其中尤以 PC 及 PAC 方案应用最广。近年来，DDP + Taxol 和 CBP + Taxol 的联合方案已作为第一线治疗药物在临床应用。

最近有资料表明，多西他赛（泰索帝）代替紫杉醇，与卡铂联合使用，确实可以达到与紫杉醇加卡铂作为卵巢上皮癌一线治疗相似的总有效率。因此，对于合并有神经病理疾病或因其他因素不能接受紫杉醇治疗的患者，可选择多西紫杉醇与卡铂联合治疗方案。

顺铂—紫杉醇对比卡铂—紫杉醇：尽管顺铂—紫杉醇在总体生存时间和无进展生存时间上有明显的优势，但很快发现这种联合治疗带来了很大的毒性，即外周神经毒性和肾毒性。在 GOG111 试验中有 13% 的患者表现为 2 ~ 3 级神经毒性，在 OV-10 试验中有 18% 的患者表现为 3 ~ 4 级神经毒性。因此，对比 24 小时输注紫杉醇，3 小时的紫杉醇输注具有更高的毒性比率，难以在院外治疗实施。而卡铂联合紫杉醇与顺铂联合紫杉醇比较在一线治疗中有等效性。但卡铂有更低的神经毒性和肾毒性，且卡铂联合 3 小时紫杉醇的输注能在院外实施治疗。因此认为卵巢缩瘤术后采用卡铂—紫杉醇规范的首次化疗是处理卵巢癌的金标准。

对于上皮性卵巢癌现采用较多的方案有：

A. TC 方案：紫杉醇 175 mg/m^2，iv（3 小时滴注），第 1 天；CBP AUC 5～7.5（500～750 mg/m^2），iv，第 1 天，每 3～4 周重复。

B. TP 方案：紫杉醇 13～175 mg/m^2，iv（3 小时滴注），第 1 天；DDP 70 mg/m^2，iv，第 1 天，每 3 周重复。

C. DC 方案：多西他赛 60～75 mg/m^2，iv（1 小时滴注），第 1 天；CBP AUC 5～6，iv，第 1 天，每 3 周重复。

D. CAP 方案：CTX 500～600 mg/m^2，iv，第 1 天；ADM 50 mg/m^2，iv，第 1 天；DDP 50～75 mg/m^2，iv，第 1 天，每 3～4 周重复。

E. CP 方案：CTX 500～600 mg/m^2，iv，第 1 天；DDP 50～75 mg/m^2，iv，第 1 大，每 3～4 周重复。

关于卵巢癌化疗的疗程数及需要维持多久迄今尚无定论。应根据临床分期、残留肿瘤大小、用药剂量及全身反应情况等决定。目前应用最多的是 PAC 或 PC 方案。Gershenson 等观察 116 例经过理想减瘤术的晚期卵巢癌，病理分级 G$_2$ 或 G$_3$，比较 PC 方案 12 个疗程与 6 个疗程的区别。虽然中位生存期并无显著差异，但无瘤生存期在 12 个疗程与 6 个疗程分别为 30 个月及 15 个月，差异显著，该学者认为 12 个疗程优于 6 个疗程。但也有截然不同的报道。Hakes 等比较 PAC 方案 5 个疗程与 10 个疗程的区别。患者在完成化疗后皆行二次探查术。结果 PAC 5 个疗程及 PAC 10 个疗程的 CR 分别为 34% 及 35%，无差异。生存期亦无差异。PAC 10 个疗程的不良反应明显高于 PAC 5 个疗程。该学者认为一般 5 个疗程就够了，不需要维持化疗。Bertelsen 等对 202 例 Ⅲ、Ⅳ 期卵巢癌随机分为接受 PAC 6 个疗程及 PAC 12 个疗程两组。结果 CR 分别为 23% 和 25%，中位生存期为 23 个月及 27 个月，3 年生存率为 29% 及 35%，经统计处理无显著差异。病理 CR 两组也相似。该研究并未能显示增多疗程（维持治疗）能提高有效率及生存率。该学者不主张巩固化疗或维持化疗。尽管文献报道结果不一致，但一般认为化疗通常在 6 个疗程未能取得客观疗效，再增加疗程似乎无济于事，故现多采用 PAC 方案 6 个疗程。6 个疗程仅达到部分有效（PR）再继续化疗达到 CR 者为数较少。曾有主张对高危者尽管二次探查术阴性也应定期巩固治疗，如每年 1 次或 2 次化疗，但其实际意义如何尚缺乏科学依据。

（2）术前化疗（新辅助化疗）：不同文献报道能成功进行细胞减灭术的晚期卵巢癌患者的比例为 17%～87%，平均为 35%（表 6-21）。既然许多患者在首次手术中不能成功进行细胞减灭术，因而有学者探索在首次减灭术之前短期化疗的好处，认为有 3 个理论上的优势：①在手术前改善患者的一般情况；②减少肿瘤负荷，从而缩小手术范围，减少手术和术后发病率；③增加满意的肿瘤细胞减灭术的概率，从而改善生存。

表 6-21 晚期卵巢癌中铂类为基础的新辅助化疗：有效和生存数据

作者	例数	NACT 疗程	对 NACT 的有效性（例,%）	IDS 的病例数	ODS 的病例[b]（例,%）	中位生存期（月）	
						所有	ODS 者
Jacob 等	22	2～4	10/20（50）	22	17（77）	16	18.1
Surwit 等	29	2～3	18/29（62）[a]	29	16（55）[b]	22.5	32
Schwartz	59	6	NR	41	NR	13	NR

作者	例数	NACT 疗程	对 NACT 的有效性（例,%）	IDS 的病例数	ODS 的病例[b]（例,%）	中位生存期（月）	
						所有	ODS 者
Ansquer	54	3～6	43/54（80）	46	39（72）	22	NR

注：NACT（neoadjuvant chemotherapy），新辅助化疗；IDS（interval debulking surgery），中间性肿瘤细胞减灭术；ODS（optimal debulking surgery），满意的肿瘤细胞减灭术；NR（not reported），无报道。

a. CA125 的有效性；b. ≤2 cm（Surwiti 的资料为 <1 cm）。

Lawton 报道了 36 例晚期卵巢癌患者，对其中 28 例进行了 3 周期的化疗再次探查，有 25 例患者达到了最佳缩瘤（残余瘤小于 2 cm），手术成功率 89%。Onnis 等观察到类似的生存率，他们治疗了 88 例患者，先接受化疗，比较了同期的先接受肿瘤细胞减灭术的患者。88 例接受新辅助化疗的患者中有 42% 达到满意的肿瘤细胞减灭（直径 <2 cm），而先接受手术者仅 29%。Ng 等报道了一组 38 例"化疗缩瘤"方案治疗的晚期卵巢癌患者。这些患者经首次手术存在大块肿瘤（5～25 cm），随后接受了 2 个疗程高剂量顺铂和环磷酰胺静脉注射再次缩瘤，有 30 例患者病灶减至小于 1 cm，此后行腹腔化疗，47% 的患者达到手术证实的完全缓解。

Brown 等研究表明，无论是首次细胞减灭术前化疗或是细胞减灭术后辅助化疗，或是间歇性缩瘤术，只要达到最佳程度，这三种方式对患者生存时间的影响是没有差别的。欧洲癌症研究组织（EORTC）一项随机试验表明，间歇性肿瘤细胞减灭术能增加无进展期和总生存率。

表 6-21 总结了一些研究的相对有效性和生存数据，他们都采用的是以铂类为基础的化疗为诱导方案。

从上述一些研究中可以得出合乎逻辑的结论，若首次肿瘤细胞减灭术不能达到最佳水平，可先行化疗，而不是等待间歇细胞减灭术。关键问题在于我们能否判别出首次肿瘤细胞减灭术对哪些患者无益。遗憾的是，还没有一个可靠的方法来预见哪些患者能成功进行细胞减灭术，而哪些患者则不能。

尽管有许多患者在首次手术中不能完成最佳缩瘤，但至今仍然没有一种好方法，包括 CT 检查能预示患者先作化疗而不是首先手术。但有些相对适应证可以参考，包括患者有大量胸腹水，重度营养不良（血清蛋白小于 28 g/L，体重下降超过 10%～15%）以及同时存在重要的医疗问题，如慢性阻塞性肺疾病，心肌缺血或年龄超过 75 岁，这些患者有发生肺、肾、心及肠诸多并发症及术中、术后发生凝血疾病的高度危险性。此外，锁骨上淋巴结转移，腹主动脉旁大的转移灶，肝门、肾蒂广泛病灶。这样的患者适合新辅助化疗，因为直接行肿瘤细胞减灭术不满意，对患者无任何益处。这些患者手术前最好给予 2～3 个疗程化疗。但必须强调目前新辅助化疗不能代替标准治疗方法，对初次肿瘤细胞减灭术能达到满意减灭的患者显然先行手术。

在新辅助化疗开始之前，通过胸腹水的检查或针抽吸锁骨上、腹股沟淋巴结或腹部肿块，或经腹腔检查取活检确定诊断，或经 CT 检查证实腹膜后淋巴结及肝门、肾蒂有转移。这种新辅助化疗，不仅使患者身体状况得到改善，缩小肿瘤，有利于完成最佳肿瘤细胞减灭术，而且可以减少并发症。

2. 腹腔化疗

卵巢癌腹腔化疗的历史已有 20 余年，最初是作为姑息治疗或控制腹水。腹腔化疗的兴起主要是因为通过腹腔内注入化疗药物，药物稀释后容积增大，可在腹腔内与肿瘤广泛接触，而且药物在腹腔内浓度远高于血浆的浓度，设想可以提高化疗的疗效。曾经有过一些报道腹腔化疗有较好的疗效。Alberts 等将 654 例Ⅲ期卵巢癌术后残余肿瘤 <2 cm 的随机分为 2 组。所用药物为 DDP100 mg/m² 及 CTX 600 mg/m²，一组 DDP 经腹腔给药，另一组 DDP 静脉给药，而 CTX 则皆静脉注入。结果 CR 在腹腔化疗组为 40%，静脉化疗组为 31%。中位数生存期腹腔化疗组为 49 个月，静脉化疗组为 41 个月（$P < 0.03$）。腹腔化疗组的听力影响及白细胞减少等不良反应皆轻于静脉化疗组。该结果显示腹腔化疗优于静脉化疗。另有一项 GOG72 Ⅱ期试验对 429 例已行最佳缩瘤术的Ⅲ期卵巢癌患者随机分配接受静脉内紫杉醇—顺铂同时对比静脉内紫杉醇加腹腔内顺铂的联合。对照组，由 210 例患者组成，接受每疗程 21 天共 6 个疗程的静脉内紫杉醇（135 mg/m²，共 24 小时，第 1 天），之后静脉内顺铂（75 mg/m²，第 2 天）。腹腔内化疗组接受每疗程 21 天共 6 疗程的静脉内紫杉醇（135 mg/m²，共 24 小时，第 1 天），第 2 天腹腔内顺铂（100 mg/m²）以及第 8 天腹腔内紫杉醇（60 mg/m²）。结果腹腔内化疗组与静脉内化疗组比较，中位无进展生存时间（23.8 个月 vs. 18.3 个月）和总体生存时间（65.6 个月 vs. 49.7 个月）方面有明显的提高。但是，含腹腔内化疗组包括导管相关并发症在内的非血液和血液毒性有更高的发生率。涉及生活质量的独立分析，身体和功能显得较差。在腹腔内化疗期间有腹部不适和神经毒性，虽然通过一年的生活质量结果研究发现两组间基本相同。而 Armstrong 等认为，虽然腹腔化疗使 PFS 及 OS 略有提高，但毒副作用明显增加，生活质量下降。腹腔化疗者仅有 42% 的患者能完成 6 个疗程腹腔化疗。Elit 等检索自 1996—2006 年 MEDLINE 和 EMBASE 中有比较的静脉化疗与腹腔化疗的 7 个临床研究。包括 3 个大型临床Ⅲ期试验及 4 个中小型试验。3 个大型试验结果显示腹腔化疗较静脉化疗对于患者有明显的生存优势。生存期在 3 个试验中分别提高 8 个月、11 个月和 16 个月。综合这 7 个试验中的 6 个，仍然显示腹腔化疗的生存优势。所以近年腹腔化疗又渐被推崇。

腹腔化疗能否奏效有两个重要因素，一是腹腔内残余肿瘤的大小，另一是以前全身化疗是否有效。较大的残余肿瘤很难奏效。若对全身化疗已耐药者对腹腔化疗也难奏效。GOG 的研究认为已产生耐药的患者，再经腹腔提高 10~20 倍的剂量也不能克服其耐药性。对耐药的问题可能还需通过寻找更敏感的二线药物或其他手段来解决。腹腔化疗者 20%~30% 患者腹腔药物不能均匀分布而影响治疗并增加不良反应。这可能是由于腹腔粘连之故。其外化疗导管的阻塞、腹腔感染及给药麻烦等问题也是腹腔化疗的缺点。腹腔化疗仅适宜手术后很小残余肿瘤的并且无腹腔粘连者，而大块残余肿瘤或腹腔粘连者并不适宜。

腹腔化疗方案可选用：紫杉醇 135 mg/m²，24 小时静滴，第 1 天；顺铂 100 mg/m²，腹腔化疗（用紫杉醇静脉化疗完成后第 2 天）；紫杉醇 60 mg/m²，腹腔化疗，第 8 天，每 3 周重复，共 6 个周期。

（二）辅助放疗

放疗主要适用于手术后患者。过去多用于不能切除的肿瘤或晚期患者的姑息治疗，以后对各期术后患者亦选择放疗，其目的是继续杀灭残余肿瘤，特别是当残余肿瘤直径 <2 cm 时可提高疗效。其中，对Ⅰ期患者是否需要辅加放疗是有争议的，因为不能肯定其是否能提

高疗效。Ⅱ期患者辅加放疗有肯定的价值，绝大多数报道表明能增加 5 年生存率。Ⅲ、Ⅳ期患者放疗的效果很差，几乎为术后化疗所代替。

姑息放疗主要用于肿瘤局限于下腹的晚期或复发患者，放疗可使肿瘤缩小，症状缓解。对锁骨上、腋下、腹股沟淋巴结转移，甚至盆腔或腹主动脉旁淋巴结转移，也可采用局部姑息放疗。

1. 放疗的适应证和禁忌证

适应证：①晚期患者足够化疗后的巩固治疗；②卵巢上皮癌术后足够化疗后二探阳性者；③手术及化疗失败的局限性病灶或表浅性病灶，局限性复发病灶；④各类转移病灶如阴道、骨、锁骨上淋巴结、肺、脑。

禁忌证（腹、盆腔照射）：①腹部有广泛粘连；②有肠梗阻病史；③腹部严重炎症；④炎症性肠病。

2. 放疗方法与剂量

（1）体外照射：体外照射是卵巢上皮癌综合治疗手段之一。

1）盆腔照射：照射野的大小以患者体型而定，通常照射范围上自脐孔水平，下至闭孔窝下缘，外缘为骨盆外 1~2 cm，约 15 cm×15 cm 或 20 cm×15 cm 大小，可方形、菱形或长方形。前后两野对称垂直照射，盆腔正中平面肿瘤剂量 40~50 Gy。

2）全腹照射：全腹固定野范围为上自横膈上 1~2 cm，下至闭孔窝下缘，两侧包括两侧腹膜，全腹面积（24~30）cm×10 cm，前后平行对称照射。照射剂量为 20~28 Gy/6~7 W，每天 100~120 cGy。为减少肝、肾损伤，自后方挡肾，剂量限于 15~18 Gy。前方挡肝，剂量限于 22~25 Gy。

3）全腹加盆腔照射：这种照射方法即在全腹照射基础上加上盆腔补充照射，使盆腔的总剂量达到 40~50 Gy。

4）全盆及盆腹病灶小野照射：定位后前后对称垂直照射。也可采用适应放疗或强调照射。放疗的目的是最大程度地将放射剂量集中到病变区，杀灭肿瘤细胞而使周围正常组织或器官少受或免受不必要的照射。因此，理想的放疗技术应按照肿瘤的形状给予靶区很高的致死剂量，靶区周围的正常组织不受到照射。强调照射比三维适应放疗有更多优点，计划靶区剂量分布更均匀，能提高肿瘤的局部控制率和生产率，明显减少正常组织的放射损伤。

5）远处转移病灶照射：远处转移病灶如锁骨上淋巴结、骨、肺、纵隔、脑转移，局部照射配合化疗能达到明显姑息治疗作用。可根据局部组织耐受剂量给予合适的放疗剂量。

（2）腔内放疗：主要用于子宫切除术后阴道断端或直肠阴道隔有残余肿瘤或转移肿瘤患者。但只限于腔内放疗可以照射到的范围。一般仅作为辅助治疗，可与体外照射和（或）化疗配合。患者术后往往有肠管粘连于阴道断端，治疗时勿使肠管受到过量照射，根据患者具体情况决定剂量，个别对待。

（3）放射性同位素腹腔内化疗：目前应用的放射性同位核素为 ^{32}P。其特点为腹膜表面剂量高，照射深度浅，有利于消灭腹腔表浅种植的病灶，对器官损伤小，治疗时间短，使用方便。治疗剂量通常为 15 mCi。由于化疗的发展，已被腹腔化疗替代，目前临床已很少使用。

（三）辅助生物治疗和分子靶向治疗

卵巢癌手术技术和化疗药物近年来都不断发展，但在过去的 25 年里，上皮性卵巢癌的总生存率并没有较大的提高。许多学者都在研究有效的对策，生物治疗就是较有发展前途的治疗方法。肿瘤生物治疗（biotherapy）是指所有使用生物制剂或生物反应调节剂（biological response modifier，BRM）综合治疗肿瘤的方法，包括免疫治疗、基因治疗和生物反应调节剂的临床应用。

癌症是细胞内遗传物质突变引起的，癌细胞的特点是具有自主生长的能力，能够向周围组织浸润和扩散，并转至其他部位或脏器。癌的发生都是体细胞突变的结果，癌的发展涉及多种基因结构变化或表达异常，因此可以说，癌是基因异常性疾病。纠正癌细胞的基因异常可以抑制细胞的恶性生长，逆转肿瘤的发生。现已发展出了多种具有应用前景的治疗方法：基因治疗（分子化疗法、耐药逆转基因治疗免疫增强）、免疫治疗（细胞因子治疗、过继免疫治疗）、肿瘤疫苗治疗（修饰减毒活疫苗、重组病毒疫苗、抗独特型抗休疫苗、基因工程疫苗、树突状细胞疫苗）。

分子靶向治疗也被试用于卵巢癌患者。在卵巢癌及其他肿瘤的靶向治疗中，肿瘤浸润、血管生成及信号传导通路抑制剂的研究位于最前沿。其中贝伐单抗已做完Ⅲ期临床试验，结果显示它作为晚期或复发卵巢癌的治疗是有效的。但也存在一些毒副作用（可耐受）。其他一些靶向治疗药物正在行临床试验，疗效并不理想。

（四）辅助内分泌治疗

卵巢是女性性腺器官，其生长、发育及内分泌活动都直接或间接地受下丘脑分泌的促性腺激素释放激素（gonadotropin releasing hormone，GnRH）、垂体分泌的促性腺激素（gonadotropin，Gn）及自身产生的雌激素、孕激素、雄激素的调控，也受到肾上腺皮质分泌及外周组织转换而来的激素的影响。随着妇科肿瘤学的发展，人们逐渐认识到，利用性激素对生殖系统靶细胞的抑制作用，可以对妇科肿瘤进行预防和治疗。从20世纪60年代开始，人们就开始尝试用类固醇激素、性激素受体拮抗剂、促性腺激素释放激素类似物（gonadotropin releasing hormone analogue，GnRHa）以及芳香化酶抑制剂等药物，对化疗耐药的晚期、复发性卵巢癌进行内分泌治疗。

1. 性激素及其拮抗剂

在人体性激素器官细胞中含有性激素受体。性激素通过与相应受体结合，触发特殊的内分泌生化反应，从而维持靶器官的解剖功能和生理活动。研究表明，部分肿瘤细胞中含有性激素受体，这是性激素治疗肿瘤的分子学基础。目前应用于卵巢肿瘤治疗的性激素及其拮抗剂有以下几种：

（1）性激素类药物：该类药物中临床上应用较多的有甲羟黄体酮（安宫黄体酮）、甲地黄体酮、己酸黄体酮和丹那唑等。

（2）抗雌激素类药物：该类药物主要有他莫西芬（三苯氧胺、TAM）、萘氧啶和芳香化酶抑制等。

2. 促性腺激素释放激素类似物

该类药物中，临床上应用较多的有 Lupron、Decapeptyl 及 Zoladex 等。

六、预后及影响因素

（一）预后

由于卵巢癌早期极少引起全身性或局部症状，难以早期发现，而且缺少有效的检查方法，一旦发生，病情进展快，转移早，发现时多已属晚期，预后极差，死亡率居妇女生殖系统肿瘤之首。国际妇产科联盟（FIGO）1994 年报道的上皮性卵巢癌 5 年生存率见表 6-22，5 年总的生存率为 31%。虽然，卵巢癌在治疗上取得了极大的发展，手术经验的积累和化疗方案的改进使卵巢癌的预后得到较大的改善，但是 5 年生存率仍然低。即使初次治疗取得了较好的疗效，仍有许多患者复发并死于该病。曹泽毅等统计了全国 61 所医院 978 例卵巢癌治疗后一年的复发率，Ⅰ、Ⅱ期和Ⅲ、Ⅳ期分别高达 31.19% 和 68.81%。Bolis 等的研究也发现 59% 的患者在 3～5 年复发。因此，如何做到早期诊断，早期治疗，针对患者的具体情况，采取有效的个体化治疗方案，改善患者预后，是对所有妇科肿瘤专家的一大挑战。

表 6-22　各期上皮性卵巢癌的 5 年生存率

分期	例数	5 年生存率（%）	分期	例数	5 年生存率（%）
Ⅰ A	845	83.5	Ⅱ C	336	61.3
Ⅰ B	188	79.3	Ⅲ A	171	51.7
Ⅰ C	606	73.1	Ⅲ B	366	29.2
Ⅱ A	140	64.6	Ⅲ C	1903	17.7
Ⅱ B	272	54.2	Ⅳ	1291	14.3

（二）影响因素

1. FIGO 分期

卵巢上皮癌的 5 年生存率与 FIGO 分期密切相关，期别越早，预后越好。Brun 等分析了 287 例卵巢上皮癌中影响预后的因素，发现Ⅰ期、Ⅱ期、Ⅲ期、Ⅳ期患者的 5 年生存率分别为 76%、42%、21%、6%，差别有显著性，在多因素分析中，FIGO 分期是一项独立性的预后因素。但是，关于相同 FIGO 分期患者的生存率的报道存在较大差别，早期的研究报道Ⅰ期患者的 5 年生存率为 60%～80%，现在，通过全面的分期探查术表明Ⅰ期患者有 90% 的 5 年生存率，反映了早期不正确手术分期导致分期偏低。与之相比，对Ⅱ期患者的初步研究报道的 5 年生存率为 0～40%。然而经剖腹全面探查分期为Ⅱ期患者 5 年生存率约为 80%。Ⅲ期患者 5 年生存率为 15%～20%，而Ⅳ期患者则小于 5%。因而，准确全面的手术分期对评估预后十分重要。

2. 残余癌大小

由于卵巢癌发现时多为晚期，腹腔内已有广泛转移，完全切净肿瘤比较困难，甚至根本不能切净，因而，尽量切除可以切除的肿瘤对改善患者的预后十分关键。目前，许多文献认为肿瘤组织体积越大，对化疗产生耐药的可能性也越大，而且肿瘤组织所介导的免疫抑制作用也影响了化疗作用的发挥，理想的肿瘤细胞减灭术能够最大限度地切除大块肿瘤组织，残余的肿瘤病灶中就有较高比例的有丝分裂静止期的细胞进入增殖分裂期，从而提高化疗敏感性，而且，肿瘤细胞大量减少，剩余较少部分易被术后的辅助治疗根除。

许多文献报道肿瘤细胞减灭术后的残余癌大小与卵巢癌患者的存活直接相关，接受理想的肿瘤细胞减灭术的患者与接受不理想的肿瘤细胞减灭术的患者相比，平均存活时间长 21 个月（表 6-23）。在这些文献报道中，与预后密切相关的是最大残余癌的大小，而不是残余癌的总数目。但是，也有文献报道残余癌的数目同样是重要的预后因素，如果患者只有一个残余癌灶，通过手术达到完全缓解的机会大于那些有多个直径小于 2 cm 的残余癌灶患者。

有学者认为经理想的细胞减灭术，行子宫切除、双侧输卵管卵巢切除和大网膜切除后残留小病灶的患者，其疾病的生物学侵袭性低于通过切除遍布腹膜腔的巨大肿块的最大肿瘤减灭术后的患者，即使后者在细胞减灭术后解剖学上与之有相同数目的残余瘤。

表 6-23　首次肿瘤细胞减灭术后残余瘤大小对接受化疗的晚期卵巢癌患者存活时间的影响

第一作者	年份	存活时间（月）	
		理想的肿瘤细胞减灭术	不理想的肿瘤细胞减灭术
Redman	1986	37	26
Piver	1988	48	21
Sutton	1989	45	23
Bertelson	1990	50	18
Hoskins	1991	36	16
Eisenkop	1992	31	18
Curtin	1995	40	18
Liu	1997	37	17
Chi	2001	56	28
Akahira	2001	32	16
Mean	—	41	20

3. 病理分级

病理分级是一项重要的预后因素，通常肿瘤细胞分化越低，预后越差。美国 MD Anderson 医院分析了 215 例卵巢上皮癌病理分化程度与预后的关系，发现高、中、低分化的患者 5 年生存率分别为 83%、23%、7%，有明显的差异，说明肿瘤的病理分化程度是一项十分重要的预后因素，细胞分化好者预后明显好于细胞分化不良者。在采用以铂为基础的化疗治疗的进展期患者中，大多数研究并未能够发现组织学分级与生存率之间显著相关。这可能反映出各研究组内和组间在卵巢肿瘤的分级中不同程度的差异。此外，不同的研究机构采用不同的分级系统，这也导致了研究机构间结果的差异。

4. 组织学类型

多数学者报道，组织学类型的预后价值不及临床分期、残余瘤大小、病理分级等几项临床因素。一般来说，各种类型的上皮性卵巢癌中，黏液性及子宫内膜样癌预后较好，浆液性癌及未分化癌预后差，在一些研究中，黏液性腺癌患者的中位生存率高于子宫内膜样癌和浆液性腺癌。这些结果也反映出卵巢高级别黏液性腺癌的诊断很罕见。很少有晚期低分化肿瘤能被明确为黏液性腺癌，而这种肿瘤患者的 5 年生存率几乎为 0。子宫内膜样癌也一直被认为较浆液性腺癌的预后好，并且表现出较低的组织学分级和临床分期。一些分析表明在早期阶段，卵巢透明细胞腺癌可能比其他普通的上皮性恶性肿瘤更有侵袭性。在一篇包括近 400 例透明细胞肿瘤的综述中，Ⅰ期肿瘤的 5 年生存率为 60%，而在其他所有期别中仅为 12%。然而，用其他分析方法对同一数据分析没有发现很大差异。事实上，当根据分期和细胞类型分层分析时表现出更高程度的一致性。

5. CA125 水平

CA125 是卵巢上皮癌的重要肿瘤标志物，有助于卵巢癌的诊断和病情监测，与卵巢癌的预后也有明显的关系。术前和术后 CA125 的预后价值仍在研究之中，Geisler 等通过研究 82 例卵巢癌术前 CA125 的水平与患者存活的关系，发现存活时间的下降与术前 CA125 升高的程度相关，生存期大于 5 年的患者术前 CA125 的平均水平为 899 IU/mL，而生存期小于 5 年的患者 CA125 的平均水平为1978 IU/mL。术后 CA125 水平的预后价值更大，如肿瘤细胞减灭术后 4 周血清 CA125 水平下降不满意，或术后 2 个月未降至正常，均提示预后不良。Mogensen 等研究化疗的晚期卵巢癌患者，发现化疗 3 个疗程后 1 个月，如 CA125 小于或等于 10 IU/mL，其 5 年生存率大于 50%，而 CA125 水平在 100 IU/mL 以上，平均生存时间仅 7 个月。

根据血清 CA125 水平判定治疗反应的指标已被提出。277 例患者的治疗反应和 CA125 水平被用于研究血清学反应指标，其后在 458 例患者中前瞻性的检测这些指标。在以紫杉醇为基础的化疗患者中，标准指标和 CA125 反应指标也有相似的相关性。关于 CA125 反应提出了两个定义：50% 反应为检测两个样本后，血清 CA125 水平下降 50%；75% 反应为检测三个样本血清 CA125 连续下降超过 75%。研究人员发现，50%/75% CA125 定义可用于衡量治疗反应，同时也可作为医疗机构对初次化疗患者纳入标准的补充或替代。

CA125 的升高也已经越来越多地作为一个化疗完成后疾病进展的标志。临床试验研究组已建立基于 CA125 水平升高或体检及影像学发现肿块证据的标准及判断疾病进展，而血清 CA125 水平在开始二线治疗中的应用将会在今后探讨。

6. 手术预后因素

手术后残留肿瘤大小是一个独立的预后因素，已经前述。关于其他手术发现在预后中的作用目前仍存在争议。肿瘤大小、双侧肿瘤和腹水无阳性细胞不被认为对早期患者的预后有意义。然而，肿瘤漏出、破溃和细胞学恶性的腹水（FIGO ⅠC 期）通常被认为与较差的预后相关。一个大型多元分析已被用于进行临床和病理差异的分析，并用于确认对预后不利的手术因素。

7. 研究性预后因素

更多与临床预后相关的生物学因素的量化方法正在研究中，包括染色体倍数分析、遗传和生物学因素、基因组学等，这些研究将减少我们只看组织学预后因素的主观影响。

8. 其他因素

年龄、腹水状况、淋巴结转移等因素均对预后有一定的影响。一般年轻患者的生存率较年老患者高，有腹水者预后较无腹水差，有淋巴结转移也提示预后不良。

总之，掌握这些预后因素有利于临床医师正确地评价卵巢癌患者的预后，采取合理的治疗方案，使预后差的患者接受更加彻底的治疗，从而提高卵巢癌患者的生存率。

七、治疗后的随访与监测

上皮性卵巢癌首次治疗后的最初两年每 2~4 个月随访 1 次，3~5 年每 3~6 个月随访 1 次，5 年后改为每年 1 次。

一般来说，随访的主要内容有：①询问病史；②体格检查，体检的重点是盆腔双合诊；③实验室检查，包括血清 CA125 水平及其他肿瘤标志物水平的连续评价；④一种或多种影像学检查；⑤重新临床评估（reassessment）或二次剖腹探查术（second‑look‑laparotomy，简称二次探查术）；⑥对生活质量等的评价。

（一）询问病史

复发性卵巢癌早期阶段的症状与原发癌一样，通常是隐匿的，大部分患者无任何征兆。当临床上出现症状时，最常见的表现是不太明显的胃肠功能紊乱、腹痛及腹胀。但这些症状较难与前期治疗的影响相区别。因此，随访时应详细了解先前治疗的情况，仔细询问是否有胃肠道症状及盆、腹腔不适。

（二）盆腔检查

大部分上皮性卵巢癌的复发灶在腹腔，因而，体格检查的重点是腹腔及盆腔。对卵巢癌进行随访检查时，要特别重视那些最有可能复发的解剖部位如腹腔及阴道顶端。双合诊是花费最少、对患者伤害最小的检查卵巢复发癌的方法。当怀疑有盆腔肿瘤时，双合诊作为一种常规的、最初的检测方法在鉴别卵巢癌复发时起着重要的作用。

一般认为，在检查可疑的或复发性卵巢癌方面，盆腔检查的作用与 CT 及 B 超相当或更优越。在进行复发性卵巢癌早期检测时，B 超与 CT 等影像学技术有时还不如经验丰富的妇科专家仔细的盆腔检查敏感。在一组前瞻性多因素研究中，对盆腔检查、B 超及血清 CA125 的诊断价值进行了比较，术前对 228 例怀疑为卵巢癌的绝经后妇女的评价中，盆腔检查、B 超及 CA125 在区分良性及恶性盆腔包块的准确性方面大致相等，分别为 76%、74% 及 77%。根据 Logistic 回归分析，盆腔检查为最相关因素，其次是 CA125 及 B 超。

Seewaldt 等对一组对顺铂耐药正在接受紫杉醇化疗的卵巢癌患者进行了盆腔检查及 CT 检查比较，以了解它们对复发性卵巢癌的检出能力。结果显示，对阴道顶端复发癌，盆腔检查优于 CT；对盆腔复发癌，盆腔检查与 CT 相等或优于 CT。对 100 例患者行盆腔检查，发现阴道顶端包块 33 例，而 CT 扫描对直径小于 5 cm 的 21 例阴道顶端肿块均未检出，对直径大于 5 cm 的 12 例阴道顶端肿块只检出 7 例。

笔者认为，盆腔检查是一种重要而方便的卵巢癌检测方法，尽管其益处已被公认，但有些医师并没有把这种操作作为常规。结节性或阴道顶端小包块，CT 或 B 超检查有可能漏诊，而有经验的医师凭盆腔检查则较易检出。该手法主要受限的地方是不能检测出腹腔内呈播散性分布的病变。由于该原因，我们认为盆腔检查不应用作检测复发疾病的唯一标准，而最好是与 CA125 这类血清标志物一起联合运用。

（三）CA125 检测

目前，CA125 已被公认为临床上监测化疗反应的有用指标，但它在检测体积较小的肿瘤时效果较差。将 CA125 用于监测复发癌的优点是其价格低，标本易得，患者损害小，痛苦少，而不利的方面是其敏感性较低。CA125 水平主要由两个因素决定：肿瘤抗原的数量及肿瘤体积。大约 90% 的晚期上皮性卵巢癌患者血循环中 CA125 水平已升高，而 I A 及 I B 期患者中 CA125 水平升高者不到 50%。但有一点是一致的，即首次不确诊时有 CA125 或其他肿瘤标志物升高，则每次随访时复查。

近年来，在对卵巢癌患者随访时是否常规进行 CA125 检测，各方面的意见并不一致。实际上，有残余癌的所有患者中，CA125 水平升高要早于二次探查术，而 CA125 正常的患者中几乎一半也有疾病存在。总体上说，CA125 敏感性为 44%，特异性为 96%，准确性为

65%，在检测残余癌方面优于二次探查术。为了增强 CA125 检测复发癌的敏感性，有一项多中心研究评价了二次探查术前血清 CA125 水平在正常上限（20~35 IU/mL）的预后意义，这些患者为卵巢癌Ⅲ期和Ⅳ期，95 例 CA125 为 35 IU/mL 患者中有 55 例复发，其中 CA125 小于 20 IU/mL 的 82 例中有 49 例复发，而 CA125 水平为 20~35 IU/mL 的 13 例中有 12 例复发（92%）。这些资料说明，首次治疗后 CA125 水平轻度升高可能预示肿瘤又复发或有持续性病变，特别是首次确诊有 CA125 升高的患者。从出现 CA125 升高到出现临床复发的中位时间为 2~6 个月。

（四）新的血清学检测方法

对复发性上皮性卵巢癌进行监测最有前途的方法是建立新的血清学肿瘤标志物。文献中，与卵巢癌有关的一些重要抗原除 CA125 外，还有卵巢囊腺癌抗原（OCAA）、卵巢癌抗原（OCA）CA153、CA199 等，另有一些新的标志物如 NB/70K、90K 等正在研究中。对这些标志物水平进行连续监测，其变化可反映疾病状态。一般来说，单项肿瘤标志物监测特异性低，假阳性率高，如多项指标联合检测则可提高敏感性及特异性。有研究显示，同时具有乳腺癌和卵巢癌的患者血清 *HER-27neu* 癌基因产物水平升高。另外一些研究报道，肿瘤坏死因子及其受体在卵巢癌患者血清中也有升高。与 CA125 相比，升高的血清肿瘤坏死因子受体具有更高的敏感性、特异性及阳性预测值。

（五）B 超

B 超是一种价格相对低廉的影像学方法，已被证实可用于检测复发性卵巢癌。随访时如有指征者可行超声波检查。检查结果与检查者的经验有关。据报道，经二次探查术结果证实，B 超的敏感性范围为 20%~89%，特异性为 75%~100%。对潜在的疾病，B 超的敏感性是有限的。它不能可靠地检出最大直径小于 3 cm 的脊柱前淋巴结、直径小于 2 cm 的腹腔包块以及直径小于 5 cm 的肠系膜包块。

高频阴道超声提供了比常规腹部 B 超相对高的分辨能力。在初步的研究中，该技术显示其敏感性及特异性比腹部 B 超更优越。

（六）CT 及 MRI

一般来说，CT 不能检测直径小于 1~2 cm 的肿瘤。因而，它不是一种术后监测上皮性卵巢癌的敏感手段。正如前文提到的，CT 在检测阴道顶端复发病灶时部分无效，它不能检出阴道顶端直径小于或等于 5 cm 的包块。与二次探查术结果相比，CT 敏感性为 44%，特异性为 86%，总体诊断率为 63%。

为什么 CT 在检测复发性卵巢癌方面如此不敏感？该技术在检测密度相等的器官如肝脏出现肿瘤时或在检测器官的密度显著不同于肿瘤的密度如肺部时，具有最佳分辨能力。然而，腹腔是卵巢最容易复发的部位，不像乳腺癌、肺癌及肝实质中转移癌那样病灶较少，腹腔内各器官的密度是不相同的，而且复发癌的密度与周围肠管的密度无明显差别。这样，CT 在检测复发性上皮性卵巢癌方面较差。

MRI 能检出直径大于 1~2 cm 的肿块，其分辨能力稍优于 CT，它对区分放射性纤维化和肿瘤复发有帮助。然而，MRI 的检查费用比 CT 及 B 超昂贵得多。据报道，二次探查术前行 MRI 检查，残余癌的敏感性为 56%。目前，用 MRI 检测复发性卵巢癌方面的资料还不多。

（七）新的影像学检查方法

正电子发射体层摄影（PET）是一种新的成像技术，可用于检测物质代谢及生化活性。初步的资料显示 PET 成像可像 CT 一样能提供完整的解剖学资料。在一项研究中，对 51 例怀疑有卵巢癌的患者进行了 PET 及 CT 检查。结果提示 PET 敏感性为 83%，特异性为 53%，准确性为 72%。CT 及 PET 对卵巢癌的阳性预测值为 95%，阴性预测值为 100%。在另一项研究中，PET 扫描能检测出的疾病在 CA125 分析或 B 超检查中却没能检测出来。由于研究的患者总体数量不多，对其预测能力的评价受到了限制。PET 进一步前瞻性评价功效必须在复发性上皮性卵巢癌中进行。

免疫荧光扫描是目前用于检测复发性卵巢癌的又一种新的成像技术。其原理是利用放射性核素联结的单克隆抗体对腺癌细胞进行特异性识别。有限的资料说明免疫荧光扫描的预测与 CT 扫描相当。但所获得的资料太少不能进行特别的介绍。

（八）*BRCA1* 基因检测

据估计，所有卵巢癌中具有遗传倾向的占 5% ~ 10%。这种遗传主要是生殖腺的遗传变异使得常染色体呈现显性易感性。近年来研究证实，一些遗传性乳腺癌及卵巢癌与乳腺癌易感基因 *BRCA1*（breast cancer susceptibility gene）有关。该基因位于染色体 17q21 位点上。人们通过对卵巢癌中 *BRCA1* 基因突变分析支持这一假说，即 *BRCA1* 突变常与遗传性卵巢癌的发病有关，而较少发生在散发的卵巢癌中。根据这些资料，并不排除这一可能性，即 *BRCA1* 基因的下游靶位或调节 *BRCA1* 表达的基因可能与散发的卵巢癌有关。

遗传性卵巢癌与特异的基因突变有关，这使人们更好地理解卵巢癌发生的分子生物学基础。有一点是可能的，即随着基础研究的不断深入，对肿瘤的治疗策略会发生全新的改变，将来建立的新的肿瘤标志物可用于检测复发性卵巢癌。正因为如此，将来对术后复发性卵巢癌的监测方法可能与现在根本不同。

（九）重新临床评估或选择性二次剖腹探查术

如果患者经过初次治疗无疾病进展征象，可在 6 个周期结束后进行临床评估或选择性二次剖腹探查术。

二次剖腹探查术（简称二探术）是由 Owen Wangenstein 于 20 世纪 40 年代后期首次提出的，主要用于已切除了肉眼可见肿瘤但有高度复发危险的结肠癌患者，通常在初次手术 6 个月左右对这些患者施行剖腹探查术，希望探测到早期复发的肿瘤且在二次手术时切除这些肿瘤以增加治愈的机会。从那以后，"二探术"已被用于很多操作的描述中。至于卵巢癌，二探术可能有 3 点主要适应证：①对可能有局限性疾病的患者进行重新分期，这些患者先前未接受过所定义的最佳分期手术；②评价接受标准的和研究性的化疗方案的治疗效果；③用于接受了足够疗程的化疗后临床缓解患者的评价，这一点已被广泛运用。

二探术通常是从腹腔镜检查开始，以排除广泛性疾病。如果腹腔镜检发现有播散性的粟粒状结节，剖腹探查术则不需进行，显然这些患者需要接受其他的治疗而不是二次手术切除的尝试。另一方面，就目前的知识水平而言，腹腔镜检阴性并不能说明没有疾病存在，必须施行剖腹探查术。二探术中仔细的探查与首次分期手术相同，如果遇到残留病灶，应该切除并用金属夹标记以便进行可能的局部放疗。对整个腹腔包括膈下、肠系膜根部、所有脏器表面均应仔细探查，对可疑处必须进行大量活检。二探术的优点是在腹腔有弥散性复发病灶的情况下可直接进行检查。缺点是它是一种侵害性的手术操作，而且手术仅能了解某一时点的疾病状态。

在过去，二探术通常用于了解化疗是否有完全反应或是用来证明疾病是否对化疗耐药。Barter 和 Bames 对二探术进行了较为全面、深入的回顾分析，他们对 1980—1990 年发表的二探术的 71 份报道进行了总结，患者总数为 5190 人，他们的报道提示，二探术时可发现 50% 以上的患者有残余癌，所有残余癌中有 75% 为肉眼观疾病。二探术时发现有持续病变患者的百分率随着疾病期别增加而增高。FIGO 分期为 Ⅰ 期的患者有持续病变的占 16%，而 Ⅳ 期中则有 67% 的患者具有持续疾病。二探术后复发的危险也随疾病期别的增高而增加。二探术后 Ⅰ 期和 Ⅱ 期患者的复发率为 9%，而 Ⅲ 期、Ⅳ 期患者的复发率为 32%。二探术阴性患者的复发时间大部分发生在 2 年内。复发后的存活时间平均为 11～32 个月。

由于 CA125 作为肿瘤标志物有效且可靠，近年来，常规二探术的指征减少了。二探术在上皮性卵巢癌的治疗方面仍是一个有争议的话题。显然，二探术的结果能够预测预后，然而，文献中没有证据表明该手术可以改善生存期。首次治疗后，50% 的晚期卵巢癌患者及 CA125 水平低于 35 IU/mL 的患者可检测出病变。虽然目前 30%～50% 的患者二探术时为阴性，但该手术的价值可能是识别阴性及显微残余病变的患者及对药物有反应的肿瘤患者。这些患者是选择其他化疗方案或大剂量化疗的理想候选者。这些患者有增加总体生存率的机会。在 Copeland 等的研究中，二探术时显微观残余癌继续接受了另外的化疗，2 年及 5 年生存率分别为 96% 及 71%。我们认为，选择二探术对每个患者是个体化的。二探术可用于晚期卵巢癌患者，这些患者是巩固治疗的较好对象。

（十）小结

目前，还没有确定的检测手段对显微观复发性卵巢癌进行监测。因此，什么是治疗后最佳的监测方法还存在很大的争议。将来有一点是可能的，即当新的监测手段建立后，监测复发性上皮性卵巢癌的检测手段将会改变。目前，在完成首次手术及化疗后，对患者施行二次探查术应根据每个患者的具体情况进行选择。在首次治疗后的最初 2 年内，可每 2～4 个月评价一次，因为大部分有上皮性卵巢癌病史的患者在最初的 2 年内有复发。对每个就诊患者，应仔细地了解病史及体检，包括盆腔检查及直肠阴道检查。另外，治疗前 CA125 水平高的患者应在每次就诊时进行 CA125 检测。临床上如有必要可行盆腹腔 B 超，胸/腹/盆腔 CT 检查，MRI、PET 扫描（PET 扫描可选择），以及胸部拍片检查。另外，每年患者可行乳腺照相检查，并行直肠、结肠筛查。有明显卵巢癌家族史和（或）乳腺癌家族史者应由遗传学家评价 *BRCA1* 基因变异情况及进行家族史分析。

八、复发癌的处理（二线治疗）

自铂剂出现以来，晚期上皮性卵巢癌首次治疗（手术加铂剂或含铂联合化疗）的反应率高达 70%～80%，临床完全反应率为 30%～50%，病理完全反应率为 10%～30%。但在最初的乐观之后，人们发现多数肿瘤将对化疗产生耐药而最终未能改善患者的预后，10 年生存率约为 20%。二次探查术阴性的复发率为 24%～54%。

复发性卵巢癌是指凡卵巢癌经首次标准治疗后〔手术将肿瘤切净或残瘤直径 ≤2 cm，术后化疗和（或）放疗〕，其临床症状消失，无临床肿瘤病灶者，或二次探查术结果阴性者，认为肿瘤完全缓解或完全反应，而后又发现肿瘤和临床症状时，称为复发性卵巢癌。

2002 年，全国复发性卵巢恶性肿瘤诊断与治疗学术研讨会上提出了卵巢癌复发的新概念，即卵巢癌患者经过满意的肿瘤细胞减灭术和正规、足量的化疗在停止化疗 6 个月后，再次出现卵巢癌的证据。

根据患者对铂类药物的敏感性，以距完成初次治疗 6 个月为界，持续性卵巢癌是指凡铂剂化疗 6 个月内肿瘤持续存在者。进展性卵巢癌是指凡铂剂化疗 6 个月内卵巢癌进展者。

上皮性卵巢癌首次治疗的成功性正面临着多药耐药和进展性卵巢癌的挑战，它是临床医生面临的一大难题，已逐渐形成一门新的研究课题。目前针对复发性和难治性卵巢癌尚无肯定的治疗良策。但通过下述各方面努力，期望改善晚期患者生存，提高治疗疗效。对卵巢癌患者采用二线治疗，可以有许多重要的临床和现实意义。二线治疗的目的如表 6-24 所述。

表 6-24　卵巢癌二线治疗的目的

1. 消除或缩减病灶，消除或减轻疾病的症状
2. 延长无症状生存时间
3. 尽可能改善整体的生活质量（包括减少治疗的不良反应）
4. 对于最终总的生存时间有较好的影响

注：所谓"二线治疗"是指恶性肿瘤初始治疗方案以外所有使用的治疗方案。

（一）手术治疗

1. 二次肿瘤细胞减灭术

（1）手术原则：二次肿瘤细胞减灭术原则与首次手术相同，因手术范围广泛，涉及盆腔、腹腔各个器官，手术难度相对较大。开腹后，应先进行全腹探查，以便了解肿瘤复发部位及癌瘤侵犯的程度，再决定手术范围，并初步估计手术的可行性。手术方法根据复发部位而定，手术目的是尽最大努力切除全部肿瘤。

除个别局限性复发瘤外，更多的是腹腔内广泛转移，以结节状小病灶为主。凡可切除者，应努力将肉眼所见肿瘤完全切除。当癌侵犯肠壁且肿瘤孤立可切除时，应考虑切除一段肠管，然后行肠吻合术。对单个直肠旁或直肠浆肌层可切除的复发肿瘤可根据肿瘤与直肠的关系，肿瘤累及范围大小，酌情施行肠壁肿瘤切除加肠修补术或直肠肠段切除后肠吻合术。如初次手术盆腔腹膜未切除者，手术后盆腔广泛转移或较大肿瘤分离困难时，为避免损伤腹膜后器官（输尿管、直肠、血管及神经），可经腹膜外操作，从未受累的腹膜切开，剥离后腹膜，连同种植其上的肿瘤一并切除。若癌累及膀胱浆膜，则将膀胱浆膜自膀胱壁剥离下来，最终将复发肿瘤及受累腹膜一并切除。

（2）手术适应证：根据手术原则和二次肿瘤细胞减灭术的有关预后因素，二次手术应优先选择首次治疗后有一定临床缓解期（不少于 3 个月），癌瘤较局限，曾对铂剂治疗有反应者（包括二次探查术阴性者）。其次是病情虽有进展依据，但无明显腹水，身体条件许可的患者可酌情考虑。对不能减少瘤体的，如播散性腹膜复发癌不宜行二次肿瘤细胞减灭术。进展性卵巢癌，由于缺乏有效的二线化疗，二次肿瘤细胞减灭术的意义不大或毫无意义。因此，首次治疗缓解后，应严密定期随访，通过细致的盆腔检查以及超声波、CT、磁共振或腹腔镜检查，及时发现肿瘤，把握早期治疗机会，使肿瘤处于局部复发时施以手术根除。

（3）影响二次肿瘤细胞减灭术的预后因素：晚期卵巢癌生存时间与首次术后残瘤数量有关。从细胞动力学和临床结果看，二次肿瘤细胞减灭术后残瘤大小仍然是影响术后生存的重要因素。术后残瘤直径小于或等于 2 cm 者，生存时间明显延长，残瘤越小和手术完全切除肿瘤者更能从二次肿瘤细胞减灭术中获得生存益处。此外，首次治疗对顺铂敏感还是耐药，无病间隔时间的长短是影响术后二线化疗的重要因素。进展性和耐药患者由于缺乏有效二线化疗药物几乎不能从二次肿瘤细胞减灭术中获得生存益处。

（4）二次肿瘤细胞减灭术的意义。

1）二次肿瘤细胞减灭术对生存时间的影响：二次肿瘤细胞减灭术的目的在于提高生存率和改善生存质量。二次肿瘤细胞减灭术治疗复发性卵巢癌的临床结果各异。Janich 报道二次肿瘤细胞减灭术后肿瘤完全切除者 13 例（47%），中位生存期 29 个月，残瘤直径小于 2 cm 者 12 例（40%），中位生存期 9 个月，认为二次肿瘤细胞减灭术能延长复发患者生存时间。Vaccarello 报道二次肿瘤细胞减灭术后残瘤直径大于 0.5 cm 者平均存活 23 个月，残瘤直径小于 0.5 cm 者中有 75% 的患者生存 41 个月以上，而复发后未检查者平均存活 9 个月。但 Morris 认为虽然手术能达到较满意的缩瘤目的，但二次肿瘤细胞减灭术后残瘤直径小于 2 cm 和残瘤直径大于 2 cm 者平均生存时间比较及病变缓解 18 个月以下者和缓解 18 个月以上者平均生存时间比较均无统计学意义。因复发肿瘤二次肿瘤细胞减灭术报道不多，就二次探查术性二次缩瘤术而言，持相反结果的有 GOG 报道显示首次获得最佳缩瘤术而拒绝行二次探查术性二次缩瘤术者并未证明其生存情况劣于按计划进行缩瘤术者的生存。文献一致认为二次缩瘤术后残瘤直径小于或等于 2 cm 者，可能从手术中获益。二次肿瘤细胞减灭术对进展性和耐药性患者没有明显治疗作用。

2）二次肿瘤细胞减灭术可能改善生存质量：晚期卵巢癌患者生存质量是一个需要研究的问题。Blythe 等对二次肿瘤细胞减灭术后生存质量问题进行评估，他们对获得最佳缩瘤术与未达到最佳缩瘤术两组患者从获得正常饮食、运动、继续工作及生活享受方面进行比较，认为在选择患者中，进行广泛肿瘤切除并达到最佳缩瘤术者，更能享受正常生活和恢复正常活动。

2. 姑息性手术

对于大部分进展性卵巢癌患者，疾病最终会在腹腔内发展，这种肿瘤生长会累及肠腔，导致肠梗阻。通过手术解除并发症，不切除肿瘤，或部分切除肿瘤而留有明显的残余癌，这种手术称为姑息手术。

（1）手术适应证：进展性卵巢癌患者，没有重要器官的累及，仅肠腔累及导致肠梗阻，经静脉内治疗和胃肠减压等保守处理无法缓解症状时，应考虑进行姑息手术。如考虑进行姑息性手术，应该注意以下一些因素：患者的全身状况、癌症的现状、梗阻的部位和首次治疗的情况，包括首次手术的步骤、范围，术后放疗、化疗的情况等。如果患者无法从手术解除梗阻中获益，则应免于行姑息性手术。

（2）影响姑息性手术预后的因素：Krebs and Goplerud 报道患者的发病年龄、营养状况、肿瘤包块的大小，是否存在腹水和是否有盆腔或全腹放疗史都与姑息性手术的预后有关。年龄较大，营养较差，有可触及的肿瘤包块，存在腹水，曾有盆腔、腹腔放疗史都会导致较差的姑息性手术预后。另外，一些研究报道血浆蛋白质水平、营养状况和肠梗阻术后残瘤量与手术后生存期有密切关联。卵巢癌患者肠梗阻的部位多位于小肠。如果患者准备行姑息性手术，则术前应给予患者全胃肠外营养，以提高患者营养状况，降低由营养不良造成的围手术期并发症的危险性。对于不准备行姑息性手术的患者，一般不给予完全胃肠外营养，但应给予支持治疗，对症处理，并做好临终关怀。

（3）姑息性手术的意义：对于无法行根治术的患者，姑息性手术可以解除梗阻症状，提高生存质量。Rubin 分析 54 例行手术治疗肠梗阻的一组卵巢癌患者，其中肠梗阻部位在小肠的占 44%，在大肠的占 33%，累及小肠和大肠的占余下人数的 22%。手术缓解肠梗阻的患者占 79%，其他患者探查发现不能实施手术。进行了手术的患者中 80% 因肠功能完全恢复可正常饮食或低渣饮食而出院。这些患者术后平均生存时间为 6~8 个月。虽然她们的生存时间相对较短，但通过恢复和至少暂时恢复肠道功能，也可以让患者离开医院去享受她们剩余的几个月，提高生存质量。对于肠梗阻的卵巢癌患者现在仍无很明确的手术适应证以及术后生存时间、生存质量的衡量标准，但积极进行姑息性手术仍应是一种有益的选择，即使认为不适合手术探查或探查中发现不能手术的患者，经皮胃造口术可以替换长时间的配置鼻胃管，给患者的营养供给减轻不适。

（二）二线化疗

卵巢癌经初次手术后化疗，尽管有效率较高，但许多患者的缓解期并不长，达到 CR 后仍有 40%~60% 复发。这意味着有很多卵巢癌患者将进行再次化疗，称为二线化疗。按照初次化疗的疗效，可将患者分为难治（refractory）、耐药（resistant）及敏感（sensitive）三种。尽管对这些名词并无统一的定义，一般认为难治是指初次化疗不能产生客观疗效者，这也称为抗药者。耐药是指化疗后，缓解期短的；敏感是指缓解期长的，对铂类药物敏感和耐药者选择二线化疗药物有所不同。

1. 铂类敏感肿瘤的二线化疗

过去认为用 DDP 治疗后复发者再用 DDP 治疗是很难奏效的。但近年的研究显示以前对 DDP 敏感，有过一段较长时间 PFS 然后再复发者将有可能对 DDP 仍敏感，可再产生疗效。但 PFS 期短（<6 个月）或未达到缓解期者再用 DDP 是不可能产生疗效的。Christian 等报道一线化疗用药后 PFS <6 个月的再化疗有效率不到 10%，而 >21 个月再复发的再用化疗的效率为 90%。根据 DDP 化疗后 PFS 期长短可将患者分为 DDP 敏感者（PFS ≥6 个月）及 DDP 耐药者（PFS <6 个月）。对铂类药物敏感者复发后可再用 DDP 化疗，标准的治疗方法是铂类为基础的联合化疗，如应用 TP、TC 或 DC 方案。对于接受紫杉醇/铂类化疗后复发的患者，仍先选用铂类药物，也可选用其他二线化疗药物。

2. 铂类耐药肿瘤的二线化疗

耐药者应更换化疗药物。近年卵巢癌的二线化疗报道较多，并有一定疗效的药物有紫杉醇、拓扑替康（TPT）、依托泊苷（VP-16）、吉西他滨（Gemzar）、长春瑞滨（NVB）、多西他赛及楷莱（CAELYX）等。

（1）紫杉醇或多西他赛：在首次化疗时未曾用过紫杉醇的耐药患者，应将紫杉醇作为首选的二线化疗药物。Ⅱ期临床试验显示对以前曾治疗过的复发或耐药患者，用紫杉醇类药物的有效率可达 30%~40%。GOG 的研究，对 DDP 治疗后复发，未控及进展的卵巢癌用紫杉醇单药治疗有效率为 37%，临床完全缓解为 18%。可用 DDP/CBP 联合紫杉醇/多西他赛方案。

（2）拓扑替康：是喜树碱的半合成衍生物，能抑制细胞内拓扑异构酶Ⅰ、阻碍 DNA 双链裂解及复制，最终导致肿瘤细胞死亡。用药剂量为 1.5 mg/m^2，静滴第 1~5 天，每日静滴 30 分钟，21 天重复。拓扑替康对 DDP 耐药者，抗肿瘤有效率为 13%~25%，并可使肿瘤稳定期延长。经紫杉醇及 DDP 联合化疗失败后再用拓扑替康的有效率为 14.3%，说明它对紫杉醇或 DDP 耐药后仍有一定疗效。Creemer 等报道拓扑替康对铂类难治、耐药及敏感者的有效率分别为 5.9%、17.8% 及 26.7%。拓扑替康的主要毒性是骨髓抑制，中性粒细胞及血小板下降。24%~43% 发生Ⅲ~Ⅳ级白细胞减少。其他毒性反应主要是恶心、呕吐、腹泻、脱发、皮疹及转氨酶升高等，非血液系统的不良反应通常并不严重。

（3）六甲蜜胺（HMM）：并非新药，近年有报道在 DDP 为基础的联合化疗失败后用 HMM 治疗仍有一部分患者有效，但有效率并不高（0~25%）。另有报道对铂类耐药的患者有 10%~15% 的有效率。用法：260 mg/m²，第 1~14 天，28 天重复。尽管疗效不高，但仍有少数有客观疗效，而且为口服剂，用药方便。主要毒性为恶心、呕吐及粒细胞减少。

（4）异环磷酰胺（IFO）：是 CTX 的同分异构体，它对 DDP 耐药的晚期卵巢癌患者有效率为 20%，中数缓解期约 7 个月，剂量为 1.0~1.2 mg/m²，静滴 1~5 天，也可 5 mg/m²，静滴 24 小时。IFO 主要毒副作用为血尿。用巯乙磺酸钠（mesna）可作为解毒药。剂量为 IFO 的 1/5 量，在 IFO 用药同时及间隔 2~4 小时使用，共 3~4 次。

（5）VP16：口服剂对 DDP 耐药者的总有效率为 26%，缓解期 60~267 天。在治疗中虽然有些病例不能达到 PR，但在病情稳定状态者中皆可见肿瘤不同程度缩小。它与 Taxol 无交叉耐药。口服剂量为 100 mg，第 1~14 天，休息 2 周重复，或口服 50 mg/m²，第 1~21 天，休息 2 周重复。

（6）脂质体多柔比星：Muggia 等对 35 例难治性卵巢癌，以脂质体多柔比星作为二线化疗，用 50 mg/m²，每 3 周 1 次，共 4 个周期。结果有效率为 25.7%（9/35），其中 CR 1 例，PR 8 例，总生存期为 11 个月（中数），显示有一定疗效。其不良反应为皮炎（手—足综合征），胃炎及恶心等。

（7）其他药物：Seliger 等报道用多西他赛、吉西他滨和奥沙利铂联合化疗在铂类和紫杉醇治疗过的 30 例上皮性卵巢癌的Ⅱ期试验。接受多西他赛 55 mg/m²、吉西他滨 500 mg/m²（第 1 天）以及奥沙利铂 70 mg/m²（第 2 天），2 周 1 次。12 例铂类敏感性病变，18 例铂类耐药性病变。中位随访 18.6 个月。在卡铂敏感患者中，观察到总体反应 83.3%，无进展生存时间 10.6 个月，总体生存时间为 18.9 个月。在卡铂耐药患者中，总体反应为 38.9%，无进展生存时间为 5.3 个月，以及总体生存时间 16.3 个月。在铂类难治（之前卡铂治疗有进展）患者中，总体反应为 23%，然而卡铂治疗后有客观反应但复发少于 6 个月的患者总体反应为 80%。仅观察到 3 级和 4 级毒性：贫血（6.7%）、中性粒细胞减少（20%）、血小板减少、外周神经病和腹泻。无中性粒细胞减少性发热或治疗相关的死亡发生。

结果表明，和现行标准方案对比，多西他赛、吉西他滨和奥沙利铂联合化疗显示了相当高的疗效而无显著增加的毒性，尤其对含铂类药物化疗后早期复发的患者。

3. 高剂量化疗加自体细胞支持

高剂量化疗加自体细胞支持包括自体骨髓移植（ABMT）和（或）外周血粒细胞移植（PBPC），对那些用普通补救治疗失败的患者有较高的有效率。一项回顾性研究分析表明，高剂量强度化疗可增加卵巢癌患者治疗的有效率，延长生存率。用高剂量化疗加自体细胞支持治疗晚期卵巢癌有如下理由：①卵巢癌是对化疗高敏感的实体肿瘤，且对一线治疗有效率为 70%~80%；②与顺铂和卡铂有剂量依赖关系；③卵巢癌罕见骨或骨髓转移，不必担心骨髓受侵；④缩瘤术能够使患者处于低肿瘤免疫状态，对 ABMT 可能有较高的有效率；⑤

许多对卵巢癌有效的药物，如 CBP、VP-16 等在有自体细胞支持下其用量可显著增加。高剂量化疗加自体细胞支持治疗难治性卵巢癌已有多项研究结果。虽然大多数研究病例少，随访期短，但结果总是相似的。Dauplat 等评价了高剂量美法仑加 ABMT 治疗以铂类药物为基础的方案化疗后残留肿瘤较小的患者疗效。14 例患者中有 5 例平均 14 个月没有进展期，3 年生存率为 64%。Mulder 等用高剂量 VP-16 和 CTX 加 ABMT 治疗对标准治疗耐药的卵巢癌患者，8 例患者中 6 例（75%）完全缓解，5 例病理上完全缓解。仅仅那些残留病灶微小的患者缓解，3 例有较大的残留病灶的患者均无缓解。缓解期平均为 15 个月，2 例患者维持缓解期为 43 个月和 75 个月。由此，也可表明高剂量化疗前最佳缩瘤术的重要性。

4. 腹腔化疗

腹腔化疗作为一种方法，用于卵巢癌术前和（或）术后多途径联合治疗。在上皮癌的补救治疗中，腹腔化疗受到下列因素影响。①治疗时腹腔内残瘤必须很小，即仅镜下病灶或残瘤直径小于或等于 0.5 cm。残瘤直径小于或等于 0.5 cm 时，以顺铂为主的联合化疗完全反应率为 34%，残瘤直径大于 1 cm 时，完全反应率仅 5%。②腹腔化疗效果取决于肿瘤对初次铂剂化疗的反应性，残瘤直径小于或等于 0.5 cm 的肿瘤中，初次化疗有效者手术证实完全反应率为 43%，反之，反应率仅 9%。GOG 也报道类似结果，他们应用顺铂和 α-干扰素联合腹腔化疗残瘤直径小于 1 cm 者，以顺铂为基础的化疗失败的肿瘤中，其治疗反应率不到 10%。因此，腹腔化疗用于补救治疗时，适合铂类敏感肿瘤和腹腔内微小病灶者。但由于多次手术及化疗导致腹腔内粘连而影响药物在腹腔内的分布和铂类药物的渗透能力，常使腹腔化疗的临床使用受到限制。

（三）恶性腹水及胸腔积液的处理

1. 恶性腹水的产生

腹水是晚期卵巢癌常见的一种临床表现，关于恶性腹水的原因尚无定论，最普遍的解释是：①肿瘤对正常浆膜的刺激性作用；②淋巴阻塞；③在非癌性腹膜表面因静脉阻塞，液体产生大量增加，最明显的来自网膜和小肠表面。他们还指出在卵巢癌腹水存在时，门静脉压力显著升高，高于无疾病妇女和无腹水的卵巢癌患者的静脉压。当右膈下腹膜不存在扩散性疾病时，临床上很少出现让人棘手的腹水，这提示大量腹水来自有吸收能力的腹膜表面的严重混乱，因为腹腔产生的液体转移到淋巴管然后转移入胸导管。

众所周知，淋巴管能运走来自组织的分子，这些分子包括蛋白质、颗粒及细胞。一些水也能在组织的淋巴管内流动，对被输送的分子而言，这是一种媒介或溶剂。清除来自组织的大量水分是毛细血管的职能，而不是淋巴管。滤过和扩散似乎是血液和组织交换的两个主要过程。当血液压力阻碍了来自微血管的液体时，血浆蛋白的渗透压回吸液体进入微血管内。组织张力倾向于抑制液体的大量外渗，并促进其重新进入微血管。组织内保留的少量水经由淋巴管而存在。

虽然扩散说明了分子通过半透膜交换的原因，但液体运动的独立性、半通透性限制其过程。一般情况下，大分子比小分子扩散的慢。这个过程可能依赖于微血管的小孔，不能通过微血管的大分子仍在淋巴管中运行。当某种情况导致了大颗粒在微血管外的液体聚集时渗透压增高以消除微血管内血浆蛋白的影响。这样，就增加了过滤，阻碍了重吸收。仅仅当组织张力很高以致抵消微血管的滤过压时，这种不均衡才发生颠倒。氧气和营养物在不均衡期扩散。当不发生扩散时，开始坏死。腹腔内，淋巴液不需扩散就可积聚，并且仍然保持组织生存能力。由膈收缩和肠蠕动导致的腹水液体持续混合进行扩散。这也许说明了组织培养的恶性细胞的持续生存能力来源于与恶性肿瘤相关的腹水的原因。在肿瘤中具有吸收能力的淋巴管被癌细胞或癌细胞的产物所阻塞，最后的影响是腹腔淋巴液吸收的减少，导致淋巴液在腹腔内积聚，形成腹水。正常的腹膜淋巴管也能被过于黏稠而不被吸收的液体阻塞，形成黏蛋白性腹水。淋巴管的阻塞可能归因于腹腔内肿瘤细胞的局限。

2. 恶性腹水的处理

（1）化疗：比起几十年前，腹水已经得到相当有效的处理。虽然首次手术后腹水可能会重新积聚，但一旦化疗开始，即可控制 90% 的症状。药物例如博来霉素、四环素、盐酸阿的平、短小棒状杆菌和氮芥对恶性腹水有效，通过产生粘连性腹膜炎可以部分消除腹膜腔，使腹水的积聚产生阻碍。但是，这些药物也造成一种情况，即进一步的手术干预已几乎难以完成。首次手术后腹水重新积聚，这常与无法切除的癌瘤相关联。患者可通过一种形式或其他全身化疗控制。如果单一用药失败了可尝试联合用药。

（2）穿刺术：腹部膨隆可能有腹水的患者，如高度怀疑是卵巢癌引起的，不提倡用穿刺术作为诊断方法，因为：①液体细胞学检查可能不存在恶性肿瘤，仍需要剖腹探查；②即使液体细胞学检查是阳性，它也难以提供关于原发肿瘤的明确信息，仍需要剖腹探查；③穿刺术会造成播种及其他并发症，如腹腔内脏器出血、感染、破裂、蛋白质、电解质紊乱等。若患者由于大量腹水引起呼吸困难和严重疼痛时，穿刺术可被视为治疗手段，对于无法用化疗完全控制的腹水患者，周期性的放液穿刺术能让他们感觉舒适些。门诊患者可以这样做，间隔时间视患者症状而定。穿刺点通常在脐水平的腹直肌侧缘。这个位置可以通过超声波扫描寻找最大的液囊来决定。避免中线穿刺，因为常常存在肿瘤或粘连，产生并发症。明智的做法是用少量的局麻药渗入腹壁，接着使用同一注射器和针，探查腹腔内的准确位点，在探查点上方的准确位置插入更大一些的套针。通过这种方式可以避免套针插入到粘连的肠管引起并发症。在放液穿刺术前后要记录体重和腰围以及液体体积。Cruikshank 和 Buchsbaun 运用血流动力学监测，显示卵巢癌患者大量腹水导出不会伴有不良反应，血浆蛋白也无明显改变。治疗后期腹水仍重新积累，则暗示治疗措施不利或肿瘤迅速恶化。

（3）其他：在腹水的处理中常不推荐放疗。博来霉素作为非特异性硬化剂在腹膜腔内滴注已有报道，但作用较小；腹腔静脉灌注分流的经验较少，且伴有较高的梗阻率和肿瘤细胞栓塞种植的危险性。同位素^{198}Au 或^{32}P 也可用来注入腹腔治疗癌性腹水以及细小的腹膜上转移灶，一般一次剂量^{32}P 为 15 mCi，^{198}Au 为 150 mCi。同位素注入腹腔后即被浆膜上的吞噬细胞吸收，输入腹膜后淋巴结及纵隔淋巴结。^{32}P 优于^{198}Au，不良反应小，效果好。^{198}Au 有时会引起肠道反应甚至引起穿孔等。

3. 恶性胸腔积液的处理

胸腔积液患者中有 1/3 会伴有胸腔积液。和腹水一样，它们常对全身化疗敏感。无腹水时，胸膜渗出通常表明疾病累及胸膜。处理腹水的注意事项对胸腔积液的处理同样适用。氮芥、四环素、短小棒状杆菌或盐酸阿的平注入胸腔，常有较好的疗效。胸膜腔闭塞阻止了液体在此空间的积聚。10 ~ 15 mg 的氮芥能引起足够的胸膜反应以闭塞胸膜腔。另一种方法是在胸腔穿刺术后向胸腔内滴注博来霉素 60 ~ 120 mg，其骨髓抑制作用较小。Kenndy 报道了一种使用滑石粉浆的胸膜固定技术，有 81% 的成效率。通过床边胸腔导管滴注粉浆，常会伴有发热，但呼吸困难少见。

（四）放疗

对全腹放疗的临床研究主要用于首次手术加化疗完成后的巩固治疗。但治疗结果各异，须在选择无残瘤或镜下残瘤患者中方能显出其治疗价值。临床常用在初次手术、化疗后，经腹腔或二次探查术评价其治疗反应率，并有计划地行最大缩瘤术后的补充全腹放疗，能治愈某些最佳选择患者。但放疗是否作为有计划的初次治疗的一部分尚不肯定。

对初次手术加化疗的上皮癌的放疗，Linstadt 报道 6 例残瘤直径大于 2 cm 的患者中，3 例完成了计划放疗，全部患者 5 年生存率和局部控制率为 0；另 6 例无肉眼病灶中，5 例完成了放疗，5 年生存率和局部控制率分别为 21% 和 25%；放射给予腹部总剂量 3000 cGy，盆腔总剂量 4500 ~ 5100 cGy。Reddy 报道 30 例二次探查术或二次探查术后残瘤或阴性二次探查术后复发者接受全腹放疗，其中 16 例为显微病灶者，2 年实际生存率和无瘤生存率分别为 61% 和 3%，14 例有肉眼病灶者中 2 年生存率为 92%，当上腹腔受累时生存率仅31%，无复发生存率分别为 75% 和 15%（$P < 0.05$）。

上述资料显示，在补救治疗中全腹放疗对盆、腹腔镜下病灶的治疗有效，认为上皮癌化疗无效者可行全腹放疗，能提高部分患者生存率。残瘤病灶大者，生存率极低，患者不能耐受治疗，没有明显的治疗作用，不应采用全腹放疗。因此，当卵巢癌复发时，应尽力切除全部复发瘤，以提高放疗疗效。因盆腔比腹腔能耐受更大的放射剂量，所以，残瘤局限于盆腔者比腹腔受累者的预后要好。

（五）生物治疗和激素治疗

治疗进展性和持续性卵巢癌的另一手段是生物治疗。虽然进行了十多年多种生物治疗研究和评价，但尚未显示出明显的治疗作用，最可选的生物治疗是干扰素，它对肿瘤细胞增殖具有直接的抑制作用，对机体具有免疫调节作用，主要用于腹腔内显微残瘤的治疗。辅助生成克隆刺激因子，如应用 G-CSF 可使晚期卵巢癌在接受大剂量化疗时，减轻环磷酰胺和卡铂的骨髓抑制作用。尽管目前生物治疗还未显示其能提高治疗反应率或改善生存，但将进行更多的研究，以发展生物治疗。

（谢丽娜）

第二节　上皮性交界性肿瘤

一、概述

过去 30 年，卵巢上皮性交界性肿瘤逐渐为人们所认识，但只是在近 10 多年来才较全面了解其自然进展和生物学行为，交界性肿瘤以上皮异常增生而无间质浸润为特征。低速生长和预后好是这类肿瘤生物行为的主要特征。

交界性肿瘤占卵巢上皮肿瘤的 10% ~ 15%。与浸润性上皮癌不同的是，大多数交界性肿瘤局限于卵巢（Ⅰ期），占 70% ~ 85%，大约 30% 的患者在诊断时发现有卵巢外肿瘤，Ⅱ期和Ⅲ期患者数相等，对Ⅳ期病例已有描述，但是很罕见。从组织学类型看，最常见的是浆液性和黏液性交界性肿瘤，分别占 50% 及 46%，而内膜样、透明细胞及 Brenner 交界性肿瘤较罕见。来自 Russell、Mer Kur（$n = 44$）和 Bostwick 等（$n = 109$）及 Kaern 等（$n = 370$）

的 3 个研究报道显示，浆液性瘤所占的比例分别为 49%、67%、47%。在 3 个报道中Ⅱ、Ⅲ期患者占 15% ~ 20%。在 Norwegain 镭锭医院（NRH）的研究中，分析 1970—1982 年收治的 370 例卵巢交界性肿瘤，浆液性（$n = 174$）与黏液性（$n = 178$）肿瘤比例相当。有 18 例为非浆液—黏液肿瘤；8 例为混合性肿瘤，7 例为内膜样肿瘤，2 例为透明细胞肿瘤，1 例为未分类肿瘤。大多数为Ⅰ期患者（311 例，占 89%），仅 11%（$n = 59$）属晚期（Ⅱ期为 20 例，Ⅲ期为 39 例）。Trimble 进行了 10 年回顾性研究，有 468 例为浆液性交界性瘤，Ⅰ期占 65%，Ⅱ期占 14%，Ⅲ期占 20%，Ⅳ期占 1%；236 例为黏液性交界性瘤，Ⅰ期占 89%，Ⅱ期占 1%，Ⅲ期占 9%，Ⅳ期占 0.4%。

卵巢上皮性交界性肿瘤与典型卵巢上皮癌相比，倾向于发生在较年轻的妇女，其平均年龄为 40 ~ 45 岁，5 年生存率为 90% ~ 100%，10 年生存率大约为 95%。但是，一些患者在治疗 20 年内症状复发，死亡也逐渐出现。

卵巢上皮性交界性肿瘤早期多无明显症状。由于肿瘤常常可以长得很大，因而可在腹部扪及包块，或出现压迫症状而就诊。92% 晚期浆液性交界性肿瘤患者出现 CA125 升高，但只有 25% Ⅰ期患者 CA125 升高。

对于卵巢交界性肿瘤的治疗，老年患者行全子宫 + 双侧附件切除，年轻且渴望保留生育功能者，行单侧附件切除，并行完整的手术分期，甚至可行单纯卵巢切除。尽管多年来学者倡导行完善的手术治疗，但是大多数患者在肿瘤医院（专科）就诊时已接受了不完善的初次手术。

晚期交界性肿瘤的治疗是有争议的。许多学者认为手术是唯一有效的治疗方法，有的学者对腹膜种植的患者常规术后化疗几个疗程。目前的资料尚不能对术后化疗的疗效作出准确的评估。对患者采用哪种化疗方案，还存在一定的困难。

最近几年，对交界性肿瘤发生机制的研究逐渐增多，有学者倾向于将 DNA 倍体作为预测复发和存活的指标之一，但目前所报道的结果相互矛盾。至今尚未发现其他可靠监测交界性肿瘤生物学行为的分子标志物。

目前，普遍认为影响复发和存活的参数有初次手术残余病灶、FIGO 分期、组织学类型、年龄。

二、临床病理特征

卵巢上皮性交界性肿瘤与典型的恶性卵巢上皮性肿瘤相比，交界性肿瘤的发病年龄更轻，交界性肿瘤以异常上皮增生而无间质浸润为特征。形态学上表现为上皮细胞分层、有丝分裂活跃、异常及非典型增生细胞等。

卵巢浆液性交界性肿瘤的一个独特发现是单细胞和非典型细胞巢间质微浸润灶的出现，称为卵巢浆液性交界性肿瘤间质微浸润型。

三、治疗原则

虽然卵巢交界性肿瘤已被认为是一类独立的肿瘤类型，却无相应独立的治疗方案，目前治疗仍依据肿瘤的特点、临床分期及患者对生育的要求而定，其临床分期也是采用卵巢癌的临床分期。手术是卵巢交界性肿瘤的主要治疗手段。准确的手术、病理分期是制订治疗方案和预后评估的前提，交界性肿瘤的手术应严格按照卵巢上皮癌分期探查术的要求进行。手术方式分为保守性和根治性两类，采用何种术式需根据临床分期、患者年龄以及对生育的要求而定。由于卵巢交界性肿瘤术前临床诊断及术中肉眼诊断均较困难，因此，术中常需行快速冰冻切片检查。术中快速冰冻切片诊断对手术医生决定手术方式具有很大的参考价值。Kayikcioglu 等分析冰冻切片与最后石蜡包埋组织学诊断符合率达 72.7%，浆液性交界性肿瘤的诊断符合率为 91%，黏液性交界性肿瘤的诊断符合率为 63.4%。取材的完整性、阅片医师的经验及观察细致的程度均影响诊断的准确性，对可疑交界性肿瘤者，一定要在瘤体的最大直径上每隔 1 cm 做 1 张切片，否则极可能漏诊。

四、手术治疗

（一）手术分期

上皮性交界性肿瘤手术分期应根据 FIGO 准则进行，包括四象限细胞洗液检查；盆腔腹主动脉旁淋巴结活检；部分网膜切除；盆腔任何可疑处活检以及两侧腹股沟、子宫—直肠陷窝、膀胱子宫陷窝、盆壁和左横膈随意活检。黏液性交界性肿瘤的患者还包括阑尾切除，有报道关于 I 期卵巢交界性肿瘤手术分期的资料见表 6-25。

表 6-25　I 期 LMP 卵巢肿瘤分期手术结果

活检部位	Yazigi（1988） 阳性/总数	Robinson（1992） 阳性/总数	总例数	百分率（%）
正常卵巢	4/27	0/19	46	8.7
腹膜细胞学	2/25	3/24	49	4.1
大网膜	0/20	0/32	52	0.0
膈	0/11	0/21	32	0.0
主动脉淋巴结	1/12	1/23	35	5.7
盆腔淋巴结	3/13	0/26	39	7.7

手术分期可以发现微种植病灶。已发现有 13%～22% 表现为 I 期的患者术后分期升高。全面分期手术的优点还在于能准确评价预后。因为卵巢浆液性交界性肿瘤的复发和生存率与分期相关。

尽管多年来学者们倡导行完善的手术治疗，但文献报道，最近 2 年只有 12%～29% 的患者实施了准确的分期手术，而且有 34% 患者术中没有进行冰冻切片检查。

对于肉眼观局限于卵巢的交界性肿瘤已行手术，但未行手术分期或未行阑尾切除者，应选择何种治疗方法是医师面对的问题。选择治疗方法之前，临床医师必须尽量多搜集资料，单纯根据冰冻组织切片诊断交界性肿瘤并不可靠，准确的诊断还依靠充分的取材。在基层医院工作的临床医师可和病理医师一起判断取材是否足够。此外，作出交界性肿瘤或低度恶性潜力肿瘤诊断的病理医师必须对该疾病有一完整的认识，能为临床医师所信赖。理想的是临床医师和病理学家共同阅片作出诊断。

临床医师还需要明确初次手术剖腹探查的范围，复习以往的手术记录以了解横膈、肝、胆囊、脾、双肾及大、小肠是否探查，以及子宫、对侧附件是否已评估，初次手术医师术中发现的记录也可能有所帮助，患者腹部瘢痕的大小和位置也可显示初次手术时探查的范围。

提出这些要求的目的在于确定是否为真正交界性肿瘤，同时可确定肿瘤的分期。对患者而言，交界性肿瘤有一个良好的预后，而不是预后不良的卵巢癌和原发性腹膜癌。大多数交界性肿瘤患者术后死亡率与非卵巢疾病的同龄人相当，小部分患者出现肿瘤复发的危险，但几乎局限于腹腔。卵巢交界性肿瘤进展的风险小，且以晚期患者可能性大。

对初次手术未进行手术分期的患者，可根据能掌握到的资料进行分析，以决定是否进行再分期。黏液瘤在初次手术时肉眼观局限于一侧卵巢，也许再分期时期别不会上升，如为年轻患者，可以随访观察。当明确有卵巢外病灶时，完整的手术分期和阑尾切除是必要的。近年来有文献报道提示，伴腹腔广泛播散的黏液瘤可以发生于阑尾，或者在阑尾与一侧或两侧卵巢同时发生。比较而言，浆液性瘤行二次分期期别更有可能升高。对肉眼观限于一侧卵巢的浆液性交界肿瘤，提出手术分期是合理的，特别是在首次手术中对上腹及盆腔未能进行详尽的评估者。若患者进行过详尽的评估，而没有发现异常，而且肿瘤局限于一侧，患者要求保留生育功能时，单纯随诊观察也不失为一个合理的选择。

交界性肿瘤手术分期遵循卵巢癌同样的原则。以初次剖腹探查术发现为基础，剖腹探查术准确性差异很大致使许多肿瘤分期偏低，而低到什么程度不知道。关于交界性肿瘤淋巴结情况，以及是否作腹腔冲洗及横膈活检的报道甚少，明显Ⅰ期浆液性肿瘤，淋巴结受累率为20%，晚期则更高。然而没有报道黏液性交界瘤腹膜后淋巴结受累，而淋巴结状况对生存率似乎无明显影响。

（二）手术方式及适应证

1. 保守性手术

主要是指单侧附件切除术和囊肿（一侧或双侧）切除术，同时进行完整的手术分期。

保守性手术是年轻且希望保留生育能力的早期（Ⅰ期）患者最佳的治疗选择，尤其是ⅠA期。此外，因为交界性肿瘤患者诊断时平均仅为40～45岁，还需考虑雌激素替代治疗的需要，年轻患者行双侧卵巢切除术后，替代治疗时间较长。据统计显示行替代治疗的患者达50%，除有乳腺癌病史和乳腺癌家族史外，已行双侧卵巢切除但不能或不愿接受替代治疗的患者，其骨质疏松、心脏病、性功能下降的风险增加。但是否增加心脏病的风险仍有争论。

交界性肿瘤是单侧的，一侧卵巢、输卵管切除或仔细地进行囊肿切除术已足够安全，效果很好。尽管行单侧卵巢切除术的复发率高于全子宫加双侧卵巢切除术（15% *vs.* 5%），但是对复发灶的有效手术可导致相当高的生存率（95% *vs.* 94%）。年轻且希望生育的Ⅰ期黏液性交界性肿瘤患者行单侧卵巢切除和网膜切除是必需的。Ⅰ期浆液性肿瘤患者，若对侧卵巢肉眼观正常（必要时活检），此术式也是安全可行的。ⅠA期行保守性手术，复发率为0～30%。肿瘤复发后再次手术，生存率不受影响，浆液性交界性肿瘤再次手术复发率低于5%。

对于双侧交界性卵巢肿瘤，只要有正常卵巢组织存在，即可进行肿瘤切除而保留生育能力。单纯卵巢肿瘤切除后复发率为12%～15%，与一侧附件切除的复发率相近。因此，这些病变可行单纯囊肿切除。Lim Tan报道了35例行单侧囊肿切除术或双侧囊肿切除术的交界性浆液瘤患者。33例Ⅰ期患者中有2例（6%）肿瘤持续存在或复发，1例患者（3%）为同侧和对侧Ⅰ期肿瘤，另1例（3%）为对侧Ⅰ期肿瘤。所有患者在初次手术后无症状存活了3～18年。平均随访7.5年。16例保留卵巢组织的患者，8例正常妊娠，另有3例不愿意妊娠。Lee 等报道 39 例 I 期卵巢交界性肿瘤行单侧卵巢切除术或肿瘤剥除术患者中，22 例获得妊娠，其中 19 例已分娩健康婴儿，另 3 例于报道时仍在继续妊娠中，无肿瘤复发迹象，但随访时间比较短。即使没有恰当的手术分期，肉眼观察局限卵巢的交界性肿瘤仍有极好的生存率（95%）。因此，初次手术时行分期手术的价值仍有疑问。对年轻且希望保留生育能力的患者，经肉眼仔细观察对侧卵巢正常已经足够。应该尽量避免卵巢楔形切除活检，因为这样做会降低生育率。

关于 II、III 期患者保留生育功能问题的报道甚少，其保留生育功能手术的作用目前尚不如早期肿瘤那样被认同。有学者认为，期别晚的若无外生乳头结构及浸润种植均可考虑保守治疗。Seidman 等报道 51 例无浸润种植的患者，无论治疗方式如何，5 年内复发率为 16%，仅 2 例发展为浸润癌。而 14 例既有浸润种植又有外生小乳头样结构的交界性肿瘤复发率为 64%。治疗不受镜下发现有卵巢外病变的影响。有镜下转移的卵巢交界性肿瘤是否较转移阴性者预后好尚无定论。考虑到腹膜浸润性种植 BOT 患者术后疾病进展和预防不良，对这些患者实施保守性手术是值得探讨的。黏液性 BOT 有腹膜播散者不是保守性手术的适应证。

最近 GOG 报道，保留子宫、输卵管和对侧卵巢在内的内生殖器官是安全的。有报道原先行保守性手术的患者，而后行子宫切除时发现有持续或复发的病灶存在，但几乎所有患者无临床症状。因此，根据有限的资料分析，妊娠中诊断为交界性肿瘤或确诊后妊娠者不增加肿瘤复发的风险。应用促排卵药物是否会促进交界性肿瘤的发展尚有争议，但目前从文献中可得出助孕技术在交界性卵巢肿瘤患者中无使用禁忌证。

2. 全子宫加双附件切除术

这是卵巢上皮性交界性肿瘤的基本术式，主要适用于：①年老（45 岁以上）或无生育要求的 I 期患者；②II 期患者。年轻患者术后雌激素替代治疗。手术范围除全子宫及双附件外，也需要部分切除（横结肠以下）大网膜。切除大网膜是手术分期不可缺少的部分。有时偶尔可发现大网膜有亚临床转移（期别上升），但切除大网膜能否提高生存率尚待证实。据 Norwegian Radium 医院（NRH）报道，20 例 II 期患者中有 5 例未行网膜切除，结果 3 例复发（均为 DNA 非整倍体）。II 期患者如有盆腔腹膜受累，应连同受累腹膜一并切除，必要时同时切除受累的直肠和（或）乙状结肠。卵巢交界性黏液瘤须同时切除阑尾。

关于交界性肿瘤淋巴结受累的情况报道甚少。I 期浆液性肿瘤，淋巴结受累为 20%，晚期则更高，而没有报道黏液性交界性肿瘤腹膜后淋巴结受累。Yazigi 和 Robinson 等报道 I 期交界性肿瘤腹主动脉旁淋巴结受累为 5.7%（2/35），盆腔淋巴结受累为 7.7%（3/39）。还有资料报道交界性肿瘤腹膜后淋巴结组织中存在病灶。在一些病例中，淋巴结内可能是子宫内膜异位灶而非肿瘤转移。淋巴结受累并不意味着预后不良。因此，卵巢交界性肿瘤不需系统地清扫腹膜后淋巴结，而行腹膜后淋巴结取样活检即可，但淋巴结取样活检并不是标准治疗的一部分，因为腹膜后淋巴结受累并不影响预后。

3. 首次肿瘤细胞减灭术

该术式适用于大于 I 期交界瘤，即 II、III、IV 期患者的治疗。大约 30% 的交界性肿瘤患者在诊断时已有卵巢外病灶，约 20% 为 III 期或 IV 期。对这些患者而言，治疗的关键是手术。因这类肿瘤通常病程漫长，非手术疗法的效果未证实，所以只要有可能，就应行彻底切除，即最佳肿瘤细胞减灭术。即使 III 期患者术后长期生存率达 70%，与晚期卵巢上皮癌的 5 年生存率相比，预后显然较好。

4. 二次肿瘤细胞减灭术

二次肿瘤细胞减灭术是复发性交界瘤首选的治疗方法。也是最为有效的方法。

几乎所有复发的交界性卵巢肿瘤都是腹腔内复发，远处转移罕见。大部分复发灶仍为交界性肿瘤，只有少部分进展为浸润性癌。其治疗与复发性卵巢癌相同，有学者提出并非病变真正进展为浸润癌，而是交界性肿瘤与浸润癌在原发肿瘤中共存，但在原发肿瘤中初诊时漏诊浸润癌。要澄清这个问题，应该在首次手术探查时进行广泛的取材活检。交界性肿瘤复发应该推荐手术治疗。

腹腔内广泛病变和原先手术造成的粘连都有增加术中和术后并发症，包括广泛的肠管切除，感染瘘管形成的可能。若患者无临床症状，手术并非必须，且手术不能恢复胃肠道的完整性，而使患者需要完全的胃肠外营养。

腹膜假黏液瘤复发时，常因肠道梗阻而致死，应首选手术治疗。再次探查时应清除黏液。反复手术有助于长期生存。静脉化疗或腹腔化疗效果不佳。有学者尝试对部分患者行全腹膜切除，术后对生存率的影响尚无定论。

五、辅助治疗

早期卵巢交界性肿瘤术后不需辅助治疗，这是大多数学者一致的意见，因为早期患者术后辅助治疗不但无益，且有严重毒副作用。晚期交界性肿瘤术后是否行辅助治疗是有争议的课题。

有一项关于 I 期卵巢交界性肿瘤辅助治疗的前瞻性随机试验，55 例交界性肿瘤患者在手术后，包括全子宫加双附件切除术，随机分为无辅助治疗、盆腔放射或周期性口服美法仑，只有 1 例患者死于复发。Chambers 等分析了辅助治疗在 73 例 I 期交界性卵巢肿瘤患者中的效果，有 56 例未接受辅助治疗，15 例给予美法仑治疗，2 例接受了放疗。接受辅助治疗的患者 5 年生存率为 80%，未治疗的患者为 85%。有一项 I 期卵巢交界性肿瘤的随机试验，将患者随机分为 4 组：①体外照射联合腔内 198Au 滴注或体外照射；②同位素腹内滴注后应用塞替派或观察；③应用塞替派或观察；④顺铂或腔内应用^{32}P。没有能证实任一治疗组和观察组之间有差异，总体修正和原始的生存率分别为 99% 和 94%。Barnhill 等报道了 1983—1992 年由 GOG 指导的一项试验，分析了 146 例 I 期卵巢浆液性交界性肿瘤患者中辅助美法仑治疗的效果，随访中位数时间为 42.4 个月（1.6 ~ 108 个月），无患者复发。从上述各项试验及收集的文献所得出的结论为： I 期卵巢交界性肿瘤不需要辅助治疗，所有辅助治疗有引起急性或慢性毒性可能，因此可导致已治愈患者的死亡。至今不能证实辅助治疗对提高早期卵巢交界性肿瘤的生存率有显著的统计学意义，因为单纯手术的生存率接近 100%。

关于在 II 期交界性肿瘤患者中应用辅助治疗的资料有限。没有证据显示放疗或化疗能降低这组患者的复发率或延长其生存率。

大约 20% 的早期交界性肿瘤患者在诊断时即为 III 期或 IV 期。这些患者初次手术治疗应当与浸润性卵巢癌患者相同。术后辅助治疗在这组患者中的疗效还未得到充分的证实，是否予以辅助化疗仍有争议。美国国立卫生研究院（NIH）认为，对晚期交界性肿瘤患者术后行辅助治疗没有意义。GOG 对 32 例已行理想缩瘤术的 III 期交界性肿瘤患者进行试验，术后行顺铂、环磷酰胺与用或不用多柔比星联合化疗，平均随访 2 个月，31 例无瘤生存，1 例死于化疗或放疗后骨髓抑制继发败血症。GOG 的结论是这些患者化疗的作用尚不清楚。对来自 Yale 大学、Jexas 医院、Anderson 肿瘤中心、Massachusetts 综合医院和 NRH 共 712 例患者进行回顾性分析，结果表明放、化疗等辅助治疗不能提高晚期交界性肿瘤的生存率。Kurman 和 Trimble 对 953 例经变量分析处理发现，更多的患者死于辅助治疗并发症而非疾病本身的进展。O'Qauinn 和 Hannigan 报道 7 例Ⅲ期交界性肿瘤患者经 12 个疗程周期性口服美法仑后行二次剖腹探查术，没有发现患者达到无病灶，5 例继续完成了另外 12 个疗程的美法仑治疗后行第三次剖腹探查，仍未见患者达到无病灶。另有学者行二次探查术观察顺铂化疗的反应，但肿瘤的反应并未改善患者的生存率。即使没有术后辅助治疗所带来可评估的疗效，晚期交界性肿瘤患者 5 年生存率为64%～90%，而且 5 年生存率稳步下降，总的死亡率为 25%～30%。可见，卵巢交界性肿瘤是一种缓慢生长的肿瘤，绝大多数肿瘤细胞处于细胞周期静止期（G_0 期），这也可能说明其对化疗缺乏敏感性的原因在理论上抵抗化疗。

有一部分晚期交界性卵巢肿瘤患者术后有残余肿瘤。有些报道认为以铂类为基础的化疗有效。7 例有镜下病灶的患者（病例总数为 8 例）和 2 例有肉眼可见病灶的患者（病例总数为 7 例），在第二次探查中呈病理性完全缓解。Fort 等在一项研究中发现，19 例在初次手术后有残余病灶的患者中 12 例在二次探查术中完全缓解。辅助治疗为单药烷化剂，顺铂联合治疗或烷化剂联合盆腔照射。Sutton 等证实以顺铂为基础的化疗疗效有限，因为在初次手术后有残余病灶的 8 例患者中，仅有 2 例在二次探查术中呈病理性完全缓解。Gershenson 等报道，在初次手术后的 20 例患者中，有肉眼残余病灶的浆液性交界性卵巢肿瘤的患者有 8 例，在初次手术后的 12 例患者中，有镜下残余瘤的患者有 5 例，在二次探查术中对化疗有完全反应。二次探查术中有残余肿瘤的患者似乎死于疾病的危险性很高。在一组 139 例Ⅲ期交界性肿瘤患者中，52% 接受了辅助治疗，包括单药烷化剂和不同的联合治疗方案。这些患者中另外 23% 接受了体外照射或腹内放射性胶体治疗，15% 接受了联合方式治疗。仅有 10% 的患者没有行术后治疗。未治疗组死亡率和复发率（50%）高于治疗组（42%）。但是，这样的回顾性比较并不能作为强有力的例子来说明辅助治疗在晚期交界性肿瘤中的作用。

对有浸润性种植的卵巢交界性肿瘤的处理也有争议。在一些研究中浸润性种植与非浸润性种植比较，前者复发风险增加了 4 倍，死亡风险增加了 6 倍。尽管浸润性种植预后不良，但目前没有肯定术后化疗能降低患者的复发率，提高生存率。

晚期交界性肿瘤患者在什么情况下行辅助治疗的意见不一。综合有关资料，有下列情况者可选择辅助治疗：①最佳缩瘤术后严密治疗观察，若肿瘤迅速增长，或腹水，或分化不良，予以化疗；中速生长和（或）有症状，再次缩瘤；缓慢生长但无症状，随访观察。②经全面剖腹探查术后，无肉眼残留病灶的患者，在出现临床进展前，不给予治疗。在初次剖腹术后有残余病灶的患者给予仔细的 CT 和超声波检查，如果患者在 1 年后没有疾病进展，则给予第二次剖腹探查。不论是在临床上还是在第二次探查中证实有疾病进展的患者，首先给予美法仑治疗。对在应用美法仑期间有疾病进展的患者给予顺铂治疗。在初次手术后临床上有明显残余病灶者立即给予术后周期性口服美法仑，在进展期间给予顺铂。至于交界性肿瘤 DNA 倍体是否作为指导辅助治疗的一项参数，至今尚未充分证实。

为了降低放、化疗并发症发生率，晚期交界性肿瘤不再行腹腔内滴注[32]P，用顺铂、卡铂、紫杉醇代替美法仑。可采用单药顺铂、卡铂化疗，或以铂类为基础的联合化疗，如顺铂（卡铂）加环磷酰胺，或再加多柔比星，或用紫杉醇加顺铂。全身用药 6 个疗程，也有学者推荐腹腔内应用顺铂加紫杉醇6个疗程。

对交界性肿瘤患者行激素治疗的研究已有几个报道，内容包括抗孕激素制剂甲地黄体酮，或抗雌激素制剂他莫西芬等降低肿瘤复发及进展风险的作用，以β雌激素替代治疗安全性的评估。但今后需要对照研究，以便得出可靠的结论。

六、预后

上皮性交界性肿瘤具有生长缓慢、转移率低、复发间隔时间长的特点，因此预后较好。首先从病理表现看，上皮性交界性肿瘤无间质浸润，临床上多为早期。虽然有28%可复发，但大多数为晚期复发，且复发时仍保持原发瘤的交界性特征，对手术的治疗效果较好，故生存率较高。

浆液性交界性肿瘤相对而言预后稍差，主要原因为55%的患者发生卵巢外转移，但总的生存率仍在90%以上；黏液性交界性肿瘤很少复发，这可能与黏液性交界性肿瘤大多包膜完整、为临床Ⅰ期有关。

上皮性交界性肿瘤生存率远比上皮性癌高，Ⅰ期患者5年生存率可达90%～100%（表6-26）。

表6-26 Ⅰ期上皮性交界性肿瘤生存率

作者（年）	5年生存率（%）	10年生存率（%）	15年生存率（%）	20年生存率（%）
Hart（1973）	98	96	—	—
Julian（1978）	100	—	—	—
Katzenstein（1979）	100	—	—	—
Aure				
ⅠA期	96	94	—	78
ⅠB期	94	86	—	86
Bjorkholm（1985）				
ⅠA期	97	96	—	—
ⅡB期	98	98	—	—
ⅢC期	94	94	—	—

Ⅱ、Ⅲ期患者预后稍差，但仍较上皮性癌生存率高（表6-27）。Ⅰ～Ⅳ期上皮性交界性肿瘤总生存率为81%～99%。10年生存率为73%～91%，15年生存率为86%。

表6-27 Ⅱ～Ⅲ期交界性卵巢肿瘤生存率

作者（年）	Ⅱ期（%）	Ⅲ期（%）
Katzenstein（1979）	60	56
Russell（1979）	84	31
Minyi（1980）	96	82
Genadry（1981）	95	96
Kjorstad（1983）	66	43
Bjorkholm（1985）	92	68

预后相关因素为：细胞 DNA 倍体、临床分期、初次术后残存肿瘤、细胞异型性及有丝分裂指数、腹膜种植和淋巴细胞免疫状态等。大多数文献均提出 DNA 非整倍体是影响预后的最主要因素，其次是组织类型、临床分期及术后肿瘤残留。

七、治疗后随访

卵巢交界性肿瘤患者存活时间长，复发可晚至 20 年以上，故需长期密切随访。每 3 个月 1 次临床查体、腹部和阴道超声检查，随访 2 年。其后每 6 个月检查 1 次。浆液性肿瘤患者每 6 个月进行血 CA125 检查。在随访中可用 CA125、CA199 等肿瘤标志物作为监测指标，大部分卵巢交界性肿瘤复发病例仍为交界性，可再次手术，及时发现复发并给予相应治疗能提高患者总生存率。

（周　隽）

第三节　原发性腹膜肿瘤

一、概述

原发性腹膜肿瘤（primary peritoneal tumor，PPT）是一种罕见的肿瘤，组织学上原发于腹膜，组织类型繁杂，女性多发于男性，且多见于更年期及绝经后妇女，儿童及青少年少见。原发性腹膜肿瘤可发生于后腹膜、盆腔、肠系膜、阔韧带等处，一般为单发，直径常为8 ~ 10 cm，最大者直径可达 20 cm。原发性腹膜肿瘤恶性多于良性。良、恶性原发性腹膜肿瘤均可有包膜，大多呈局部浸润性生长，因而原发性腹膜肿瘤手术治疗后容易复发。女性原发性腹膜肿瘤以腹腔内多发肿瘤结节、不累及或只轻微累及卵巢以及没有可以辨认的原发部位为特征。原发性腹膜肿瘤的组织学检查与卵巢原发肿瘤在光镜下的形态极为相似，即使是在免疫组化及电镜下的超微结构上，两者的差异也不明显，过去常将原发性腹膜肿瘤误诊为原发于卵巢的转移性肿瘤。原发性腹膜肿瘤的发病率很低，约为 2.3/100000。但由于人们对原发性腹膜肿瘤的认识仍然是有限的，而且常与卵巢癌互相误诊，因此，原发性腹膜肿瘤的发病率很难准确统计。

二、诊断标准

1998 年，提出了腹膜原发性浆液性癌的诊断标准，而其他 PPT 的诊断可依据此标准进行。

（1）双侧卵巢因其他良性病变已先行切除或双侧卵巢正常大小或仅有良性增生。

（2）卵巢外肿瘤必须大于卵巢表面受累的病变。

（3）符合以下条件者：①累及卵巢的肿瘤结节仅位于卵巢表面；②如果肿瘤累及卵巢皮质，其瘤结节应小于5 mm×5 mm；③无论有无卵巢表面受累，其皮质或实质内肿瘤病灶小于 5 mm×5 mm。

女性的腹膜具有特殊的生理学、解剖学特征。它是一层连续的浆膜，表面有一层低柱状或立方形细胞，称为间皮，覆盖着盆腔器官的表面，如输卵管、子宫体及宫颈的上前部，称为这些器官的浆膜；覆盖着双侧卵巢表面的，称为生发上皮。各韧带也是腹膜所包裹的。

1972 年，Lauchlan 提出"第二 Mullenan 系统"这一概念，它由女性盆腔和下腹部间皮以及其下方的间充质组成，与第一 Mullenan 系统（即 Mullenan 管）在胚胎发生上密切相关。由于女性腹膜具有 Mullerian 上皮或间叶组织的分化潜能，因此，任何发生于女性卵巢的肿瘤均可原发于腹膜，PPT 在组织学上与卵巢肿瘤相似，造成两者经常相互误诊。北京大学人民医院曾对 1979—1999 年收治的 69 例以腹胀、腹部包块为主要临床表现，经剖腹探查主要为腹膜及网膜肿瘤的患者进行回顾性研究，发现其中多数女性腹膜肿瘤仍为转移癌且常来自于卵巢癌转移（占 88%），仅有 11 例确定为腹膜原发癌。因此，原发性腹膜肿瘤的诊断应首先除外卵巢癌的转移，肉眼及显微镜下仔细检查双侧卵巢情况，对诊断原发性腹膜肿瘤均具有同样重要的意义。

三、组织学类型（WHO 2003）

原发性腹膜肿瘤的组织学类型，见表6-28。

表6-28　原发性腹膜肿瘤的组织学类型

（1）间皮肿瘤	（3）来源不明的肿瘤
弥漫性恶性间皮瘤	促结缔组织增生性小圆细胞肿瘤
高分化乳头状间皮瘤	（4）上皮肿瘤
多囊性间皮瘤	原发腹膜浆液性腺癌
腺瘤样瘤	原发腹膜交界性肿瘤（指明类型）
（2）平滑肌肿瘤	其他：黏液性肿瘤、移行细胞及透明细胞病变
播散性腹膜平滑肌瘤病	

四、组织学特征

以下是目前所知的几种原发性上皮腹膜肿瘤的组织学特征：

1. 浆液性肿瘤（serous tumors）

浆液性肿瘤是 PPT 最常见的类型。与卵巢浆液性肿瘤相似，腹膜原发的浆液性肿瘤也有交界性及恶性之分。

（1）腹膜交界性浆液性肿瘤（primary peritoneal serous borderline）：此病好发于 35 岁以下的女性，患者常以不孕及慢性的下腹或腹部疼痛为主要症状。开腹手术发现盆腔腹膜及网膜局灶或弥漫分布着粟粒大小的颗粒，腹膜及系膜间可发生纤维粘连。镜下检查在腹膜浅表层出现非浸润性的、类似于卵巢交界性浆液性上皮。

（2）腹膜原发性浆液性癌（primary peritoneal serous carcinoma）：发病年龄一般较交界性肿瘤患者大，平均年龄在 40~57 岁。患者除有腹痛及腹胀症状以外，体检或 B 超检查可发现腹水或腹腔内多发肿物，腹水细胞学检查常可找到肿瘤细胞。手术及大体检查可以发现盆腔、腹腔及网膜上多发结节或肿块。镜下检查：多数为分化好的浆液性乳头状腺癌。常可见到砂粒体形成；当肿瘤中出现多量砂粒体，且实性的肿瘤上皮巢很少甚至缺乏时，可命名为砂粒体癌（psammous carcinoma）。在分化较差的肿瘤中，虽可见腺样分化，但肿瘤常出现实性区，并可出现移行细胞癌或鳞状细胞癌结构，这与卵巢原发癌非常相似。值得注意的是原发腹膜浆液性癌要与腹膜间皮瘤加以鉴别。从临床上讲，女性腹膜间皮瘤较为少见，患者多有石棉接触史。组织学上，间皮瘤很少出现砂粒体并常可见肉瘤样成分。电镜检查发现在间皮瘤细胞表面常可见细长的微绒毛状突起，而缺乏明确的腺腔分化。免疫组化染色对区别两者也有一定的帮助。calretinin 是一种 29 kDa 的钙离子连接蛋白，近年来的研究显示多数间皮瘤对抗 calretinin 的抗体呈阳性反应，而其他来源的腺癌包括卵巢癌仅有少数呈阳性反应。研究还显示 S-100 蛋白在卵巢浆液性癌中常有阳性表达，而在间皮瘤中则常为阴性。因此，结合临床病史、组织形态表现以及联合多种抗体染色有助于将腹膜原发浆液性癌与间皮瘤区别开。

腹膜原发浆液性癌的预后与同级别的卵巢癌相似。特别是分化较差的肿瘤进展很快，虽经腹腔肿瘤广泛切除及双附件切除术，并加以术后化疗，预后仍很差。在一组研究病例中，所有分化差的原发浆液性癌的患者都在 3 年内死亡。

2. 黏液性肿瘤（mucinous tumor）

卵巢外的卵巢黏液性肿瘤已经有报道，典型的部位是在后腹膜，但也有发生在腹股沟区域的。肿瘤常形成大的囊性肿物。镜下检查类似于卵巢的黏液性囊腺瘤或交界性黏液性囊腺瘤以及黏液性囊腺癌。有些肿瘤的囊壁上还含有卵巢间质。因此，有学者认为肿瘤是起源于多余的卵巢组织。但近期的研究更倾向于肿瘤直接来源于腹膜。

3. 腹膜移行细胞、鳞状细胞以及透明细胞病变（peritoneal transitional, squamous, and clear cell lesions）

移行上皮巢被命名为 Walthard 巢，它可以出现在任何年龄组的女性盆腔腹膜上。最常见的部位是输卵管的浆膜面、输卵管系膜以及卵巢系膜。女性卵巢外的移行细胞癌属于 Brenner 肿瘤，原发于腹膜者极为少见，它可来源于腹膜的移行上皮化生或输卵管卵巢系膜表面的 Walthard 细胞巢。最常见的部位在阔韧带。镜下表现与卵巢内 Walthard 肿瘤相同。与腹膜的移行上皮出现相反，腹膜的鳞状上皮化生极为罕见。因此，诊断腹膜原发鳞状细胞癌一定要慎重，应该首先除外分化差的浆液性癌。此外，原发于腹膜的透明细胞癌也已经有报道。

五、PPT 的临床表现和特征

一般来说，PPT 患者的临床特征与相应的良、恶性卵巢肿瘤相似。临床上 PPT 恶性者居多，良性者罕见。回顾性发现 PPT 经常诊断为卵巢癌。PPT 患者早期多无症状，晚期症状也无特异性。临床表现与卵巢癌相似，卵巢癌主要临床表现以腹部胀大、食欲缺乏、腹痛、腹水等盆腔包块和消化道症状为主，也可以出现一些胃肠道反应，如便秘、恶心，或体重下降等恶病质表现，但 PPT 患者的消化系统检查常无原发病灶，易延误诊断及治疗。在卵巢受累者，术前误诊率几乎达 100%，且多误诊为卵巢恶性肿瘤和结核性腹膜炎合并腹水。

PPT 的体积一般不太大，患者因腹部包块而产生的压迫症状一般不太明显。因此，过去常认为它是卵巢癌的转移病灶，并将它作为晚期卵巢癌来处理。

另有一些 PPT 病例可能有不典型的表现。Tandy 介绍 1 例 76 岁的患者，宫颈锥切术后 20 年，每年宫颈涂片（-），最后一次提示：高分化鳞状上皮内瘤样病变。活检病理：转移来源于中分化腺癌。盆腹腔 CT 均（-）。开腹探查病理证实为原发腹膜浆液性癌。因此原发腹膜癌的不典型表现可有宫颈的转移灶。原发腹膜癌可能存在一定的家族聚集性。Edward 报道 1 例 PPT 患者，家族中其母及同卵双胎姐姐曾先后死于原发腹膜癌和卵巢浆液性癌，因此将其双附件预防性切除，并予激素替代治疗。在因功血行全子宫切除后，宫颈中发现有浆液性癌。并有 1 mm 的间质浸润，经放疗加化疗后 24 个月，发现为原发腹膜癌。提示本病有一定的家族聚集性，可能有一定的遗传学基础，这种发病现象似乎也印证了第二米勒管的理论。

六、治疗、随访及复发癌的处理

原发性腹膜肿瘤的发病率很低，缺乏充足的研究病例，目前对其认识仍然有限。由于原发性腹膜肿瘤在组织学方面与卵巢原发肿瘤高度相似，原发性腹膜肿瘤的治疗，无论是手术、化疗或放疗，均参照与其组织类型相似的卵巢肿瘤的治疗原则执行。例如，腹膜原发浆液性癌，其治疗方案包括手术原则、术后辅助治疗（如放、化疗）、术后的随访和复发癌的处理方案等，均参照卵巢浆液性癌的治疗方案执行。

需要强调的是腹膜假黏液瘤，这是一类腹腔内存在黏液，并引起腹膜种植反应，来源于卵巢和阑尾的黏液性肿瘤。两者常有不典型和复层的上皮细胞，因而被划分为交界性肿瘤。虽然其病理形态属良性或交界性，但极易复发，并多表现进行性加重的临床过程，病程迁延而极大地影响患者的生存质量和生命。Young 等通过详尽地临床病理分析指出：当卵巢和阑尾皆有病变时，卵巢病变多为阑尾病变的转移，尽管有些病例术时阑尾看上去正常，但在病理检查时却存在黏液性肿瘤。因此，从临床实践的观点来说，对腹膜假黏液瘤患者手术时应同时切除阑尾，不管其肉眼观是否有病变，同时探查腹腔的其他部位有无癌变的可能性，如结肠、肠系膜等。

七、预后

由于原发性腹膜肿瘤的组织来源复杂，肿瘤的体积不大，患者因腹部包块而产生的压迫症状一般不太明显，因而临床上恶性原发性腹膜肿瘤患者就诊时几乎已为晚期；另一方面，良、恶性的原发性腹膜肿瘤均多为局部浸润性生长，因此，原发性腹膜肿瘤手术治疗后容易复发，而手术是否彻底是影响预后的一个重要因素；此外，原发性腹膜肿瘤对放疗和化疗都不敏感，因此，良性的原发性腹膜肿瘤患者容易复发，恶性的原发性腹膜肿瘤患者预后较差。北京大学人民医院在一组腹膜原发性浆液性癌的病例研究中发现，所有分化差的患者都在 3 年内死亡；另一组 5 例卵巢恶性中胚叶混合瘤（MMMT）中，4 例患者在术后 1 年之内死亡。

（吴　蕊）

第四节　卵巢恶性生殖细胞肿瘤

一、概述

卵巢恶性生殖细胞肿瘤（ovarian germ cell tumor）是一组来源于胚胎期性腺的原始生殖细胞肿瘤（图 6-29），其病理组织学很复杂。卵巢恶性生殖细胞肿瘤约占所有卵巢恶性肿瘤的 5%～20%。据美国国家统计资料表明，三种最常见的恶性生殖细胞肿瘤占卵巢恶性肿瘤总数的 2.4%。

卵巢恶性生殖细胞肿瘤好发于儿童及年轻妇女，年龄越轻，诊断为恶性肿瘤的可能性越大。其临床表现为腹部包块，迅速增大的包块，常常引起明显的腹痛。有时肿瘤破裂或是蒂扭转常使腹痛加剧。无性细胞瘤的典型体征之一是腹腔积血，这是由于肿瘤迅速增大，引起肿瘤的包膜破裂造成的。内胚窦瘤及未成熟畸胎瘤易发生腹腔种植转移，腹水较少见。未成熟畸胎瘤可发生由高度恶性向低度恶性、良性转化。

虽然这种肿瘤的恶性程度高，生长迅速，预后差，但由于组织学分类和命名的标准化，以及有效的联合化疗的确定和不断改进，使卵巢恶性生殖细胞肿瘤的治疗效果明显提高，患者预后明显改善，部分患者可以保留生育功能。

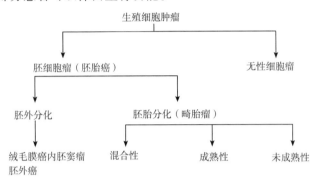

图 6-29　卵巢生殖细胞肿瘤分类图解

二、病理分类、组织学分级、扩散方式、手术—病理分期

1. 病理分类、组织学分级

20 世纪 70 年代以前，由于生殖细胞肿瘤较少见，组织学表现复杂，对恶性生殖细胞肿瘤缺乏足够了解，诊断及命名很不统一。1977 年，世界卫生组织（WHO）提出了卵巢肿瘤的现代分类系统，确立了国际统一的卵巢肿瘤的组织形态分类。表 6-29 显示的是由 Norris 在 1992 年提出修订的分类法，与 WHO 分类法相似，它将生殖细胞肿瘤分为几组，同时还包括了由生殖细胞和性索间质成分共同构成的肿瘤。

表 6-29　卵巢生殖细胞肿瘤的分类

无性细胞瘤	单胚层畸胎瘤和体细胞型肿瘤伴皮样囊肿
内胚窦瘤：多囊性内胚窦瘤、腺性内胚窦瘤	卵巢甲状腺肿（良性、恶性）
胚胎性癌	类癌（岛状型、梁索状型、黏液型、甲状腺肿型类癌、
多胚瘤	混合型）
绒毛膜癌	神经外胚层肿瘤
双相或三相畸胎瘤	混合性（肿瘤有上述任何两种或两种以上的组织学类型组
未成熟畸胎瘤（实性、囊性或囊实性）	成）
成熟性	生殖细胞和性索间质成分共同构成的肿瘤性腺母细胞肿瘤
实性	混合性生殖细胞—性索—间质肿瘤
囊性	
成熟性囊性畸胎瘤（皮样囊肿）	
成熟性囊性畸胎瘤（皮样囊肿）伴有恶性转化	

以前病理学上采用 Broder 分级法，根据肿瘤内未分化瘤细胞的百分率分为Ⅰ、Ⅱ、Ⅲ及Ⅳ级，作为判定预后的依据。但往往相同类型同一级别的肿瘤，其预后显然不同。因此，丹麦的肿瘤研究机构提出新分级指标，具体包括：肿瘤组织结构、细胞形态及肿瘤与宿主的关系等8项（表6-30）。临床调查发现新分级法优于 Broder 分级法。

表 6-30　肿瘤组织分级指数

指数内容	1分	2分	3分
组织结构	实性瘤灶 < 10%	实性瘤灶 10% ~ 50%	实性瘤灶 > 50%
核多形性	成熟核 > 75%	成熟核 26% ~ 75%	成熟核 < 25%
核仁	无或1个小核仁	1 ~ 3 个中等大小核仁	1 ~ 3 个增大核仁，其形态及体积多样化
核质比例	正常	轻度增高	中度或中度增高
核分裂象	< 5/10 高倍视野	5/10 ~ 50/10 高倍视野	弥漫性增多
侵犯方式	边缘局限	边缘欠局限	弥漫性生长
胞膜穿透	无穿透	可疑穿透	肯定穿透
血管侵犯	无侵犯	可疑侵犯	肯定侵犯

2. 扩散方式

卵巢恶性生殖细胞肿瘤转移率为 43.8% ~ 84.7%。最常见的转移部位是盆腔腹膜，其次是大网膜，也有对侧卵巢和子宫转移，而且均为表面种植。各学者报道的卵巢无性细胞瘤的转移发生率差异很大，为 20% ~ 60%。其原因可能是由于手术探查不够仔细，尤其是遗漏了淋巴结转移。无性细胞瘤的转移途径主要是淋巴管及直接种植，所以，腹主动脉旁淋巴结及局部盆腔器官为常见的转移部位，其次为纵隔淋巴结、锁骨上淋巴结及大网膜等。个别病例可转移到肝、脑、肺。未成熟畸胎瘤转移发生率高，为 32% ~ 58%。转移方式多沿腹膜扩散。因此，最常见的转移部位是盆腔及腹腔腹膜、大网膜、肝表面、横膈、肠浆膜及肠系膜等。转移灶多为表面种植。淋巴结转移也不少见。

3. 手术—病理分期

恶性生殖细胞肿瘤的手术—病理分期方法与上皮性卵巢癌的分期方法相同，首次手术分期应当和卵巢上皮癌一样，经彻底探查腹、盆腔来决定。为了准确分期，应当进行下列检查：①腹水或腹腔冲洗液的细胞学检查；②仔细探查主动脉旁和盆腔淋巴结，如有肿大则应切除进行活体组织检查；③大网膜切除，但可不必探查对侧卵巢。

三、治疗原则

卵巢恶性生殖细胞肿瘤采用以手术为主，化疗、放疗为辅。至今手术治疗的地位仍不能为其他治疗所代替，仍然是治疗的关键，可根据病变范围、年龄及生育要求采用单侧附件切除术，单侧附件切除加全子宫切除术以及肿瘤细胞减灭术等。

化疗是极其重要的辅助治疗。对于那些恶性程度较高的生殖细胞肿瘤，近年来肿瘤化疗进展在改善患者预后方面取得令人瞩目的成绩，为保守治疗和保留生育功能创造了条件。

放疗是无性细胞瘤的主要辅助治疗，对晚期和复发癌有明显的疗效。

四、手术治疗

1. 首次手术治疗

对卵巢恶性生殖细胞肿瘤的处理，传统方法是子宫全切 + 附件切除术。但手术后失去生育能力及性征发育或性征发育逐渐消退，对患者心理产生极大影响。1978 年，Forney 首次报道了 1 例 18 岁内胚窦瘤患者经切除一侧附件及化疗后获得妊娠，使得这类肿瘤保留生育功能的治疗成为可能。随后关于卵巢恶性生殖细胞肿瘤手术后妊娠的报道很多，Gershenson 报道，40 例患者中 16 例希望术后保留生育，其中 12 例（75%）妊娠，1 例孕 10 周行治疗性流产，11 例共有 22 次分娩，其中 21 次是足月产，1 次孕 36 周早产。保留卵巢功能手术，现已取得了很大进展。Tangir 等对保留生育功能的经手术治疗并辅以化疗的卵巢恶性生殖细胞肿瘤患者进行了回顾性随访分析，在 38 例要求妊娠的患者中，29 例（Ⅰ期为 20 例，Ⅱ期为 1 例，Ⅲ期为 8 例）至少妊娠 1 次（达 76%），并且 29 例患者所生的孩子无先天性畸形发生。现在，恶性生殖细胞肿瘤采用保留生育功能的治疗方法越来越普遍。

恶性生殖细胞肿瘤能实施保留生育功能的手术的理由如下。①大量资料表明，大多数生殖细胞肿瘤（非无性细胞瘤）为单侧，对侧受累及少见。双侧卵巢受累可发生于晚期患者及含有无性细胞瘤成分的混合生殖细胞肿瘤。因此，单侧卵巢切除，保留健侧卵巢及子宫对多数生殖细胞肿瘤是适宜的。人们还发现Ⅰ期肿瘤患者作患侧附件切除与子宫全切 + 双侧附件切除比较，两者生存率无明显差异。②这种肿瘤的盆腔复发率低。因此，预防性切除健侧卵巢和子宫对减少日后复发起不到多少保护作用。③随着 PVB、PEB 联合化疗方案的广泛应用，手术加化疗能取得较好的疗效，因此，保留生育功能的手术方案成为普遍采用的治疗方案，不仅用于早期的恶性生殖细胞肿瘤，甚至用于有肝转移的临床Ⅳ期混合性肿瘤以及卵巢原发绒毛膜上皮癌（简称绒癌）和未成熟畸胎瘤子宫以及对侧卵巢表面有种植转移的患者，并且取得成功。临床专家们认为，手术方式应采取一侧附件切除，而不宜单纯肿瘤剔出。对Ⅱ期以上者，在切除一侧附件的同时须行包括大网膜在内的肿瘤细胞减灭术，以求尽可能将肿瘤切尽，为术后化疗提供有利条件。④卵巢恶性生殖细胞肿瘤有特异性的肿瘤标志物，如 AFP、HCG，敏感性高，手术后可定期检查血清肿瘤标志物，以严密监测病情变化。

无性细胞瘤是唯一偶尔为双侧受累的肿瘤，手术时，约 10% 无性细胞瘤已明显累及双侧，约 5% 的患者肉眼观肿瘤位于单侧，对侧正常，但已有隐匿的显微镜下肿瘤组织。因此，对早期无性细胞瘤手术范围的选择尚有争议。最初，人们提出，对于年轻患者，肿瘤局限于一侧卵巢，包膜完整，无扩散证据者，可作单侧附件切除或单侧附件切除加肿瘤生长部位和腹膜后淋巴结放疗。但也有学者发现无性细胞瘤复发率较高，达 30%~50%，故建议所有病例做全子宫及双侧附件切除，术后做盆腔及腹主动脉旁淋巴结放疗。1988 年，Deppe 提出，ⅠA 期无性细胞瘤患者符合下列条件者可考虑单侧附件切除：①单侧性、无粘连、包膜完整、未破裂的肿瘤；②肿瘤直径在 10 cm 以下；③纯无性细胞瘤；④无腹水，腹腔冲洗液未找到癌细胞；⑤无卵巢外病灶的证据；⑥淋巴结阴性，对侧卵巢阴性，应确定分期所行的活检阴性；⑦要求保留生育功能的患者；⑧性腺无发育不良，无 46，XY 核型；⑨患者愿意密切随访。

卵巢恶性生殖细胞肿瘤与卵巢上皮癌一样，大网膜是腹腔内最早转移的部位，其转移率为 37%~71%，这种转移通常是摸不出来的，切除大网膜有利于手术分期，故应常规切除大网膜。如果首次手术遇到大块转移性病变，可以做减瘤术，但这种手术以技术上可行和安全为主。在 GOG 的一项早期研究中，在初次手术中完全切除病灶的 54 例患者中，有 15 例（28%）对长春新碱、放线菌素 D + 环磷酰胺（VAC）化疗方案不敏感，相对而言，初次手术切除不完全的 22 例患者中，有 15 例（68%）对此方案不敏感，残余病灶较小的患者比残余灶大的患者要敏感（55% vs. 82%）。尽管如此，对于转移性病灶的过度切除，尤其整块切除后腹膜结节是否有必要，残余灶的大小是否影响随后化疗的疗效仍存在争议。总之，如果成功地完成肿瘤细胞减灭术而没有术后并发症，可以改善患者的预后，延缓术后化疗。这种情况下，需要在手术中仔细地做出判断，如一切迹象表明肿瘤细胞减灭术可成功完成，术后并发症可以积极处理，尤其是该手术对那些肿瘤生长很快的患者的首次化疗很有必要，那么就应该实行合理的肿瘤细胞减灭术。如果手术给患者带来的创伤很大，则不宜行彻底的缩瘤术，残留的小癌灶可以靠化疗来消灭。

阑尾切除术已成为卵巢肿瘤细胞减灭术的组成部分之一。有学者认为，阑尾不是早期卵巢癌的首先转移部位，是与卵巢癌的解剖部位邻近，肿瘤直接浸润所致。因此，对卵巢恶性生殖细胞肿瘤手术中阑尾的处理可以参照卵巢上皮癌，常规切除阑尾，以期减少术后残留病灶及发现可能存在的亚临床转移病变。

淋巴结转移是卵巢生殖细胞肿瘤转移的重要途径，转移率高达 25%，且早期就有淋巴结转移的倾向，几乎有相等机会向盆腔和腹主动脉旁淋巴结转移。转移的淋巴结几乎对全身和腹腔化疗无明显反应，主要方法是手术清除。由于腹主动脉旁淋巴结阳性率较高，所以，手术时最好包括肠系膜下动脉分支以下的一段腰淋巴结链。也有学者主张淋巴结切除要高达整个腰淋巴结。但手术难度大，有一定风险，这一操作是否能提高生存率则为人们所关注。因其开展时间短，施行的医疗单位少，文献报道也少。有学者报道 1982—1987 年 105 例卵巢恶性肿瘤，行系统淋巴结清扫，并随访至术后 2 年，其中，恶性生殖细胞肿瘤淋巴结阳性和阴性患者的缓解率分别为 50% 和 80%，有显著差异性。Burghardt 等认为淋巴结清扫对生存率及预后有影响，行淋巴结清扫术后 5 年生存率提高 4 倍。但这方面资料有待进一步积累。值得注意的是，有些生殖细胞肿瘤，盆腔淋巴结没有任何转移扩散迹象时，已有了腹主动脉旁淋巴结转移（所谓"沉静"转移）。所以，有些学者主张对早期卵巢肿瘤应施行常规淋巴结清扫。

随着对卵巢恶性淋巴结转移的认识及淋巴清扫术的开展，有望进一步了解转移淋巴结对全身化疗的反应，除内胚窦瘤外，其他大部分生殖细胞肿瘤的转移淋巴结对全身化疗不敏感。所以，一方面要对卵巢恶性肿瘤进行缩瘤术，包括腹膜后淋巴结清扫，另一方面要寻找新的化疗途径和方法。

2. 二次缩瘤术

恶性生殖细胞肿瘤二次缩瘤术的作用仍存在争议。对一线化疗后，有耐药的孤立病灶存在时，如肺、肝、后腹膜等症灶，先做孤立病灶的切除，再选择二线药物治疗。有学者认为，最好首次手术一次切净（直径 ≤1 cm），尤其对内胚窦瘤而言，二次缩瘤术即使很成功，对患者预后也毫无补益。因为二次肿瘤细胞减灭术后再化疗可增加治疗难度。其原因为：①对首次化疗药产生耐药性，使有效化疗药物选择范围缩小；②患者经过两次手术和化疗的打击，机体免疫功能明显下降；③手术耽误了化疗的即时性和连续性，使转移癌和残余癌得以喘息，并导致耐药，以至于最终导致癌瘤不能控制，预后不良。但最近文献报道，

25 例患者做第 3 次手术，其中 16 例残余瘤切除，残留病灶直径≤2 cm，12 例（75%）无癌生存，而 7 例残留病灶直径 >2 cm 者，无一例存活。

卵巢未成熟畸胎瘤患者，若首次手术有残余肿瘤经化疗未达完全缓解者，或治疗后复发者，应积极进行二次缩瘤术。因为未成熟畸胎瘤具有自未成熟向成熟转化的特点。这种转化是一种渐进的过程，由低分化向高分化转化，由恶性向良性转化，所需时间大约 1 年，因此，对这些患者进行两次甚至三四次手术再辅以化疗是必要的，可望使未成熟畸胎瘤转化为高分化甚至是成熟畸胎瘤。

3. 二次探查术

二次探查术的目的是评估肿瘤治疗的疗效，但是否对临床治疗具有指导意义尚存在争议。Williams 在报道 GOG 的经验时提到，完全切除并随后进行化疗的 45 例肿瘤患者中，43 例患者在二次探查术中没有发现肿瘤或者仅发现成熟性畸胎瘤。有 72 例晚期患者手术没有完全切除肿瘤，在化疗后施行了二次探查术。首次手术时没有发现有畸胎瘤变的 48 例患者中，有 45 例再次探查时没有发现肿瘤。尽管采取了积极的治疗，3 例肿瘤持续存在的患者最后死于该病。原发肿瘤发现畸胎瘤样成分的 24 例患者中，有 16 例在二次探查术中仍然发现未成熟成分。这些学者认为，二次探查术的作用微乎其微，如果有用，也只是对那些首次手术几乎完全切除肿瘤，随后又进行了足够化疗的患者有用。而另外一些学者则认为，二次探查术有一定作用，尤其是对于那些晚期、未切净肿瘤的患者。目前，普遍认为生殖细胞肿瘤患者二次探查术的指征为：①晚期患者，特别是治疗前肿瘤标志物阴性者；②化疗后有残存肿块，特别是未成熟畸胎瘤患者，倾向于进行二次探查术；③进行新药临床试用或观察新方案的患者。总之，对卵巢恶性生殖细胞肿瘤患者，应尽量不进行二次探查术。

五、辅助治疗

1. 化疗

20 世纪 70 年代以来，随着有效的联合化疗方法的应用，卵巢恶性生殖细胞肿瘤的治愈率不断提高，病死率不断下降，5 年生存率由过去的 10% ~ 20% 提高到目前的 80% ~ 100%。有 60% ~ 80% 晚期生殖细胞肿瘤患者（Ⅲ期和Ⅳ期）可以施行化疗。2009 版 NCCN 指南指出，全面分期手术后 I 期无性细胞瘤或未成熟畸胎瘤可以临床随访观察，不需补充化疗。除此情况之外的卵巢恶性生殖细胞肿瘤行全面分期手术后都需补充辅助化疗。另外，未行全面分期手术的患者可选择的治疗方案包括：完成全面分期手术，I 期无性细胞瘤或 I 期、G_1 未成熟畸胎瘤也可考虑选择观察。

生殖细胞肿瘤的具体常用化疗方案见表 6-31。

表 6-31 生殖细胞肿瘤常用的联合化疗

方案	药物	途径	剂量和用法	疗程
VAC	长春新碱	静脉	1 ~ 1.5 mg/m², 第 1 天	每 4 周 1 次
	放线菌素 D	静脉	400 μg/d, 第 1 ~ 5 天	
	环磷酰胺	静脉	150 ~ 200 mg/ (m²·d), 第 1 ~ 5 天	
PVB	顺铂	静脉	20 mg/m², 第 1 ~ 5 天	每 3 ~ 4 周 1 次
	长春新碱	静脉	0.2 mg/ (kg·d), 第 1 ~ 2 天	

方案	药物	途径	剂量和用法	疗程
BEP	博来霉素	静脉	20 mg/（m² · d），第 2 天，以后每周 1 次，共 12 次（终生总量 360 mg）	
	博来霉素	静脉	20 mg/（m² · d），第 2 天，以后每周 1 次，共 12 次	每 3 周 1 次
	依托泊苷	静脉	100 mg/（m² · d），第 1～5 天	
	顺铂	静脉	20 mg/m²，第 1～5 天	

多年来，人们对卵巢生殖细胞肿瘤手术后辅以化疗进行了多次尝试，不断提高疗效。1975 年，Smish 及 Rutledge 介绍应用了 VAC 方案（V，长春新碱；A，更生霉素；C，环磷酰胺），才取得较好的效果。这种方案对 I 期患者治愈率高。生存率为 86%～100%。但有远处转移者，持续缓解率低于 50%。所以，这种方案对晚期患者治疗不够理想，但对未成熟畸胎瘤者例外，可作为各期的首选治疗。

此后，在 1984 年，Williams 等又提出了 PVB 方案（P，顺铂；V，长春新碱；B，博来霉素），使其生存率达到 76%。这种方案主要表现为对晚期肿瘤的疗效远远超过 VAC 方案，完全缓解率可达 80%～90%。且当肿瘤对 VAC 方案产生耐药时，改用 PVB 方案治疗，仍有 50% 的缓解率。临床实践发现，PVB 方案对肿瘤的杀伤作用明显高于 VAC 方案。因此，有学者主张对几种恶性程度较高的肿瘤（如混合性生殖细胞肿瘤，罕见的胚胎癌），无论期别早晚，一律首选 PVB 方案，直至完全缓解，再改用不良反应较小的 VAC 方案，作为巩固治疗。20 世纪 90 年代，Gershenson 等又应用了毒性较低的 BEP 方案（B，博来霉素；E，鬼臼霉素；P，顺铂），更使其预后大为改观。其疗效与 BVP 方案相同，但减少了骨髓抑制作用和神经毒性。I～III 期临床缓解率可达 96%，且对晚期和复发性卵巢生殖细胞肿瘤的治疗取得成功。目前，美国国立卫生研究院（NIH）与欧洲 15 个国家均推荐 BEP 方案为卵巢恶性生殖细胞肿瘤的标准化疗方案。试验表明，用 3 个疗程的 BEP 方案化疗效果同 4 个疗程无差异。由于博来霉素有很严重的肺毒性，有学者提出采用 EP 方案，但这一方案目前仍存在争论。有学者认为，没有加博来霉素的化疗方案用 3 个疗程，则患者的反应率低，且比完全应答的患者的复发风险要高。有学者确认，用 4 个疗程的依托泊苷（EP 方案）同 3 个疗程的 BEP 方案的疗效是相同的。但欧洲一项随机性研究结果表明，事实可能并非如此，3 个疗程的 BEP 效果明显优于 4 个疗程的 EP 方案。关于女性卵巢生殖细胞肿瘤的前瞻性试验似乎证实了后一结果，并且提出，BEP 对于没有残留灶或残留灶很小的患者疗效很好。虽然博来霉素有很严重的肺毒性，并且会发生严重的并发症，但仅接受 3 个疗程（9 周）的女性（男性）患者极少发生该并发症。相对于 4 个疗程来说，显然，3 个疗程可减轻患者短期内的不适以及并发症发生的可能性。笔者个人认为，对于手术后没有或有小残余灶的患者，最适合的化疗方案是 3 个疗程的 BEP 方案。这种方案疗效好，短期的不适症状及后期的毒性作用发生率最小。虽然博来霉素会带来肺部的并发症，但仅接受 3 个疗程，肺部并发症的发生率较低，而且，通过严密的监测可减小并发症的发生。最重要的监测手段是肺部体检，一旦发现有早期肺毒性症状，如肺部啰音、肺扩张延迟或消失等，则终止用博来霉素。有关男性睾丸癌的随机性研究表明，引起预后差的因素是肝、脑转移，肿瘤标志物的升高，没有任何化疗方案优于 4 个疗程的 BEP 方案。通过这些研究结果，笔者认为首次手术后有大块残余灶的卵巢生殖细胞肿瘤患者应该给予 4 个疗程的 BEP 方案化疗。

对于难治性或复发性的卵巢生殖细胞肿瘤，目前治疗效果不佳。可以采用 VIP 方案（顺铂、长春新碱、异环磷酰胺），PVEB 方案（顺铂、长春新碱、依托泊苷、博来霉素），以及 POMB-AVE-PAV 方案（顺铂、长春新碱、甲氨蝶呤、博来霉素、放线菌素 D、环磷酰胺、依托泊苷、顺铂、多柔比星及长春新碱）（表 6-32）。berma 在 1992 年报道，考虑该方案因用药种类多，可使每种药物的剂量减少而减低其毒性和耐药性。还可以采用超大剂量的铂类药物以提高疗效，但目前尚无大量临床研究证实其有效性。

表 6-32　POMB-ACE-PAV 方案

方案	天数	药物	剂量
A 方案（POMB）	1	M（甲氨蝶呤）	100 mg/m^2，静脉注射
	1	M（甲氨蝶呤）	200 mg/m^2 + 1000 mL 生理盐水静脉滴注（12 小时持续滴入）
	1	O（长春新碱）	1 mg/m^2，静脉注射
	2	F（四氢叶酸）	15 mg，每 3 小时 1 次，静脉注射，共 5 次（M 开始用药后 24 小时即开始用 F）
	2，3	B（博来霉素）	15 mg，24 小时，持续静脉注射
	4	P（顺铂）	100 mg/m^2，24 小时
B 方案（ACE）	1~4	E（依托泊苷）	120 mg/m^2，静脉注射 1 小时
	2~4	A（放线菌素 D）	0.5 mg，静脉注射
	4	C（环磷酰胺）	500 mg/m^2，静脉注射 1 小时
C 方案（PAV）	1	A（多柔比星）	50 mg/m^2，静脉注射
	1，2	V（长春新碱）	0.1 mg/kg，静脉注射
	1~4	P（顺铂）	20 mg/m^2，静脉注射
D 方案与 A 方案中基本相同，但去除 P			

注：用药顺序为 A、A、B、C、D、B。

此外，对于一线化疗方案治疗后难治性或复发性的卵巢生殖细胞肿瘤，也可用 TIP 方案联合化疗（紫杉醇、异环磷酰胺、顺铂），顺铂/依托泊苷，多西他赛/卡铂，紫杉醇/卡铂，紫杉醇/吉西他滨，紫杉醇/异环磷酰胺等方案。

2. 放疗

大多数恶性生殖细胞肿瘤对放疗不敏感，一般不需要辅以放疗。但无性细胞瘤是一种对放射线高度敏感的肿瘤，放疗可以治愈。手术后放疗，可使生存率达 100%。但由于无性细胞瘤多为年轻患者，盆腔放疗将影响生理及生育功能。因此，放疗的作用受到了一定的局限。随着化疗的发展，以顺铂为基础的化疗，尤其是 BEP 方案的应用，卵巢生殖细胞肿瘤的化疗疗效明显提高，已逐渐取代了放疗。但放疗在生殖细胞肿瘤中仍有一定的地位，有其独特的作用。对已有小孩的晚期肿瘤患者，或有远处转移患者仍具有重要价值。许多患者经过放疗仍可获得痊愈。而且放疗对患者的经济负担较小，放射剂量较少，不良反应轻，对经济拮据患者是一种很适合的治疗方法。对少数晚期或化疗后残存或复发的患者，放疗不失为一种最好的挽救治疗手段。对非无性细胞瘤术后残留病灶，复发或转移病灶，局部照射，能缓解症状，减少患者痛苦，延长生存期。

照射范围根据肿瘤扩散及转移的部位而定，放射量一般为 3 周内全腹给 2000 ~ 2500 cGy，淋巴结受累区（盆腔或腹主动脉旁）增加 1000 ~ 1500 cGy，如果扩散至纵隔或锁骨上则分别给予 2500 cGy。

六、预后及影响因素

影响卵巢恶性生殖细胞肿瘤的疗效及预后的主要因素是临床分期、组织学分类、细胞分级、治疗方法及机体免疫功能等。

1. 临床分期

病变范围是估计预后的最好指标，肿瘤包膜完整能推动者，5 年生存率为 95%，如有粘连，5 年生存率下降为 75%，术前及术时肿瘤破裂者，5 年生存率为 60%，有转移者仅为 33%，其 5 年生存率随临床分期的增加而降低，特别是Ⅲ、Ⅳ期的患者疗效显著降低。大多数患者就诊时，肿瘤已穿破包膜，癌细胞已广泛种植于盆腔及腹腔内。Ⅰ、Ⅱ期患者也有可能出现腹主动脉旁淋巴结转移，导致治疗失败（表 6-33）。因此，早期诊断、及时治疗是很重要的。

表 6-33 263 例恶性生殖细胞肿瘤实际生存率

肿瘤	例数	Ⅰ期生存率（%）	Ⅱ ~ Ⅳ期生存率（%）
无性细胞瘤	98	90[1]	63[1]
内胚窦瘤	67	16[3]	13[3]
未成熟畸胎瘤	56	75[1]	63[3]
混合性生殖细胞肿瘤	28	50[2]	46[2]
胚胎瘤	14	50[2]	39[2]

注：[1]10 年无瘤生存率；[2]5 年无瘤生存率；[3]3 年无瘤生存率。

2. 组织学分类

卵巢生殖细胞肿瘤的组织学分类较复杂，不同的组织学类型代表不同的恶性程度及不同的生物学特性。因此，与预后有一定关系。许多研究证明，细胞分化程度与预后有直接关系，病理分级越高，预后越差。Norris 报道，卵巢畸胎瘤 0 级者生存率 100%，而 3 级者生存率仅 30%。有学者认为，复发灶的病理分级与距离第一次手术的时间间隔有密切关系，时间间隔在 1 年以内者，复发灶全部为未成熟畸胎瘤，多数为 2 级，复发间隔时间在 1 年以上者，癌组织可向成熟转化，成为 0 级或 1 级。也就是说，复发间隔时间超过 1 年者，大多数可降低 1 ~ 2 级。复发性肿瘤有自未成熟向成熟转化的特点。故对恶性畸胎瘤患者应采取积极的治疗，反复多次切除病灶并给予辅助化疗，使肿瘤获得向良性转化的时间，以提高疗效。

肿瘤的病理类型与预后有关。除无性细胞瘤外，其余预后均较差。肿瘤直径超过 10 cm 并为内胚窦瘤，绒毛膜癌或 3 级畸胎瘤的成分占 1/3 以上者预后差；而患者肿瘤直径小于 10 cm，或 1/3 以下含有内胚窦瘤、绒毛膜癌或 3 级畸胎瘤的混合性生殖细胞肿瘤，或完全由无性细胞瘤、胚胎瘤或 1 级、2 级畸胎瘤混合成分者，预后较好。Kurman 报道 20 例混合型内胚窦瘤，3 例肿瘤直径小于 10 cm 者，全部存活。内胚窦瘤成分少于 1/3 者，10 例中有

6 例存活，而内胚窦瘤成分大于 1/3 者，10 例只有 1 例存活。另外，间质中淋巴细胞浸润程度、结缔组织间质数量、肉芽肿反应的存在、不典型细胞及核分裂象的存在与无性细胞瘤患者的预后有关。

3. 治疗方法

卵巢生殖细胞肿瘤是一种以手术为主的综合治疗的疾病，如何掌握及应用各种治疗手段是提高生存率的关键。Smith 按不同方法治疗内胚窦瘤，其中以手术联合术后 VAC 方案化疗疗效好，20 例中有 15 例存活。其他治疗方法，如放疗和单种药物化疗效果差。北京协和医院报道 63 例内胚窦瘤患者，术后联合化疗显示，卵巢内胚窦瘤患者对 VAC 或 PVB 联合化疗很敏感，化疗足量并及时是治疗成功的关键。手术是否清扫淋巴结以及肿瘤细胞减灭术后残余肿瘤的大小，与生存率之间没有呈正相关。初治病例的疗效明显优于复发病例，前者的持续缓解率为 94.7%，后者的持续缓解率为 7%。

在化疗问世以前，未成熟畸胎瘤死亡率很高，生存率仅为 20%～30%，20 世纪 80 年代以来，由于采用有效联合化疗，肿瘤很少复发，生存率也维持在 97%（表 6-34）。

表 6-34　未成熟畸胎瘤手术 + 化疗的存活时间

作者（年）	总例数	联合化疗方案	存活		死亡例数
			例数	存活时间（月）	
Schwartz（1991）	27	VAC	21		0
		PVB	2		0
		BEP	2		0
		BVP/BEP	2		0
Germa（1991）	9	POMB－ACE－PVA	8	10～106（平均 55）	0
		PVB	1	25	0
北京协和医院（1993）	11	VAC	2	28～79（平均 54）	0
		PVB	3	12～60（平均 41）	0
		PVB/VAC	5	24～84（平均 55）	0

无性细胞瘤发生复发和转移并不少见，过去认为无性细胞瘤是对放疗高度敏感的肿瘤，不需要化疗。而现在认为无性细胞瘤是对放疗及化疗都高度敏感的肿瘤，故预后好。各学者报道生存率差别较大，为 72%～100%。治疗效果差者主要是未重视手术后的放疗或化疗。北京协和医院报道，18 例患者术后均辅以放疗和（或）化疗，最长存活 24 年，平均存活时间为 13 年。最近有学者报道，采用联合化疗病例，生存率达 92%～100%。而且，由于多数患者仅作单侧附件切除，治疗后大多数月经情况好，保留了其生育功能。纵观所有的化疗经验，化疗具有潜在的优点，需要积累更多经验去证实其价值。

4. 发病年龄

发病年龄与预后的关系尚有争论，但多数学者认为，15 岁以下及 40 岁以上患者预后差。

七、治疗后随访及复发癌的处理

1. 治疗后随访

对所有保留生育功能手术患者均应密切随访，利用临床盆腔检查、B 超检查、肿瘤标志物进行监测。化疗结束后第 1 年每个月随访 1 次，第 2 年则每 2～3 个月随访 1 次。原先肿瘤标志物阳性者每次随访均应监测，肿瘤标志物阴性者则更多用影像学检查。

2. 复发癌的处理

恶性生殖细胞肿瘤易复发，且多在 1 年内复发。但许多复发病例可以成功治疗。MD Anderson 医院研究小组报道，160 例生殖细胞肿瘤患者中有 42 例首次治疗失败。采用不同的化疗方案后，42 例患者中有 12 例（29％）目前无瘤生存。手术切除肿瘤在处理复发病例时有一定作用。24 例患者接受了手术治疗，有 12 例存活，所有这些患者的残余瘤直径 < 2 cm。有 7 例的残余瘤直径 >2 cm，没有 1 例存活。

（马玉琨）

第七章

妊娠期症状

第一节　恶心与呕吐

恶心是一种可以引起呕吐冲动的胃内不适、紧迫欲吐的感觉，常伴有迷走神经兴奋症状，如皮肤苍白、头晕、流涎、血压降低及心动过缓等。呕吐是通过胃的强有力收缩迫使胃内容物或一部分小肠内容物经口排出的病理生理反射。恶心常为呕吐的前驱感觉，但两者可伴随或单独出现。

恶心与呕吐是早孕期妇女常见症状之一，病因可能是由于体内高浓度孕激素、HCG 的作用使胃肠平滑肌张力降低，贲门括约肌松弛，胃内容物逆流至食管下部导致恶心、呕吐；孕晚期妇女由于心理的过度紧张和害怕，导致压力大，也可引起恶心、呕吐；无痛分娩中采用硬膜外麻醉会导致血压过低，也就是血压突然下降，最初的征兆就是恶心和呕吐；分娩时的疼痛也会导致呕吐；在分娩过程中，胃里的食物会停止消化，也可能导致呕吐的发生；此外，也可与神经系统功能障碍、自主神经功能失调有关。

一、病史

（1）询问月经周期、末次月经时间，明确有无停经。

（2）恶心、呕吐的发生、终止时间与停经月份有无相关性。

（3）食欲不振、恶心呕吐的发生是否与进食、饮酒、药物使用、精神刺激等因素有关。

（4）是否有阴道出血及阴道出血的时间、量、颜色；有无腹痛，如有腹痛应注意询问腹痛的部位、性质、持续时间及有无诱因；有无腹泻、便秘等症状。

（5）是否伴有发热、头痛、头晕、耳鸣、眩晕。

（6）发病的缓急，呕吐是否为喷射状，呕吐物的性状和量，既往有无肝炎、胃肠疾病，有无不良妊娠史。

二、体检及妇科检查

1. 体格检查

应注意患者的一般情况，有无脱水征，皮肤、巩膜是否黄染，浅表淋巴结有无肿大，瞳孔是否等大、等圆，视神经盘有无水肿，有无颈强直，腹部有无压痛、反跳痛、肌紧张、包块，有无病理反射。

2. 妇科检查

注意子宫大小是否与停经月份相符，有无压痛，两侧有无包块及压痛。

三、辅助检查

（1）血 HCG 定量检测。

（2）血液生化检查：血常规、肝肾功能、电解质检查，必要时行血气分析等。

（3）尿液检查：行尿常规检查，注意有无酮体及其含量。

（4）B 超检查：子宫大小与停经月份是否相符；宫腔内有无胚囊、胚芽、胎心搏动；附件区有无包块。

（5）其他特殊检查：根据诊断需要决定检查项目。如患者有黄疸表现，应做肝炎病毒标志物检查，排除并发病毒性肝炎的可能；怀疑胃癌，应做大便常规、大便隐血、纤维胃镜检查取活检；如怀疑与脑部炎症有关，可行脑脊液检查；怀疑并发颅内占位性病变，应做头颅 CT 检查。

四、鉴别诊断

（一）早孕反应

孕妇在早孕时出现头晕、倦怠、择食、食欲不振、轻度恶心呕吐等症状，称为早孕反应。早孕反应与体内孕激素及 HCG 增多、胃酸分泌减少以及胃排空时间延长可能有关。

（1）约半数妇女于停经 6 周左右出现早孕反应。

（2）早孕反应一般对工作和生活影响不大，不需特殊治疗，多在妊娠 12 周前后自然消失。

（3）反应稍重者呕吐不限于晨间，并有食欲减退、疲乏无力、体重下降，但营养状况尚好，无代谢障碍，经休息、对症治疗及饮食调整多可缓解。

（4）尿妊娠试验阳性；尿酮体阴性。

（二）妊娠剧吐

妊娠剧吐是早孕反应严重，恶心呕吐频繁，不能进食，影响工作、生活及身体健康，甚至威胁孕妇生命的一种病态。

妊娠剧吐与血中 HCG 水平增高关系密切，还可能与大脑皮质及皮质下中枢功能失调，致使下丘脑自主神经系统功能紊乱有关。

（1）停经 6 周左右 B 超显示宫内妊娠以排除葡萄胎。

（2）妊娠剧吐多见于年轻初产妇，一般在停经 6 周左右出现，初为早孕反应，尔后逐渐加重，直至呕吐频繁，不能进食。

（3）患者不能进食进饮，且不论摄食与否，常频发剧烈呕吐，每日呕吐次数在 10 次以上，难以用药物或其他方法控制。

（4）患者出现严重脱水及营养不良，明显消瘦，极度疲乏，精神萎靡，皮肤、黏膜苍白、干燥，眼球下陷，甚至出现血压下降。

（5）妊娠剧吐持续 4～8 周，经过积极治疗，大部分患者在孕 12 周后可好转。重症妊娠呕吐患者，病程可长达数周以上，以致严重营养缺乏。维生素 C 缺乏可致血管脆性增加，有出血倾向，严重者可有视网膜出血。

（6）持续脱水、饥饿与酸中毒可导致肝功能受损，出现黄疸，血胆红素、转氨酶升高，甚至出现黄色肝萎缩、昏睡状态。

（7）血液浓缩及尿量减少，尿中含有蛋白质及酮体，脉搏细速，可达每分钟 100 ~ 120 次，呼吸急促，体温持续 38℃以上。

（8）尿酮体强阳性。

（9）脉搏、呼吸、体温以及血生化检测有明显异常，治疗无效者在终止妊娠后症状可自行消退。

（10）个别妊娠剧吐严重而罕见者可因 B 族维生素摄入不足发生 Wernicke 脑病，引起神经精神症状，如精神障碍、眼球运动异常、共济失调三联征，表现为眼球震颤、视力障碍、步态和站姿受影响，木僵昏迷，有少数经治疗后仍死于肺水肿、呼吸肌麻痹等。

（三）葡萄胎

葡萄胎是指妊娠后胎盘绒毛滋养细胞异常增生，形成大小不一的水泡，水泡间相连成串，形如葡萄而得名。葡萄胎分为完全性和部分性两类，其中大多数是完全性葡萄胎，且具有较高的恶变率；少数为部分性葡萄胎，恶变罕见。葡萄胎的发生可能与营养因素、病毒感染、卵巢功能不健全或已衰退、孕卵缺陷、细胞遗传异常、种族因素、原癌基因的过度表达及抑癌基因变异失活有关。

（1）妊娠呕吐较正常妊娠出现早，持续时间长，且症状严重。

（2）常在停经 2 ~ 4 个月后（平均为孕 12 周）发生不规则阴道流血，开始量少，以后逐渐增多，且常反复大量流血，有时可自然排出水泡状组织，此时往往出血较多。

（3）子宫异常增大、变软。由于绒毛水肿及宫腔积血，约 2/3 葡萄胎患者的子宫大于相应正常妊娠月份的子宫。

（4）由于大量 HCG 的刺激，患者双侧或一侧卵巢往往形成卵巢黄素化囊肿。

（5）葡萄胎在妊娠中期即可出现高血压、水肿、蛋白尿等妊娠期高血压疾病。

（6）可出现轻度甲状腺功能亢进症，T_3、T_4 增高或出现甲亢体征。

（7）血 HCG 异常升高，大于 100 ku/L，甚至高达 1500 ~ 2000 ku/L，且持续不降。孕期超过 12 周时血 HCG 水平仍极高。

（8）超声多普勒不能探及胎心。B 超显示子宫多数明显大于停经月份，子宫腔内充满弥漫分布的光点和小囊样无回声区，无妊娠胚囊、胎儿结构及胎心搏动。

（四）神经症性呕吐

神经症性呕吐包括胃神经症、癔症。

（1）临床表现为食后即吐，量不多，呕吐声音大而吐出物多为唾液。

（2）患者可伴有精神、神经或躯体等方面的许多症状，但无相应的病理体征。

（3）呕吐可发生在任何时期，与妊娠月份无关，与进食及精神因素有关。

（4）患者多有不健康的个性特征，如性格内向、敏感多疑、主观急躁和自制力差。

（五）妊娠并发胃癌

早期胃癌常无典型的症状，有恶心、呕吐、嗳气、反酸、腹胀、隐痛、食欲不振及消瘦等症状，若上述症状在妊娠早期出现，常被误认为是早孕反应。

（1）呕吐症状不明显，在整个妊娠期持续食欲不振，孕妇呈进行性消瘦，可伴有中上腹痛。

（2）胃癌晚期可发生幽门梗阻、胃潴留，此时呕吐大量隔宿食物。

（3）大便隐血试验持续阳性。

（4）纤维胃镜检查及活检可确诊。

（六）妊娠并发病毒性肝炎

妊娠期新陈代谢明显增加，营养消耗加速，肝内糖原储备降低，不利于肝炎恢复；妊娠期增加的雌激素需在肝内灭活，妨碍了肝对脂肪的转运和胆汁的排泄；胎儿代谢产物在母体肝内解毒。这些均加重了肝脏负担，故孕期易感染病毒性肝炎。

（1）有与病毒性肝炎患者接触史或不洁饮食史、不洁注射或不洁输液史等。

（2）有恶心、呕吐症状，可伴有低热、头昏、乏力、食欲不振、厌油、腹胀、右上腹痛、腹泻。以上症状的发生与妊娠时间早晚无相关性。

（3）查体可发现皮肤、巩膜黄染，肝肿大，肝区叩击痛。

（4）辅助检查：主要是肝功能异常，血清肝炎病毒标志物检查阳性。

（七）妊娠并发脑膜炎、脑炎、脑水肿、颅内占位性病变

均可引起颅内压增高而发生呕吐。呕吐呈喷射性。呕吐前多无恶心，但有剧烈头痛，可伴有不同程度的意识障碍。体格检查可有神经系统阳性体征。脑脊液检查有助于对妊娠并发脑炎的诊断。头颅 CT 或 MRI 检查可用于妊娠并发颅内占位性病变的诊断。

（吴　蕊）

第二节　胎动频繁

胎动频繁是指孕妇自觉胎动次数远大于近期同一时段的胎动次数，电子胎心监护也提示胎动次数异常增多，胎心率持续≥180 次/分，且可伴有减速。引起胎动频繁的主要病因有急性胎儿窘迫、发热、低血糖、各种刺激。

一、病史

对胎动频繁患者主要询问以下事项。

（1）自觉胎动频繁开始的具体时间。

（2）胎动频繁是否为持续性。

（3）自我计数的 12 小时胎动次数。

（4）胎动频繁与患者的体位是否有关。

（5）其他：孕妇就诊时有无高热；近期有无发热及阴道分泌物增多、有异味；有无腹痛及阴道流血。既往不良孕产史，是否生育过畸形儿；家族性遗传病史；孕前或孕期有无反复发生阴道炎症的病史；有无阴道排液及其性状；既往有无子宫肌瘤病史、子宫手术史或子宫畸形诊断；孕前是否患高血压、糖尿病、慢性肾炎、肺部疾病等。

二、体检及产科检查

（1）阴道分泌物的性状。

（2）宫颈容受及宫口扩张情况。

（3）有阴道出血者应窥视阴道流血的量，是否来自宫颈或宫腔。

（4）有无前羊膜囊，若羊膜已破，应观察流出羊水的性状（Ⅰ°、Ⅱ°、Ⅲ°粪染）。

三、辅助检查

（1）胎心监护。

（2）血、尿常规，出、凝血时间，肝、肾功能，夫妇双方的血型，血糖，血C反应蛋白。

（3）B超检查：有无胎心搏动，胎儿生长情况，有无畸形，胎儿颈部、四肢、躯干周围有无脐带缠绕，羊水指数，有无前羊膜囊，胎盘附着部位及分级，有无胎盘后血肿。

四、鉴别诊断

（一）急性胎儿窘迫

（1）急性胎儿窘迫初期，交感神经兴奋，肾上腺分泌大量儿茶酚胺，通过神经体液调节作用，使胎心率加快，胎动增加。

（2）病史：急性胎儿窘迫多因产科并发症而引起，以脐带受压、羊水过少、宫缩过强、滞产等较为常见。此外，前置胎盘、胎盘早剥、仰卧位低血压综合征及胎儿心血管系统功能不全等均为发病原因。

（3）体格检查及诊断：①胎心听诊，胎心率>160次/分或<120次/分提示胎儿窘迫；胎心电子监护胎心基线下降或变异减少，伴有不良减速，胎动后反应不良或无反应。②羊水性状监测，羊水Ⅱ°以上粪染提示胎儿缺氧。③5项生物物理监测，Manning评分≤6分者胎儿储备功能不佳，围生儿死亡率及发病率随评分下降而增加（表7-1）。④彩色超声多普勒检测胎儿脐动脉血流，当搏动指数（PI）≥110%，脐动脉收缩期最高血流速与舒张期最低血流速的比值（S/D）≥3.0，则提示胎儿窘迫。⑤胎儿心电图P-R间期延长，胎心减慢；ST段及T波改变。⑥胎儿头皮血pH<7.20或乳酸检测。

表7-1　Manning评分法

项目	2分（正常）	0分（异常）
无应激试验（20分钟）	≥2次胎动伴胎心加速 ≥15次/毫米，持续≥15秒	<2次胎动；胎心加速 <15次/毫米，持续<15秒
胎儿呼吸运动（30分钟）	≥1次，持续≥30秒	无；持续<30秒
胎动（30分钟）	≥3次，躯干和肢体活动（连续出现计1次）	≤2次躯干和肢体活动；无活动；肢体完全伸展
肌张力	≥1次，躯干和肢体伸展复屈，手指摊开、合拢	无活动；肢体完全伸展；伸展缓慢，部分复屈
羊水量	羊水暗区垂直直径≥2 cm	无或最大暗区垂直直径<2 cm

（二）发热

（1）体温过高的孕妇，新陈代谢增强，母体耗氧量增强，致胎盘氧扩散量相对减少。

（2）病史：孕妇体温升高，大多伴有头晕、头痛、乏力、食欲下降等非特异性症状以及主要病变系统的局部症状。

（3）体格检查：孕妇体温升高，脉搏与呼吸一般随体温升高而加速，尤其是贫血患者心率增速更为明显。

（4）诊断：血、尿常规，红细胞沉降率，出、凝血时间，细菌学检查（血、阴道分泌物、痰液、尿），血清学检查，B超（肝、胆、胰、脾、肾及产科B超），胎盘及胎膜的病理学检查。

（三）低血糖

（1）病因：降糖药物用量不当、内源性高胰岛素血症、营养不良、肝脏疾病、心力衰竭、败血症、胃手术后的胃肠道性低血糖、特发性低血糖、早期糖尿病。

（2）短期内血糖迅速下降，临床上出现交感神经受刺激及肾上腺素过多征象，胎儿受母体激素反应的影响，交感神经兴奋，导致胎动增加。

（郭芳芳）

第三节　胎动消失

胎动消失是指孕妇自觉胎动停止，电子胎心监护也未捕捉到胎动的证据。引起胎动消失的主要病因有胎儿窘迫、死胎、应用镇静剂或注射硫酸镁后的反应。

一、病史

对胎动消失的患者主要询问以下事项。

（1）胎动消失之前，有无腹痛及其腹痛的诱因、部位、性质、范围、持续时间和有无间歇期，或大量阴道流血。

（2）胎动消失之前，是否有大量阴道排液之后自觉阴道有物脱出。

（3）胎动消失之前，是否感觉胎动频繁及其持续时间。

（4）近期有无胎动减少及胎动减少的时间。

（5）胎动消失的具体时间，消失后1~2天有无恢复。

（6）其他：是否在短时间内用过镇静剂或静脉注射硫酸镁；孕期是否并发妊娠胆瘀、妊娠期高血压疾病、糖尿病等可能引起胎儿窘迫的疾病。既往有无不良孕产史，是否生育过畸形儿；家族性遗传病史；既往有无子宫肌瘤病史、子宫手术史或子宫畸形（双子宫、双角子宫、子宫纵隔、心形子宫等）诊断；孕前是否患高血压、糖尿病、慢性肾炎、肺部疾病等。

二、体检及产科检查

（1）胎盘早剥导致严重胎儿窘迫，胎动消失。若剥离面超过胎盘面积的1/2，胎儿可因缺氧而死亡。孕妇有持续性腹痛、板状腹，压痛明显，面色苍白、脉弱、血压下降等休克征象。隐性胎盘早剥阴道流血少或无。

（2）有剖宫产史的孕妇，尤其前次手术为古典式者，子宫体部切口瘢痕在孕晚期可自行破裂，胎儿及羊水排至腹腔。体检发现板状腹，压痛、反跳痛明显。在腹部扪不到子宫轮廓，有时可清楚扪及排至腹腔内的胎儿及收缩的子宫。

（3）阴道及外阴有无脐带脱垂。当脐带先露、脐带隐性脱垂时，胎膜一旦破裂，脐带可脱至阴道或外阴，致胎儿严重缺血、缺氧，胎动消失，随之胎心消失。

三、辅助检查

1. 胎心听诊

胎动消失之初仍可探及胎心，若缺血缺氧得不到改善，胎心随之消失。

2. 胎心电子监护

初期胎心基线率降低，变异消失，或伴晚期减速、正弦图形，表明胎儿缺氧已至失代偿。病情进一步加重，胎心消失。

3. B 超检查

未见胎动，有或无胎心搏动。为明确病因，应同时注意胎儿生长情况，有无畸形，有无脐带绕颈、绕身或绕肢，羊水指数，有无前羊膜囊，胎盘附着部位及分级，有无胎盘后血肿。

4. 超声多普勒

在脐带部位探及的脐动脉收缩期最高血流速与舒张期最低血流速的比值（S/D）异常增高，或血流图于舒张末期消失，甚至未探及脐血流声。

5. 血、尿常规

出凝血时间，夫妇双方的血型，血糖，必要时做糖耐量试验，检查肝肾功能。

四、鉴别诊断

（一）胎儿窘迫

1. 病因

有 30% ~50% 的围生儿死亡与胎儿窘迫或胎儿窘迫并发其他因素有关。胎动是判断胎儿是否缺氧的临床指标，胎动正常是胎儿情况良好的表现，胎动减少或消失则提示胎儿缺氧严重。

2. 病史

胎儿窘迫的病因有母体循环血液中氧含量不足（并发心、肺、肾等疾病，重度贫血）；或子宫过度膨胀（多胎妊娠、羊水过多）；宫缩过强；胎盘绒毛气体交换功能受损（前置胎盘、胎盘早剥、帆状胎盘前置血管破裂、羊膜绒毛膜炎、胎盘广泛梗死等）；脐带血运受阻（脐带脱垂、脐带绕颈缠身、脐带受压等）；胎儿心血管系统功能障碍。孕妇自我监测胎动，若 12 小时少于 10 次，则提示胎儿缺氧，胎动减少往往可历时 2 ~3 天，但也可能在较短时间内消失。胎动完全停止到胎心消失一般不超过 24 ~48 小时。

3. 体格检查及诊断

（1）胎心听诊，胎心率 >160 次/分或 <120 次/分提示胎儿窘迫；胎心电子监护出现胎心基线率降低、变异减弱或消失，伴不良减速（如重度频繁变异减速、晚期减速）。

（2）12 小时胎动自我计数少于 10 次，提示胎儿缺氧。

（3）羊水性状监测，羊水 Ⅱ度以上粪染，提示胎儿缺氧。

（4）5 项生物物理监测 ≤6 分者胎儿储备功能不佳，围生儿死亡率及发病率随评分下降而增加。

（5）彩色超声多普勒检测胎儿脐动脉血流，当搏动指数（PI）≥110%，脐动脉收缩期最高血流速与舒张期最低血流速的比值（S/D）≥3.0，提示胎儿窘迫。

（6）胎儿心电图 P-R 间期延长，胎心减慢；ST 段及 T 波改变。

（7）胎儿头皮血血气分析（pH<7.20）或乳酸检测。

（二）死胎

1. 病因

胎盘脐带因素，包括前置胎盘、胎盘早剥、帆状胎盘血管前置、急性绒毛膜羊膜炎、脐带打结或扭转、脐带脱垂、出血性血管内膜炎等；胎儿因素，包括畸形、多胎、胎儿生长受限或感染等；母体因素，包括妊娠期高血压疾病、过期妊娠、糖尿病、慢性肾炎、心血管疾病、感染、子宫强直收缩、子宫肌瘤及其他子宫病变等。

2. 病史

胎儿死亡后，孕妇自觉胎动停止，子宫增大停止，乳房逐渐变小，胀感消失。如果胎儿死亡时间较长，患者常感周身乏力、食欲不振、腹部下坠感等。

3. 体格检查

胎心听诊未闻及胎心搏动。若由于胎盘早剥、子宫破裂胎儿死亡，孕妇有板状腹，压痛、反跳痛明显等症状。

4. B 超检查

B 超显示胎心搏动和胎动消失是诊断死胎最灵敏和可靠的手段，如死亡较久可见胎头塌陷。

（三）应用镇静剂或注射硫酸镁

1. 镇静剂

如果应用不当，胎儿中枢神经系统受抑制，反射功能降低及对外界刺激反应减弱等，胎动可暂时减少甚至消失。

2. 硫酸镁

应用后，对肌肉有松弛作用，可使胎儿活动减少甚至胎动暂时消失。

（四）子宫破裂

子宫破裂常见于有古典式剖宫产手术史的孕妇，由于孕晚期子宫膨大、宫内压增加，子宫体部瘢痕可发生破裂。原瘢痕处有压痛已提示局部肌层有分裂，若胎膜未破，胎心可无改变。一旦完全破裂，胎儿及羊水排入腹腔，孕妇有急腹症表现，腹部可扪及胎体、胎肢，胎心大多消失。子宫瘢痕破裂出血一般较少。

子宫破裂也有少数因缩宫素或前列腺素使用不当所致。过去在产程中因胎位异常、头盆不称造成的子宫破裂现已少见。

（孙海珠）

第八章

异常分娩

第一节 产力异常

产力包括子宫收缩力、腹壁肌和膈肌收缩力以及肛提肌收缩力，其中以子宫收缩力为主，贯穿分娩的全过程。子宫收缩的节律性、对称性及极性不正常或强度、频率有改变，称为子宫收缩力异常，简称产力异常（abnormal uterine action）。

一、子宫收缩乏力

引起子宫收缩乏力的常见原因有头盆不称或胎位异常、子宫局部因素、精神因素、内分泌失调、药物影响等，根据发生时间可分为原发性和继发性，临床上根据子宫收缩乏力的性质又分为协调性和不协调性两种。

（一）诊断

1. 协调性子宫收缩乏力（低张性子宫收缩乏力）

子宫收缩具有正常的节律性、对称性和极性，但收缩力弱，宫腔压力低 [＜15 mmHg（2.00 kPa）]，持续时间短，间歇期长且不规律，多属于继发性宫缩乏力。

2. 不协调性子宫收缩乏力（高张性子宫收缩乏力）

子宫收缩的极性倒置，节律不协调，宫腔内压力达20 mmHg（2.66 kPa），宫缩时子宫下段收缩力强，间歇期子宫壁不能完全松弛，收缩不协调，属无效宫缩。此种收缩乏力多为原发性宫缩乏力，需与假临产鉴别。鉴别方法为肌内注射哌替啶100 mg，休息后宫缩停止者为假临产，不能使宫缩停止者为原发性宫缩乏力。这种不协调性子宫收缩乏力可使产妇体力消耗，继而出现水电解质平衡失调，胎儿—胎盘循环障碍而出现胎儿窘迫。

3. 产程图曲线异常（图8-1）

潜伏期延长：初产妇潜伏期正常约需8小时，最大时限16小时，超过16小时称为潜伏期延长。

活跃期延长：初产妇活跃期正常约需4小时，最大时限8小时，超过8小时称为活跃期延长。

活跃期停滞：进入活跃期后，宫颈口不再扩张达2小时以上。

第二产程延长：第二产程初产妇超过2小时，经产妇超过1小时尚未分娩。

第二产程停滞：第二产程达 1 小时胎头下降无进展。

胎头下降延缓：活跃晚期至宫口扩张 9～10 cm，胎头下降速度每小时少于 1 cm。

胎头下降停滞：活跃晚期胎头停留在原处不下降达 1 小时以上。

滞产：总产程超过 24 小时。

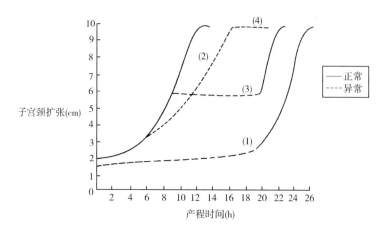

图 8-1　产程曲线

（1）—潜伏期延长；（2）—活跃期延长；（3）—活跃期停滞；（4）—第二产程延长。

（二）治疗原则

不论原发还是继发子宫收缩乏力，首先应寻找原因，阴道检查了解宫颈扩张、胎先露下降、头盆比例等情况。若发现有头盆不称，估计不能阴道分娩者，应及时行剖宫产；若无头盆不称或胎位异常，估计能阴道分娩者应采取措施加强宫缩，继续试产。

不协调性子宫收缩乏力者，应调节子宫收缩，使之恢复正常节律性及极性。在未恢复协调性宫缩之前，禁用催产素加强宫缩。

（三）治疗

1. 协调性子宫收缩乏力

（1）第一产程。一般处理：消除精神紧张，多休息，多进食，补充营养和水分，及时排空膀胱等。

加强子宫收缩：经一般处理无效，确诊为协调性子宫收缩乏力，可选用下列方法加强宫缩。①人工破膜：宫颈扩张 3 cm 或以上，无头盆不称，无脐带先露，胎头已衔接者，可行人工破膜。②缩宫素静脉滴注：适用于协调性宫缩乏力，宫口扩张 3 cm，胎心良好，胎位正常，头盆相称者。将缩宫素 2.5 IU 加入 5% 葡萄糖注射液 500 mL 内，从 4～5 滴/分开始，根据宫缩调整。应有专人观察产程进展，监测宫缩、胎心等情况。③地西泮静脉推注：该药有松弛宫颈平滑肌、软化宫颈、促宫口扩张作用。适于宫口扩张缓慢或宫颈水肿时。常用剂量为 10 mg 静脉滴注，与缩宫素联合应用效果更好。

经上述处理，若产程仍无进展或出现胎儿窘迫，应及时行剖宫产。

（2）第二产程：若无头盆不称，出现宫缩乏力时，应使用缩宫素加强宫缩；若胎头双顶径已过坐骨棘平面，应等待自然分娩或会阴侧切助产；若胎头未衔接或伴胎儿窘迫，应行剖宫产术。

（3）第三产程：为预防产后出血，应使用宫缩剂加强宫缩。

2. 不协调性子宫收缩乏力

可给予强镇静剂哌替啶 100 mg 肌内注射或地西泮 10 mg 静脉滴注，使产妇充分休息，醒后多数恢复为协调性子宫收缩；若经以上处理无效或出现胎儿窘迫、头盆不称情况，应及时剖宫产；若已变为协调性子宫收缩乏力则按加强宫缩处理。

二、子宫收缩过强

（一）协调性子宫收缩过强

1. 诊断

子宫收缩的节律性、对称性和极性均正常，仅子宫收缩力过强、过频，宫腔内压力 > 50 mmHg（6.65 kPa）。若产道无阻力，宫口迅速开全，分娩在短期内结束，宫口扩张速度 > 5 cm/h（初产妇）或 10 cm/h（经产妇），总产程不足 3 小时称为急产。由于产程过快，产妇易发生软产道裂伤和产后出血；胎儿易发生宫内窘迫；新生儿容易出现颅内出血。

2. 治疗

有急产史者需提前住院待产，提前做好接产及抢救新生儿窒息准备；产后及时检查、缝合软产道裂伤；新生儿肌内注射维生素 K_1 预防颅内出血。

（二）不协调性子宫收缩过强

1. 强直性子宫收缩

（1）诊断：大部分由外界因素造成，如临产后不适当使用缩宫素、胎盘早剥等。产妇表现为烦躁不安、持续性腹痛、拒按；胎位触不清，胎心听不清；甚至出现病理性缩复环、血尿等先兆子宫破裂征象。

（2）治疗：一经确诊，应给予宫缩抑制剂，如 25% 硫酸镁 20 mL 加入 25% 葡萄糖注射液 20 mL 静脉缓慢注射；若处理无效或为梗阻性难产、重型胎盘早剥，应马上行剖宫产术。

2. 子宫痉挛性狭窄环（constriction Ring）

子宫壁局部肌肉呈痉挛性不协调性收缩所形成的环状狭窄，持续不放松，称为子宫痉挛性狭窄环。多在子宫上下段交界处，也可在胎体某一狭窄部，以胎颈、胎腰处常见。与产妇精神紧张、过度疲劳和粗暴的产科操作有关。

（1）诊断：持续性腹痛、烦躁不安，宫颈扩张缓慢，胎先露部下降停滞，阴道检查有时可触及狭窄环。此环和病理性缩复环不同，特点是不随宫缩而上升。

（2）治疗：积极寻找原因，及时纠正。如停止阴道内操作、停用缩宫素。如无胎儿宫内窘迫，可给予镇静剂或宫缩抑制剂，待宫缩恢复正常时等待阴道自然分娩或助产。若经处理无好转或伴胎儿窘迫征象，应立即行剖宫产术。

（郭芳芳）

第二节　产道异常

产道包括骨产道及软产道，是胎儿经阴道娩出的通道，临床以骨产道异常多见。

一、骨产道异常

骨盆径线过短或形态异常，致使骨盆腔小于胎先露部可以通过的限度，阻碍胎先露下降，影响产程顺利进展，称为狭窄骨盆。狭窄骨盆对产妇易发生继发性宫缩乏力、生殖道瘘、产褥感染、先兆子宫破裂及子宫破裂，对胎儿及新生儿易出现胎儿窘迫、胎死宫内、颅内出血、新生儿产伤、新生儿感染。

（一）骨盆狭窄分类

根据骨盆狭窄部位的不同，分为以下 4 种。

1. 骨盆入口平面狭窄

我国妇女常见为单纯性扁平骨盆和佝偻病性扁平骨盆，由于骨盆入口平面狭窄，胎头矢状缝只能衔接于骨盆入口横径上。胎头侧屈使两顶骨先后依次入盆，呈倾势不均嵌入骨盆入口。若前顶骨先嵌入，矢状缝偏后，称前不均称；若后顶骨先嵌入，矢状缝偏前，称后不均称；只有胎头双顶骨均通过骨盆入口平面时，才能经阴道分娩。

（1）扁平骨盆：骨盆入口呈横椭圆形，骶岬向下突出，使骨盆入口前后径缩短而横径正常。

（2）佝偻病性扁平骨盆：幼年时患佝偻病，骨骼软化使骨盆变形，骶岬被压向前，骨盆入口前后径缩短，使骨盆入口呈横的肾形，骶骨下段后移变直向后，尾骨呈钩状突向骨盆入口平面。

2. 中骨盆及骨盆出口平面狭窄

我国妇女以漏斗骨盆、横径狭窄骨盆多见。

（1）漏斗骨盆：骨盆入口各径线正常，两侧骨盆壁向内倾斜，如漏斗状。其特点是中骨盆及骨盆出口平面均明显狭窄，坐骨棘间径、坐骨结节间径缩短，耻骨弓 <80°，坐骨结节间径与出口后矢状径之和常 <15 cm。

（2）横径狭窄骨盆：骶耻外径值正常，但髂棘间径及髂嵴间径均缩短，使骨盆入口、中骨盆及骨盆出口横径均缩短，前后径稍长，坐骨切迹宽。当胎头下降至中骨盆或骨盆出口时，常不能顺利地转成枕前位，形成持续性枕横位或枕后位。

3. 骨盆 3 个平面狭窄

均小骨盆指骨盆外形属女性骨盆，但骨盆入口、中骨盆及骨盆出口平面均狭窄，每个平面径线均小于正常值 2 cm 或更多。其多见于身材矮小、体型匀称的妇女。

4. 畸形骨盆

骨盆失去正常形态称为畸形骨盆，如骨软化症骨盆、偏斜骨盆。

（二）骨盆狭窄诊断

1. 病史采集要点

询问孕妇幼年发育情况，有无佝偻病、脊髓灰质炎、脊柱和髋关节结核以及外伤史；有无难产史及其发生原因；新生儿有无产伤等。

2. 体格检查要点

（1）一般检查：身高小于 145 cm、身体粗壮、颈短；步态呈 "X" 或 "O" 跛行；腹部形态呈尖腹、悬垂腹；米氏（Michaelis）菱形窝不对称等骨盆异常发生率增高。

（2）腹部检查：注意腹部形态、宫高、腹围、胎位是否正常，骨盆入口狭窄往往因头盆不称，胎头不易入盆导致胎位异常，如臀先露、肩先露。中骨盆狭窄影响已入盆的胎头内旋转，导致持续性枕横位、枕后位等。

3. 超声显像检查

可观察胎先露与骨盆的关系，还可测量胎头双顶径、胸径、腹径、股骨长度，预测胎儿体重，对判断能否顺利通过骨产道有意义。

4. 估计头盆关系

检查跨耻征可了解胎头衔接与否，具体方法：孕妇排空膀胱、仰卧，检查者将手放在耻骨联合上方，将浮动的胎头向骨盆腔方向压。若胎头低于耻骨联合前表面，则跨耻征阴性；若胎头平耻骨联合前表面，则跨耻征可疑阳性；若胎头高于耻骨联合前表面，则跨耻征阳性。出现跨耻征阳性的孕妇，应让其两腿曲起半卧位，再次检查胎头跨耻征，若转为阴性，则不是头盆不称，而是骨盆倾斜度异常。

5. 骨盆测量

（1）骨盆外测量：可间接反映真骨盆的大小。骶耻外径 <18 cm 为扁平骨盆；坐骨结节间径 <8 cm，为漏斗骨盆；各径线 <正常值 2 cm 或以上为均小骨盆；两侧斜径及同侧直径相差 >1 cm 为偏斜骨盆。

（2）骨盆内测量：骨盆外测量异常者应作骨盆内测量。若对角径 <11.5 cm，骶岬突出为扁平骨盆；若坐骨棘间径 <10 cm，坐骨切迹宽度 <2 横指，则为中骨盆平面狭窄；若坐骨结节间径与出口后矢状径之和 <15 cm，则为骨盆出口平面狭窄。

（三）治疗

明确骨盆狭窄的类别和程度，了解胎位、胎儿大小、胎心、宫缩强度、宫颈扩张程度、破膜与否，结合年龄、产次、既往分娩史综合判断，决定分娩方式。

1. 骨盆入口平面狭窄的处理

（1）明显头盆不称（绝对性骨盆狭窄）：足月活胎不能经阴道分娩，临产后行剖宫产术结束分娩。

（2）轻度头盆不称（相对性骨盆狭窄）：严密监护下可试产 2~4 小时，产程进展不顺利或伴胎儿窘迫，应及时行剖宫产术结束分娩。

2. 中骨盆平面狭窄的处理

胎头在中骨盆完成俯屈及内旋转动作，若中骨盆平面狭窄胎头俯屈及内旋转受阻，易发生持续性枕横位或枕后位。临床表现为活跃期或第二产程延长及停滞、继发宫缩乏力。若宫口已开全、双顶径达坐骨棘水平以下、无明显头盆不称，可徒手回转胎头等待自然分娩或助产；若有明显头盆不称或出现胎儿窘迫征象，短时间又不能阴道分娩者，应马上行剖宫产术。

3. 骨盆出口平面狭窄的处理

临产前对胎儿大小、头盆关系做充分估计，决定能否经阴道分娩。出口横径与后矢状径相加 >15 cm，多数可经阴道分娩。如需助产时，应做较大的会阴切开，以免会阴严重撕裂；坐骨结节间径与出口后矢状径之和 <15 cm，足月活胎不易经阴道分娩，应做剖宫产术。

4. 骨盆 3 个平面狭窄的处理

均小骨盆若胎儿估计不大，胎位正常，头盆相称，宫缩好，可以试产。若胎儿较大，有头盆不称应尽早行剖宫产术。

5. 畸形骨盆的处理

根据畸形骨盆种类、狭窄程度、胎儿大小等综合分析，若畸形严重、明显头盆不称，宜及时行剖宫产术。

二、软产道异常

软产道包括子宫下段、宫颈、阴道及骨盆底软组织构成的弯曲管道。软产道异常所致的难产少见，易被忽视。诊断及治疗如下。

（一）外阴异常

外阴肿瘤可致难产，外阴脓肿在阴道分娩时切开引流。

1. 外阴水肿

严重贫血、重度子痫前期、慢性肾炎、心脏病等孕妇，在有全身水肿的同时，常有外阴严重水肿。分娩时阻碍胎先露下降，易造成组织损伤和愈合不良。产前要做综合处理，会阴部可用 50% 硫酸镁湿敷；产时需做预防性的会阴切开；产后加强局部护理。

2. 外阴瘢痕

外伤或炎症后瘢痕挛缩，导致外阴及阴道口狭小，影响胎先露下降。若瘢痕范围小，分娩时可作会阴切开；若瘢痕范围大，难以扩张者，应行剖宫产术。

3. 外阴静脉曲张

轻者可阴道分娩，严重的可行剖宫产分娩。

（二）阴道异常

1. 阴道横膈

横膈多位于阴道上、中段，局部较坚韧，产时阻碍胎先露下降。分娩时，若横膈低且薄，可直视下自小孔处做 X 形切开，胎儿娩出后再切除剩余的膈，残端用肠线连续或扣锁缝合；若横膈高且厚，则需剖宫产术分娩。

2. 阴道纵隔

阴道纵隔若伴有双子宫、双宫颈，位于一侧子宫内的胎儿，通过该侧阴道分娩时，纵隔被推向对侧，分娩多无影响；阴道纵隔发生于单宫颈时，若纵隔薄，胎先露下降时自行断裂，分娩无阻碍；若纵隔厚阻碍胎先露下降时，须在纵隔中间剪开，分娩结束后再切除剩余的隔，残端用肠线连续或扣锁缝合。

3. 阴道狭窄

药物腐蚀、手术感染导致阴道瘢痕挛缩形成阴道狭窄者，若狭窄位置低、程度轻，可做较大的会阴切开后经阴道分娩；若狭窄位置高、范围广，应行剖宫产术。

4. 阴道尖锐湿疣

妊娠期尖锐湿疣生长迅速，宜早期治疗。若病变范围广、体积大，可阻碍胎先露下降，且容易发生出血和感染。为预防新生儿患喉乳头状瘤宜行剖宫产术。

5. 阴道囊肿或肿瘤

阴道壁囊肿较大时，可阻碍胎先露下降，产时可先行囊肿穿刺抽出囊液，待产后再择期处理原有病变；若阴道壁肿瘤阻碍胎先露下降，又不能经阴道切除者，应行剖宫产术。

（三）宫颈异常

1. 宫颈外口黏合

临床较少见，多在分娩受阻时发现。若宫口为一小薄孔状，可用手指轻轻分离黏合处，宫口即可迅速开大；若黏合处厚且韧，需做宫颈切开术或选择剖宫产。

2. 宫颈水肿

多见于胎位或骨盆异常，宫口未开全过早用腹部压力，使宫颈前唇受压水肿。轻者可抬高产妇臀部或宫颈两侧注入 0.5% 利多卡因 5~10 mL，待宫口近开全时，用手将宫颈前唇上推越过胎头，即可经阴道分娩；若经以上处理无效或水肿严重，可行剖宫产术。

3. 宫颈坚韧

多见于高龄初产妇，宫颈弹性差或精神过度紧张使宫颈挛缩，临产后宫颈不易扩张。此时可静脉推注地西泮 10 mg 或宫颈两侧注入 0.5% 利多卡因 5~10 mL，若无效应行剖宫产术。

4. 宫颈瘢痕

多见于宫颈锥切术后、宫颈裂伤修补术后感染等，导致宫颈瘢痕形成。临产后虽宫缩很强，但宫口不扩张，此时不宜试产过久，应行剖宫产术。

5. 宫颈癌

因宫颈变硬而脆，弹性差，临产后不易扩张，若经阴道分娩有发生裂伤大出血及扩散等风险，故不宜阴道分娩，而应行剖宫产术，术后行放疗。如为早期浸润癌，可先行剖宫产术，随即行广泛性子宫切除及盆腔淋巴结清扫术。

6. 宫颈肌瘤

位于子宫下段或宫颈的较大肌瘤，因阻碍胎先露下降需行剖宫产术；若肌瘤不阻塞产道可经阴道分娩，肌瘤待产后再做处理。

（曹　蓉）

第三节　胎位异常

分娩时枕前位（正常胎位）约占90%，胎位异常仅占10%左右，其中胎头位置异常占6%~7%，是造成难产的常见因素之一。

一、持续性枕后位、枕横位

在分娩过程中，胎头以枕后位或枕横位衔接，在下降过程中，胎头枕部因强有力的宫缩绝大多数向前转135°或90°，转为枕前位而自然分娩。仅有5%~10%胎头枕骨持续不能转向前方，直至分娩后期仍然立于母体骨盆的后方或侧方，致使分娩发生困难者，称为持续性枕后位（persistent occiput posterior position）或持续性枕横位（persistent occiput transverse position）（图8-2）。发生原因与骨盆异常、胎头俯屈不良、子宫收缩乏力、头盆不称等有关。

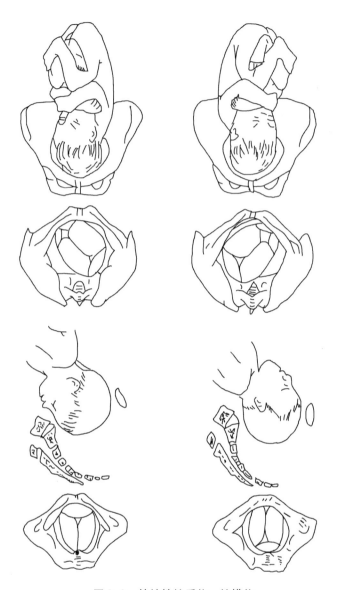

图 8-2　持续性枕后位、枕横位

（一）诊断

1. 临床表现

临产后胎头衔接较晚，因胎先露部不能紧贴子宫下段及宫颈，常出现协调性子宫收缩乏力及宫颈扩张缓慢。枕后位时，因枕部压迫直肠，产妇自觉肛门坠胀及排便感，过早使用腹部压力导致宫颈前唇水肿和产妇疲劳，影响产程进展。持续性枕后位或持续性枕横位常出现活跃期延缓或第二产程延长。

2. 腹部检查

胎背偏向母体后方或侧方，对侧可明显触及胎儿肢体，胎心在脐下一侧偏外方。

3. 肛门检查或阴道检查

若为枕后位，检查时感到盆腔后部空虚，矢状缝位于骨盆斜径上；若为枕横位，则矢状缝位于骨盆横径上；根据前囟门、后囟门的方向和位置可判断胎方位。当胎头水肿、颅骨重叠、囟门触不清时，需行阴道检查胎儿耳郭和耳屏位置及方向确定胎位。如耳郭朝向骨盆后方则为枕后位；耳郭朝向骨盆侧方则为枕横位。阴道检查是确诊胎位异常必要的手段，其确定胎方位的准确率达 80% ~90%。

4. 超声显像检查

根据胎头颜面及枕部位置，能准确探清胎头位置以明确诊断。

（二）治疗

持续性枕后位或持续性枕横位如无头盆不称时可以试产，但要密切观察胎头下降、宫口开张及胎心变化。

1. 第一产程

（1）潜伏期：保证产妇足够的营养和休息，如精神紧张、休息不好可肌内注射哌替啶 100 mg 或地西泮 10 mg，对纠正不协调宫缩有良好效果。嘱产妇向胎腹方向侧卧，有利于胎头枕部转向前方。若宫缩欠佳，宜尽早静脉滴注缩宫素。

（2）活跃期：宫口开大 3~4 cm 产程停滞，排除头盆不称可行人工破膜，使胎头下降压迫宫颈，起增强宫缩、促进胎头内旋转作用。若宫缩乏力，可静脉滴注缩宫素。经以上处理产程有进展则继续试产；若进展不理想（每小时宫口开大 <1 cm）或无进展时，应行剖宫产术。在试产中如出现胎儿宫内窘迫征象也应行剖宫产分娩。

2. 第二产程

产程进展缓慢，初产妇宫口开全近 2 小时、经产妇已近 1 小时，应行阴道检查了解骨盆及胎头情况。若胎头双顶径已达坐骨棘水平或更低时，可徒手转胎头至枕前位，从阴道自然分娩或阴道助产；如转枕前位困难可转为正枕后位，以产钳助产，此时需作较大的会阴切口，以免发生严重裂伤；若胎头位置较高，疑有头盆不称，需行剖宫产术，禁止使用中位产钳。

3. 第三产程

为防止发生产后出血，胎儿娩出后应立即静脉注射或肌内注射宫缩剂。有软产道裂伤者，应及时修补。凡行手术助产及有软产道裂伤者，产后应给予抗生素预防感染。新生儿应按高危儿处理。

二、胎头高直位

胎头呈不屈不仰姿势衔接于骨盆入口，其矢状缝与骨盆入口前后径一致，称高直位（sincipital presentation）。胎头枕骨靠近耻骨联合者为胎头高直前位；靠近骶岬者为胎头高直后位（图 8-3）。头盆不称是发生胎头高直位的最常见原因。

（一）诊断

1. 临床表现

由于临产后胎头不俯屈，进入骨盆入口的胎头径线增大，使胎头迟迟不能衔接，导致宫口开张及先露下降缓慢，产程延长。其表现为活跃期延缓或停滞，胎头下降受阻。高直前位胎头入盆困难，一旦入盆后，产程进展顺利。高直后位胎头不能入盆，先露难以下降，即使宫口能开全，先露部仍停留在坐骨棘水平或以上。

2. 腹部检查

胎头高直前位时，胎背靠近腹前壁，不易触及胎儿肢体，胎心位置稍高，在近腹中线听得最清楚。胎头高直后位时，胎儿肢体靠近腹前壁，有时在耻骨联合上方可触及胎儿下颏。

3. 阴道检查

因胎头位置高，肛门检查不易查清，应做阴道检查。如发现胎头矢状缝与骨盆入口前后径一致，后囟门在耻骨联合后，前囟门在骶骨前，即为胎头高直前位；反之为胎头高直后位。前者产瘤在枕骨正中，后者产瘤在两顶骨之间。

4. 超声显像检查

可探清胎头双顶径与骨盆入口横径一致，胎头矢状缝与骨盆入口前后径一致。

（二）治疗

胎头高直前位时，若骨盆正常、胎儿不大、产力强，应给予充分试产机会。加强宫缩促使胎头俯屈，胎头转为枕前位后可经阴道自然分娩或阴道助产，若试产失败再行剖宫产术结束分娩。胎头高直后位因很难经阴道分娩，一经确诊应行剖宫产术。

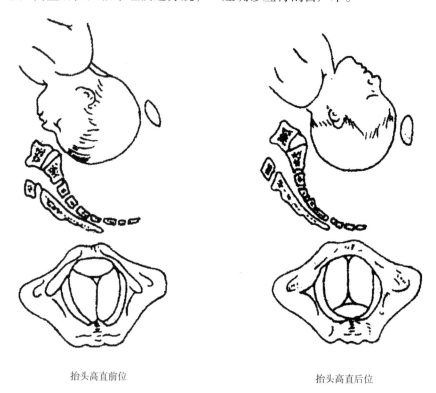

抬头高直前位　　　　　　　　　　　　抬头高直后位

图 8-3　胎头高直位

三、前不均倾位

胎头以枕横位入盆时，胎头侧屈，以前顶骨先下降，矢状缝靠近骶岬为前不均倾位（anterior asynclitism）（图 8-4）。发生前不均倾位的原因尚不清楚，可能与头盆不称、扁平骨盆及腹壁松弛有关。

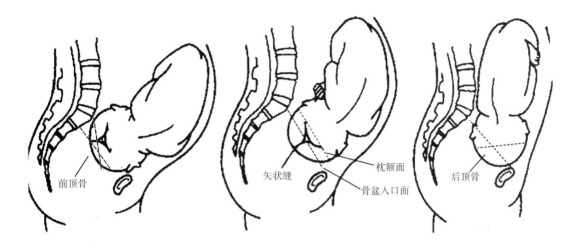

图 8-4　前不均倾位

（一）诊断

1. 临床表现

常发生胎膜早破，胎头迟迟不衔接，因后顶骨被阻于骶岬之上，胎头难以衔接和下降，导致继发性宫缩乏力、活跃期停滞或产程延长，甚至出现血尿、宫颈水肿或先兆子宫破裂。由于胎头受压过久可出现产瘤和胎儿宫内窘迫。

2. 腹部检查

临产早期，在耻骨联合上方可扪到胎头前顶部。随着产程进展，胎头继续侧屈使胎头与胎肩折叠于骨盆入口处，因胎头折叠于胎肩之后使胎肩高于耻骨联合平面，于耻骨联合上方只能触到一侧胎肩而触不到胎头，易误认为胎头已入盆。

3. 阴道检查

胎头矢状缝在骨盆入口横径上，向后移靠近骶岬。前顶骨紧嵌于耻骨联合后方，产瘤大部分位于前顶骨，因后顶骨的大部分尚在骶岬之上，致使盆腔后半部空虚。

（二）治疗

一旦确诊为前不均倾，应尽快以剖宫产结束分娩。手术切开子宫下段时，应用力将胎肩往子宫方向推送，使胎头侧屈得到纠正，防止前臂脱出。极个别情况因胎儿小、骨盆宽大、宫缩强者，可通过前顶骨降至耻骨联合后，经侧屈后顶骨能滑过而入盆。

四、面先露

胎头枕部与背部接触，胎头呈极度仰伸姿势通过产道，以面部为先露时称为面先露（face presentation）（图 8-5）。

面先露以颏骨为指示点，有颏左前、颏左横、颏左后、颏右前、颏右横、颏右后六种胎方位。其中以颏左前、颏右后多见，且经产妇多于初产妇。发病原因与骨盆狭窄、头盆不称、腹壁松弛、胎儿畸形等有关。

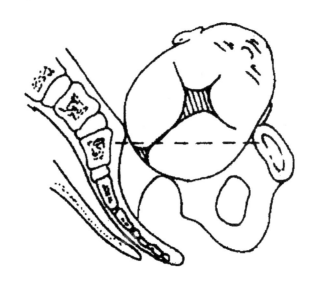

图 8-5　面先露

（一）诊断

1. 临床表现

胎头迟迟不能入盆，先露部不能紧贴子宫下段及宫颈，常引起继发性宫缩乏力，导致产程延长。可表现为潜伏期延长、活跃期延长或停滞。颏后位导致梗阻性难产，可出现子宫破裂征象。由于胎头受压过久，可引起胎儿宫内窘迫。

2. 腹部检查

因胎头极度仰伸入盆受阻，胎体伸直，宫底位置较高。颏前位时，胎头轮廓不清；在孕妇腹前壁容易扪及胎儿肢体，胎心在胎儿肢体侧的下腹部听得清楚。颏后位时，于耻骨联合上方可触及胎儿枕骨隆突与胎背之间有明显凹沟，胎心较遥远而弱。

3. 肛门检查或阴道检查

可触到高低不平、软硬不均的颜面部，若宫口开大时可触及胎儿口、鼻、颧骨及眼眶，并依据颏部所在位置确定其胎位。阴道检查确定面先露时须与臀先露、无脑儿相鉴别。

4. 超声显像检查

可以明确面先露并能探清胎位。

（二）治疗

颏前位时，若无头盆不称，产力良好，有可能自然分娩；若出现继发性宫缩乏力，第二产程延长，可用产钳助产，但会阴切开要足够大。若有头盆不称或出现胎儿窘迫征象，应行剖宫产术。持续性颏后位时，难以经阴道分娩，应行剖宫产术结束分娩。若胎儿畸形，无论颏前位或颏后位，均应在宫口开全后行穿颅术结束分娩。颏横位若能转成颏前位，可以经阴道分娩；持续性颏横位应行剖宫产结束分娩。由于头、面部受压过久，新生儿可出现颅内出血、颜面部肿胀，需加强护理，保持仰伸姿势数日之久。

五、臀位

臀位（breech presentation）是最常见的异常胎位，占妊娠足月分娩总数的 3%～4%，经产妇多见。臀位易并发胎膜早破、脐带脱垂、分娩时后出胎头困难，导致围生儿死亡率较高，是枕先露的 3～8 倍。臀先露以骶骨为指示点，分骶左前、骶左横、骶左后、骶右前、骶右横、骶右后 6 种胎方位。根据两下肢所取的姿势又分为以下 3 种。

（1）单臀先露或腿直臀先露：胎儿双髋关节屈曲，双膝关节伸直，以臀部为先露，最多见。

（2）完全臀先露或混合臀先露：胎儿双髋及膝关节均屈曲，以臀部和双足为先露，较多见。

（3）不完全臀先露：以一足或双足、一膝或双膝或一足一膝为先露，较少见。

臀先露对产妇易引起胎膜早破或继发性宫缩乏力，使产后出血与产褥感染的机会增多，若宫口未开全而强行牵拉，容易造成宫颈撕裂甚至延及子宫下段；对胎儿易致脐带脱垂、胎儿窘迫或死产；新生儿窒息、臂丛神经损伤及颅内出血发生率增加。

（一）诊断

1. 临床表现

腹部检查在孕妇肋下触及圆而硬的胎头；因宫缩乏力致宫颈扩张缓慢，产程延长。

2. 腹部检查

子宫呈横椭圆形，宫底部可触及圆而硬、有浮球感的胎头，耻骨联合上方可触到圆而软，形状不规则的胎臀，胎心在脐左（右）上方最清楚。

3. 肛门及阴道检查

可触及胎臀或胎足，应与颜面部、胎手相鉴别。注意有无脐带脱垂。

4. 超声显像检查

能准确探清臀先露类型以及胎儿大小、胎头姿势等。

（二）治疗

1. 妊娠期

妊娠 30 周前，多能自行转为头先露；30 周后仍为臀先露应予矫正。常用方法有胸膝卧位、激光照射或艾灸至阴穴，外倒转术慎用。

2. 分娩期

剖宫产指征：狭窄骨盆、软产道异常、胎儿体重大于 3500 g、胎儿窘迫、胎膜早破、脐带脱垂、妊娠并发症、高龄初产、有难产史、不完全臀先露等。

决定经阴道分娩的处理如下。

（1）第一产程：产妇侧卧，少做肛门检查，不灌肠。一旦破膜，立即听胎心，了解有无脐带脱垂，监测胎心。当宫口开大 4～5 cm 时，使用"堵"外阴方法，待宫口及阴道充分扩张后才让胎臀娩出。在"堵"的过程中，每隔 10～15 分钟听胎心一次，并注意宫口是否开全。宫口已开全再堵易引起胎儿窘迫或子宫破裂。宫口近开全时，要做好接产和抢救新生儿窒息的准备。

（2）第二产程：初产妇做会阴侧切术。分娩方式有以下 3 种。①自然分娩：胎儿自然娩出，不做任何牵拉，极少见。②臀助产术：当胎臀自然娩出至脐部后，胎肩及后出胎头由接产者协助娩出。脐部娩出后，一般应在 2～3 分钟娩出胎头，最长不能超过 8 分钟。③臀牵引术：胎儿全部由接产者牵拉娩出，此种手术对胎儿损伤大（图 8-6）。

（3）第三产程：使用缩宫素，防止产后出血。有软产道损伤者，应及时检查并缝合，予抗生素预防感染。

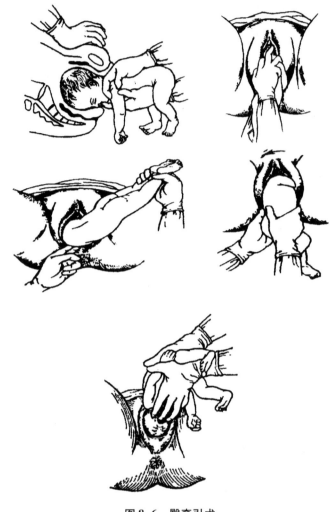

图 8-6　臀牵引术

六、肩先露

胎体横卧于骨盆入口之上，先露部为肩，称为肩先露（shoulder presentation）（图 8-7），其是对母儿最不利的胎位。除死胎或早产儿胎体可折叠娩出外，足月活胎不能经阴道娩出。若处理不当，易造成子宫破裂，甚至危及母儿生命。

（一）诊断

1. 临床表现

易发生宫缩乏力、胎膜早破。破膜后容易发生脐带脱垂和胎儿上肢脱出，导致胎儿窘迫甚至死亡。随着子宫收缩增强，子宫上段越来越厚，下段被动扩张越来越薄，上下段肌壁厚薄相差悬殊，形成环状凹陷，出现病理性缩复环，是子宫破裂的先兆，若不及时处理，将发生子宫破裂。

2. 腹部检查

子宫呈横椭圆形，耻骨联合上方较空虚，在母体一侧触及胎头。胎心在脐周两侧最清楚。

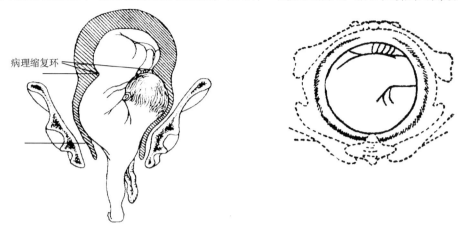

病理缩复环

图 8-7　肩先露

3. 肛门或阴道检查

胎膜未破、先露高浮者，肛门检查不易触及先露部；若胎膜已破、宫口已开张，阴道检查可触及胎肩锁骨、腋窝或肋骨，腋窝尖指向胎肩及胎头位置，据此决定胎头在母体左侧或右侧。若胎手已脱出阴道口外，可用握手法鉴别是胎儿左手或右手。

4. 超声显像检查

能清楚地确定肩先露及具体胎方位。

（二）治疗

1. 妊娠期

妊娠后期发现肩先露应予及时矫正，常用方法有胸膝卧位、激光照射或艾灸至阴穴。上述方法无效可试行外倒转术，转成头位后，包腹固定胎头。

2. 分娩期

足月活胎，应于临产前行剖宫产术。经产妇，足月活胎，宫口开大 5 cm 以上，胎膜已破羊水未流尽，可全身麻醉下行内倒转术，待宫口开全助产。出现先兆子宫破裂或子宫破裂征象，无论胎儿死活均应立即剖宫产术。胎儿已死，无先兆子宫破裂征象，若宫口近开全，可全身麻醉下行断头术或碎胎术。术后常规检查子宫下段、宫颈及阴道有无裂伤，若有裂伤应及时缝合，注意产后出血及感染。

七、复合先露

胎先露部（胎头或胎臀）伴有肢体同时进入骨盆入口，称为复合先露（compound presentation）。临床以一手或一前臂随胎头脱出常见。发生原因与胎先露部不能完全填充骨盆入口，先露部周围有空隙有关。

（一）诊断

产程进展缓慢，阴道检查发现胎先露旁有肢体而确诊。

（二）治疗

首先应检查有无头盆不称。如无头盆不称，可让产妇向肢体脱出的对侧侧卧，有利于肢体自然回缩。若脱出肢体与胎头已入盆，可待宫口近开全或开全后上推肢体，使胎头下降后自然分娩或产钳助产。如有头盆不称或伴有胎儿窘迫征象，应尽快行剖宫产术。

（刘　琳）

第四节　难产的诊断与处理

决定分娩的四大因素是产力、产道、胎儿及精神心理因素，其中任何一个或几个因素异常即可能导致分娩进程受阻而发生难产。常发生于头先露的难产称为头位难产。随着妇幼保健工作的开展，臀先露、横位的发生率大大减少，致头位难产在难产中所占的比例增加。据1980年全国15个单位协作调查，头位难产占分娩总数的12.56%，占难产总数的69.12%。周溶等报道，1987—1997年头位分娩占分娩总数的97.02%，头位难产占分娩总数的15.70%，占难产总数的83.62%。难产尤其头位难产若处理不当，可给母儿带来严重危害。因此，产科工作者应当综合分析分娩的四大因素，及时正确地诊断难产并给予恰当的处理，防止母儿并发症的发生。

一、难产的因素及其相互间的关系

导致难产的因素虽不外影响分娩的产力、产道与胎儿三方面的异常，但此三方面又各有不同情况造成的不同影响。如产力异常方面有原发性子宫收缩乏力与继发性子宫收缩乏力；产道方面有骨产道与软产道的异常；胎儿方面不仅有发育方面的异常（包括过度发育与畸形），还有胎位方面的异常。所有这些异常既可以单独存在，又可以相互影响，其影响不仅可以发生于异常者之间，如胎儿发育异常与骨盆异常等，亦可发生于正常与异常之间，如胎儿发育正常与重度骨盆狭窄等。更值得注意的是有些异常并不明显，如轻度骨盆狭窄、头位异常等，其诊断与处理的正确与否，往往建立于医生对此类情况的基本要领与定义的认识与熟悉，如必须了解轻、中、重度骨盆狭窄的区分标准，枕后位不同于持续性枕后位等。临床上由于医、护、助产士不能明辨影响分娩因素正常与异常界限而诊治失当者，主要即在于对所遇情况的基本概念与定义认识与熟悉不足，此在难产因素及其间关系的判断上尤为重要。

二、头位难产的诊断

明显的胎儿发育异常、胎头位置异常及骨盆狭窄常在临产前容易发现，而临界性异常（如骨盆临界狭窄）及产力异常往往在临产后出现分娩受阻，需要耐心细致地观察产程。善于发现早期异常表现，才能得到及时的诊断及正确的处理。

（一）病史

仔细询问产妇既往内科、外科病史，以及是否有佝偻病、骨软化症、脊髓灰质炎、严重的胸廓或脊柱变形、骨盆骨折病史，曾有剖宫产、阴道手术助产、反复发生臀先露或横位的经产妇、死胎、死产、新生儿产伤等病史。

（二）全面检查产妇情况

了解产妇思想状态，对妊娠及分娩的认识。全身体检特别要注意心、肺、肝、肾等重要器官情况，测量血压、脉搏、呼吸、体温，了解有无妊娠并发症和内、外科并发症，有无脱水、酸中毒，以及排尿、排便情况。若仅注意产科情况而忽略产妇全身情况常会造成诊断和处理上的重大失误，给母儿带来严重危害，故应引起产科医务人员的高度重视。

（三）仔细检查产科情况

1. 产道

临产前应仔细检查孕妇产道包括骨产道和软产道是否有明显异常，以决定行选择性剖宫产或阴道试产。凌萝达等按骨盆狭窄程度进行评分，临界性骨盆狭窄可经阴道试产，但应严密观察在良好宫缩情况下的产程进展，根据分娩进展情况决定处理措施。

2. 胎儿

临产前应尽量准确估计胎儿体重，除了测量宫高、腹围外，还应做 B 超测量胎儿径线（如双顶径、头围、腹围、股骨长、肱骨软组织厚度等），尽量使估计的胎儿体重相对较准确些。产程中注意观察胎头下降情况及胎方位情况，还应加强胎儿监护，及时正确诊断胎儿窘迫。

3. 产力

分娩中产力多数表现正常。但若有胎头位置异常、胎儿过大、羊水过多及骨盆异常，以及某些软产道异常也可影响子宫收缩力。此外，精神因素的影响也不容忽视。

子宫收缩力可借腹部扪诊或宫缩检测仪了解宫缩频率、持续时间、强弱及宫缩的有效强度而分为强、中、弱三等，"强"指正常的强宫缩，为有效宫缩，与宫缩虽强而无效的强直性宫缩不同；"中"为一般正常宫缩；"弱"指微弱宫缩，包括原发性、继发性宫缩乏力及宫缩不协调等效能差或无效的子宫收缩。

（四）头位分娩评分的临床应用

1978 年，凌萝达提出头位分娩评分法，系将骨盆大小、胎儿体重、胎头位置及产力强弱四项评分相加综合判断，以帮助助产者决定处理时参考。四项评分总和≥13 分者为正常，≥10 分者可以试产。

凌萝达的研究表明：头位分娩评分总分 10 分为头位难产分娩方式的一个分界线。10 分中剖宫产占 59.5%，11 分中剖宫产只有 6.1%，12 分以上基本都可阴道分娩。可见 10 分及以下者多考虑剖宫产分娩。

若产妇尚未临产，则根据骨盆大小及胎儿体重两项评分之和（头盆评分）进行判断，头盆评分≥8 分者为头盆相称，6~7 分为轻微头盆不称，≤5 分为严重头盆不称。头盆评分≥6 分可以试产，评分 5 分者若系骨盆入口问题可予以短期试产，否则以剖宫产为宜。

（五）产程图监测分娩进展

20 世纪 50 年代 Friedman 提出以产程图监护产程，70 年代末国内开始应用简易产程图监测分娩进展。产程图可直接及时反映产程进展情况，适用于每位产妇的产程监测。当出现产程图异常如宫颈扩张或胎头下降延缓或停滞时，应做进一步检查并进行综合分析，及时诊断头位难产。

三、处理

（一）选择性剖宫产头位分娩

在临产前决定做选择性剖宫产者不甚容易，只有符合以下条件者予以考虑。

足月妊娠具有绝对性狭窄骨盆或明显畸形、歪斜骨盆。

胎头高直后位、颏后位、额先露等。

头盆明显不称，头盆评分≤5分者需做选择性剖宫产。然而入口面头盆评分5分者、枕前位、产力正常或强、总分仍可达到10分，有阴道分娩的可能，可以短期试产。但出口面若总评分为10分者，最好还是实行剖宫产。

联体双胎、双头畸形在临产前即可经X线摄片或超声显像做出诊断，此类无存活可能的畸形即使予以毁胎也难经阴道娩出，且可并发母体软产道严重损伤，多选择剖宫产，其目的是保护母体。若畸胎有存活可能者更应经剖宫产娩出。

（二）临产过程中考虑做剖宫产

严重胎头位置异常如高直后位、枕横位中的前不均倾势、额位及颏后位。这些胎位往往在宫颈口扩张3~5cm后，经阴道检查证实。高直后位体征明确，一旦证实即可做剖宫产；但枕横位中的前不均倾势体征不如高直后位明确，有怀疑时尚需要观察一段时间，随着胎头继续侧屈，矢状缝继续后移，体征逐渐明确，诊断方能成立并选择剖宫产结束分娩；额位时也可观察一段时间，因额位有向面位及枕先露转化的可能，可短期试产。若持续于额位则需考虑剖宫产；颏后位时除非胎儿较小，产力强，胎头达盆底后有可能转成颏前位娩出，如持续于颏后位则需做剖宫产术。

临产后产程停止进展，检查有明显头盆不称。

经过积极处理宫颈始终未能开全。

胎头始终未能衔接者，特别要警惕由于颅骨过分重叠及严重胎头水肿所造成的胎头业已衔接的假象。

子宫收缩乏力，经积极治疗后仍无进展。

（三）试产

除因绝对指征选择性剖宫产者外，头先露的初产妇一般均应试产，尤其骨盆入口面临界性或轻度狭窄更应给予充分试产的机会。试产过程中应有专人守护，严密观察产程进展。试产过程中严格按照产程图进行观察和处理非常重要。中骨盆—出口狭窄试产应特别慎重，若产程中处理不当，勉强经阴道助产分娩或阴道助产失败后再做剖宫产对母儿均极为不利，容易发生分娩并发症。因此，若发现中骨盆—出口狭窄，剖宫产指征应当适当放松。

1. 一般处理

应给产妇提供舒适的待产环境，减少对分娩的恐惧心理，消除精神紧张。注意改善产妇全身情况，对疲乏不能进食者，可静脉滴注5%~10%葡萄糖注射液、维生素B_6、维生素C和（或）电解质。产妇宜左侧卧位，以改善胎儿、胎盘循环，防止仰卧位低血压。产程中应随时排空膀胱，若出现尿潴留，应给予导尿并警惕发生滞产。

2. 产程图异常的处理

（1）潜伏期异常：有潜伏期延长倾向（超过正常平均值即≥8小时）时应处理。首先应除外假临产，若确已临产可予以哌替啶 100 mg 或地西泮 10 mg 肌内注射，纠正不协调性子宫收缩，当宫缩协调后常可很快进入活跃期。若用镇静剂后宫缩无改善，可加用缩宫素，观察 2 ~ 4 小时仍无进展，则应重新评估头盆关系，若有头盆不称应行剖宫产，以免延误处理导致滞产，危害母儿安全。

（2）活跃期宫颈扩张延缓或停滞：首先应做阴道检查了解骨盆情况及胎方位，若无明显头盆不称，可行人工破膜加强产力，促进产程进展。严重的胎头位置异常，如高直后位、前不均倾位、额位及颏后位等应立即行剖宫产术。若无头盆不称及无严重胎位异常，可用缩宫素加强宫缩，观察 2 ~ 4 小时产程仍无进展或进展欠满意（宫颈扩张率 < 1 cm/h）应行剖宫产。

（3）胎头下降延缓或停滞：第一产程末或第二产程胎头下降延缓或停滞，提示胎头在中骨盆遇到阻力，也应及时做阴道检查，了解中骨盆及出口情况，有无宫颈水肿，胎方位及胎头下降水平，胎头水肿及颅骨重叠情况，若无头盆不称或严重胎位异常，可用缩宫素加强宫缩；若为枕横位或枕后位可试行徒手将胎头转为枕前位，待胎头下降至 ≥ + 3，宫颈开全后行产钳或胎头吸引器助产，若徒手转胎方位失败，胎头仍持续在 + 2 以上，应行剖宫产术。

（迟　娜）

参考文献

［1］陈曦，陈焱．艾滋病防治手册［M］．长沙：湖南科学技术出版社，2008：105-122．

［2］乐杰．妇产科学［M］．7版．北京：人民卫生出版社，2008：236-255．

［3］张为远．中国剖宫产现状与思考［J］．实用妇产科杂志，2011，27（3）：161-163．

［4］李燕娜，魏炜，张军．腹腔镜在治疗剖宫产后子宫瘢痕妊娠中的应用［J］．实用妇产科杂志，2012，28（4）：285-287．

［5］张慧琴．生殖医学理论与实践［M］．上海：世界图书出版社，2014：143-160．

［6］史常旭，辛晓燕．现代妇产科治疗学［M］．北京：人民军医出版社，2010：204-278．

［7］苟文丽，吴连方．分娩学［M］．北京：人民卫生出版社，2013：340-350．

［8］华嘉增，朱丽萍．现代妇女保健学［M］．上海：复旦大学出版社，2012：132-138．

［9］王子莲．妇产科疾病临床诊断与治疗方案［M］．北京：科学技术文献出版社，2010：188-235．

［10］冯琼，廖灿．妇产科疾病诊疗流程［M］．北京：人民军医出版社，2014：78-164．

［11］谢幸，苟文丽．妇产科学［M］．北京：人民卫生出版社，2014：306-325．

［12］曹泽毅．中华妇产科学［M］．北京：人民卫生出版社，2014：426-433．

［13］丰有吉，沈铿．妇产科学［M］．北京：人民卫生出版社，2013：159-163．

［14］邓姗，郎景和．协和妇产科临床思辨录［M］．北京：人民军医出版社，2015：110-120．

［15］冯力民，廖秦平．妇产科疾病学［M］．北京：高等教育出版社，2014：207-210．

［16］李继俊．妇产科内分泌治疗学［M］．北京：人民军医出版社，2014：81-97．

［17］马宝璋，齐聪．中医妇科学［M］．北京：中国中医药出版社，2012．

［18］华克勤，丰有吉．实用妇产科学［M］．北京：人民卫生出版社，2013：454-480．

［19］王清图，修霞，戴淑玲，等．产内科疾病的诊断与治疗［M］．北京：人民卫生出版社，2013：202-271．

［20］刘朝辉，廖秦平．中国盆腔炎症性疾病诊疗策略［M］．北京：人民军医出版社，2009：212-240．